Rudolf Steiner

Alt werden

Rudolf Steiner   **Alt werden**

Ausgewählte Texte

Herausgegeben und kommentiert
von Franz Ackermann

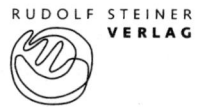

RUDOLF STEINER
VERLAG

2. Auflage 2019
© 2018 Rudolf Steiner Verlag, Basel
© 1957–1995 Rudolf Steiner Nachlassverwaltung, Dornach

Einbandgestaltung: Finken & Bumiller, Stuttgart
Satz: Satz für Satz, Wangen im Allgäu
Druck und Bindung: Druckhaus Nomos, Sinzheim

Printed in Germany
ISBN: 978-3-7274-5366-3
www.steinerverlag.com

Inhalt

Einleitung

Das Altern betrifft uns alle. Es wirft Fragen auf: Was geschieht im Alter? Wann sind wir alt? Was können wir vom Alter erwarten? Wie gehen wir mit dem Altern um? Das vorliegende Buch will sich diesen Fragen stellen. Es richtet sich an alle, denen unser Dasein und unser Menschsein am Herzen liegt. Denn Mensch zu sein und Mensch zu werden ist ein Abenteuer, bis zuletzt. Es gilt, ein Gespür für die Schätze zu entwickeln, die das Alter birgt und die gehoben werden können, wenn man es nicht aus einer Endzeitstimmung heraus wahrnimmt. Der Rede von der überalterten Gesellschaft kann dann das Plädoyer für ein ‹richtiges› Altern entgegengesetzt werden. Wer bewusst altert und mit seinem Altern etwas anzufangen weiß, indem er es nicht nur als physischen Verfall wahrnimmt, sondern begreift, dass er als Mitmensch teilnimmt am Leben, ja mitgestaltet am Dasein, der findet gerade darin existenziellen Sinn.

Zum Altern braucht es Mut. Und Vertrauen. Finden wir Wege, unser Leben in seiner Komplexität und seinem Verlauf bis hin zum Ende anders zu denken als in dem engen physischen Korsett, das uns die heutigen naturwissenschaftlich-medizinischen Denkgewohnheiten vorgeben? Rudolf Steiner hat Anregungen gegeben für eine solche Öffnung, um die fast allmächtige Faktenwissenschaft zu ergänzen durch eine sachgemäße Wissenschaft des Seelischen und des Geistigen. Sein Schulungsweg bietet die Möglichkeit, zu einer anderen Sichtweise zu gelangen. Und der Gedanke der wiederholten Erdenleben erlaubt eine grundlegend andere Einstellung zum Alter und zum Tod. Hier möchte dieses Buch ansetzen und Perspektiven eröffnen für einen anderen Umgang mit dem Altwerden und für ein umfassenderes Verständnis der Umwandlungsprozesse von Mensch und Erde.

Für die vorliegende Publikation wurde eine Fülle an Äußerungen im schriftlichen wie mündlichen Werk Rudolf Steiners gesichtet und zusammengetragen. Manche Leser werden vielleicht skeptisch reagieren angesichts der spirituellen Tiefe des Vorgebrachten. Doch wer das Umfassende des irdisch-kosmischen Geschehens unvoreingenommen auf sich wirken lässt, wird zu Erkenntnissen über die Bedeutung des hohen Lebensalters kommen, die ihm neue Dimensionen eröffnen. Man sollte dies zulassen, wenigstens probeweise.

Das Buch nähert sich dem vielschichtigen Thema «Alt werden» von verschiedenen Seiten. Umfassende, kosmologische Sichtweisen wechseln mit Einzelbeobachtungen zu ganz spezifischen Alterserscheinungen und ihren individuellen biografischen Entstehungszusammenhängen. Grundlegende Thesen einer genuin anthroposophischen Gerontologie werden vorgestellt und, was die wichtigsten Aspekte betrifft, im weiteren Verlauf ausführlich und differenziert behandelt.

Eine Besonderheit der anthroposophischen Sichtweise ist, dass das Altern des Menschen in einen größeren Zusammenhang gestellt wird: Es wird als Teil eines umfassenden Alterungsprozesses betrachtet, der alle Formen des Daseins erfasst, irdische wie kosmische. Davon handelt das erste Kapitel. Darauf folgen im zweiten die charakteristischen Eigentümlichkeiten des menschlichen Alterns, wie sie Rudolf Steiner in ihrer Dynamik herausgearbeitet hat. Nach diesen grundsätzlichen Aspekten einer anthroposophischen Alterskunde wird im dritten Kapitel der umfassende Werdeprozess vertieft betrachtet: zunächst bezüglich der Gesetzmäßigkeiten im historischen Geschehen der Kulturentwicklung, sodann im Hinblick auf die individuelle menschliche Biografie. Die einzelnen Lebensphasen und die dabei jeweils vollzogenen oder verpassten Wandlungen sind wichtige Wegmarken, wenn es um ein gelingendes Altern geht. Autonomie am Lebensende ist heute das dominierende Schlagwort in der Gerontologie. Die Freiheit ist das höchste Gut des Menschen, sie birgt zugleich Chancen und Gefahren. Deshalb kann im Positiven von einer ‹Kunst des Altwerdens› gesprochen werden. Was die Gefahren anbelangt, so

werden in diesem vierten Kapitel nicht nur typische Alters-
gebrechen, sondern auch pathologische Alterserscheinungen
besprochen. Rudolf Steiners Beschreibung der Demenz gibt
diesem Sorgethema eine überraschende Wendung. Vielfältig
sind schließlich die Verwandlungen im Gefüge von Leib, Seele
und Geist. Sie münden in den Sterbeprozess als Loslösung aus
den Leibesverhältnissen. Im Kapitel «Alter und Tod» wird dann
der menschliche Leichnam beschrieben, wie er sich aus anthroposophisch erweiterter Sicht zeigt, ebenso werden die
Geschehnisse jenseits der Todesschwelle behandelt.

Das fruchtbare Spannungsverhältnis von Kindheit und Alter
ist ein Aspekt, der das ganze Buch durchzieht. Heute wird dem
Austausch zwischen den Generationen und dem Potenzial dieser Beziehungen auch für ein gutes Altern wieder mehr Aufmerksamkeit geschenkt. Wie dieses Thema im sozialen Alltag
Beachtung finden kann und wie insbesondere die Lebensbedingungen in der Familie und während der Schule entschei-
denden Einfluss nehmen können auf Gesundheit und Lebenskraft im hohen Alter, davon handelt das Kapitel über das
Altwerden als Herausforderung für die Pädagogik. Die elementare Bedeutung, die das Altwerden für das evolutive Geschehen hat, steht am Anfang des Buchs, es schließt mit einem Ausblick auf den Menschen als Mitgestalter in Weltenprozessen,
der sich seiner Aufgaben hierbei zunehmend bewusst zu werden vermag.

Als langjähriger Leiter von öffentlichen Alters- und Pflege-
einrichtungen kennt der Herausgeber die gegenwärtige Situa-
tion sowohl aus der Praxis wie bezüglich der gerontologischen
und anthroposophischen Forschung. Seine Erfahrungen im
Umgang mit Betagten und Sterbenden, vielfältige menschliche
Begegnungen, aber auch die Kenntnis der heute diskutierten
Konzepte und Studien sind in den Duktus des Buches ein-
geflossen und haben die Auswahl und Zusammenstellung der
Texte geleitet. Die Anregungen und Erkenntnisse, die Rudolf
Steiner aus seiner geisteswissenschaftlichen Forschung vor

ungefähr einem Jahrhundert zu diesem Thema gegeben hat, sind so ausgerichtet auf Fragen, wie sie uns heute beschäftigen. Im letzten Kapitel finden sich Wegmarken, die zu einem fruchtbaren Dialog führen mögen.

Abschließend sei noch eine grundsätzliche Bemerkung zu dieser Art Thementaschenbuch erlaubt: Die hier vereinten Textauszüge stammen aus ganz unterschiedlichen Zusammenhängen; es sind immer Ausschnitte aus einem ‹Ganzen›, in der Regel Passagen eines öffentlichen oder intimen, privaten Vortrags, der vor einem ganz bestimmten Publikum gehalten wurde. Sie sind hier in einen neuen Kontext gebracht, um in ihrer Vielfalt und Prägnanz Gedanken zu belegen, die im Verlauf des Buches beleuchtet werden sollen. Man wird dem Inhalt des jeweiligen Ausschnittes nur gerecht, wenn man dies mitbedenkt. Es ist aber auch eine Anregung zum Weiterlesen.

Kernbotschaften des Altwerdens

Es mag wie eine Umkehrung des hier erst zu entwickelnden Gedankengangs anmuten, gleich mit der Essenz zu beginnen und die ‹Kernbotschaften des Altwerdens› an den Anfang zu stellen. Doch erscheint es sinnvoll, vom Grundsätzlichen und Allgemeinen auszugehen und dann erst die einzelnen Aspekte und Besonderheiten des Altwerdens als umfassendes Geschehen zu behandeln. Denn erst der ganzheitliche Blick auf den Prozess des Alterns erlaubt es, seine Bedeutung zu erkennen und zu verstehen. Zugleich ist damit auf ein wichtiges Apriori dieses Buches hingewiesen: dass nämlich dem Altwerden ein tieferer Sinn und eine Botschaft innewohnt. In diesem Wissen fällt es leichter, das individuelle Altern anzunehmen – als Teil eines umfassenden Prozesses. Denn Altern als solches ist ein Weltenprozess. Das Altern des Menschen ist nur der Sonderfall, der alles andere Altern bestätigt.

Alles Dasein unterliegt Alterungsprozessen. Nichts entsteht, ohne dass es wieder zugrunde geht, und im Vergehen entsteht Neues. Altern bedeutet daher Verwandlung, Entwicklung. Und Entwicklung bedeutet, dass aus der Verwandlung etwas Höheres hervorgeht. So ist der Tod Ausdruck davon, dass etwas überwunden wird, auf dessen Grundlage dann Höheres keimt.

Vom Altern ist nicht nur Irdisches betroffen. Auch der Kosmos altert und entwickelt sich weiter. Auch hier bedeutet Entwicklung Wandlung in einen höheren Zustand. Dies gilt für die planetarischen Zustände ebenso wie für die Engelshierarchien. In der Sphäre der göttlich-geistigen Welt wird ein immer reichhaltigeres Bewusstsein angestrebt. Rudolf Steiner hat diese Zusammenhänge erkannt und verschiedentlich dargestellt; es sei hier besonders darauf hingewiesen, wie ausführlich er, an die christliche Hierarchienlehre des Dionysius Areopagita anknüpfend, die Schar der geistigen Wesenheiten von den Angeloi und Archangeloi bis hin zu Cherubim und Seraphim in ihren Charakteristika und ihren konkreten Aufgaben für die Schöpfung und die Weiterentwicklung von Kosmos und Mensch beschrieben hat.

Das Leben ist von *Reifeprozessen* begleitet, die in je unterschiedlicher Weise abgeschlossen und gewürdigt werden: Schulreife, Geschlechtsreife, Mündigkeit sind die bekanntesten Schwellen, die wir auf dem Weg zum Erwachsensein überschreiten. Für die weiteren, nicht minder wichtigen Entwicklungsschritte im Leben fehlt uns leider oft der sichere Blick. Wer Hochbetagte aus der Nähe erleben darf, erfährt jedoch, dass Reifeprozesse bis zum letzten Atemzug zum Leben dazugehören.

Zum Aufblühen gehört das Erlöschen. Doch ist diese Entwicklung in keiner Weise als linear oder abschließend zu bezeichnen. Eine feinere Beobachtung zeigt vielmehr, dass es zu einer Befruchtung kommt, dass im Aufblühen etwas entsteht, das nicht mit absterben wird, sondern einem höheren Dasein entgegenreift.

Damit diese Wandlung gelingen kann, bedarf es der menschlichen Gemeinschaft. Nur am anderen Menschen wird der Mensch zum Menschen. Das kennen wir aus der Erziehung. Dass dieser Grundsatz des Miteinanders bis zum Lebensabend nicht nachlassen darf, kommt heute da zum Ausdruck, wo angestrebt wird, eine neue «Sorgekultur» zu schaffen. Eine Kultur, die nicht nur auf der Forderung aufbaut: ‹Es soll für mich gesorgt werden›, sondern deren Antrieb und Movens die Devise ist: ‹Ich will mich auch um andere sorgen und für andere sorgen›. So hat es der bekannte Heidelberger Gerontologe Andreas Kruse ausgedrückt, Leiter der Sachverständigenkommission, die Anfang der 1990er-Jahre die umfangreiche «Berliner Altersstudie» herausgab.

«Ergebnisse der Geistesforschung für Lebensfragen und das Todesrätsel», so betitelte Rudolf Steiner den Vortrag, den er am 5. Dezember 1912 im Berliner Architektenhaus hielt. Am Ende seiner Ausführungen fasste er, was er dargelegt hatte, noch einmal mantramartig zusammen. Der Spruch sei hier an den Anfang gestellt; er möge dieser Textzusammenstellung als würdiges Motto dienen.

Alles was da lebt im Weltenall
Es lebt nur, indem es zu neuem Leben
Den Keim in sich erschafft.
Und die Seele, sie ergibt dem Altern sich nur
   und dem Tode
Um unsterblich zu stets neuem Leben
   heranzureifen.

Altern als Grundlage jeglicher Entwicklung

In seinem 1909 erschienenen grundlegenden Werk «Die Geheimwissenschaft im Umriss» widmete Rudolf Steiner ein ganzes Kapitel der Entwicklung der Welt und des Menschen. Er formulierte dabei ein Grundgesetz des Werdens: «Darauf beruht ja alle Entwickelung, dass erst aus dem Leben der Umgebung selbstständige Wesenheit sich absondert; dann in dem abgesonderten Wesen sich die Umgebung wie durch Spiegelung einprägt und dann dies abgesonderte Wesen sich selbstständig weiter entwickelt.» Dieses Gesetz kann auf den

Lebenslauf und mithin das Altern des Menschen angewendet werden: Die Geburt des Menschen ist eine
Absonderung aus dem kosmischen Ganzen. Mit seiner
Entwicklung als selbstständiges Wesen auf der Erde
beginnt der Prozess des Alterns. Dabei prägt der
Mensch seiner Persönlichkeit durch das Denken nach
und nach etwas Substanzartiges ein: gewonnene Wel-
tenweisheit. Genau darin liegt der Reifeprozess. Im Tod
wird das im Erdenleben Erworbene zurückgetragen in
den Kosmos und diesem zur selbstständigen Weiterentwicklung zur Verfügung gestellt.

Es fällt den Menschen nicht leicht, sich vorzustellen, dass ihre Existenz in jedem Zeitalter eine ganz
andere war und auch sein wird. Darin jedoch unterscheidet sich der Mensch vom Tier: Er ist in ständiger
Entwicklung begriffen und lernt von Erdenleben zu
Erdenleben Neues.

Heute hat man ja gar kein Gefühl dafür, dass der
Mensch ein Lebewesen ist, das sich in der Zeit entwickelt.
Heute hat man nur ein Gefühl dafür, dass der Mensch
etwas Zeitloses ist; denn man redet heute überhaupt nur
vom Menschen, ohne zu berücksichtigen, dass er ein Werdewesen ist, dass mit jedem Lebensalter etwas Neues in
seine ganze Entwicklung hineinzieht.

Erst wenn wir uns diese Sichtweise zu eigen machen,
können wir ein neues Verhältnis zur Zeit und damit
zur Entwicklung des Menschen gewinnen. Dazu ist es
nötig, die Herkunft des Menschen aus dem Makrokosmos einzubeziehen. Der ewige Keim des Menschen
zieht in einen Körper ein, der ihm als ‹äußere Form› zur
Verfügung gestellt wird. Davon spricht Rudolf Steiner
im Vortrag vom 11. Dezember 1920. Erst in der Mitte
unseres Lebens kommen wir allmählich dazu, das Leib-

lich-Physische wieder in Geistig-Seelisches umzuwandeln. Gleichzeitig setzen Abbauprozesse ein, die letztlich zum Tod führen. Wir entfremden uns unserem Körper mehr und mehr. Das ist der natürliche Gang der Entwicklung. Doch birgt die menschliche Freiheit die Möglichkeit, eine Umkehr einzuleiten, einen Reifeprozess zu beginnen. Die anspruchsvolle Betrachtung Steiners gipfelt in der Einsicht, der Mensch könne nur da sein, wenn Freiheit und Liebe da sind.

NUR WEIL MAN nicht äußerlich sieht, wie der ganze Makrokosmos mitwirkt, wenn der Menschenkeim im Mutterleibe sich entwickelt, nur weil man nicht sieht, dass da ebenso die Einwirkungen von außen geschehen, dass da erst recht der Mensch mit dem gesamten Makrokosmos in Verbindung ist, glaubt man, der Menschenkeim wachse einfach im mütterlichen Leibe, aus den Kräften des mütterlichen Leibes selbst heraus. Dieser Menschenkeim kommt eigentlich eindeutig aus der geistigen Welt. Er benützt nur denjenigen Ort, in dem er gewissermaßen das Tor findet, um in die physische Welt hereinzukommen. Es ist innerhalb dessen, was sich um uns herum im Raume ausbreitet, nirgends ein Tor für den Menschen, der die Zeit zwischen dem Tod und einer neuen Geburt durchlebt hat, um in die physische Welt hereinzukommen. Es ist nur innerhalb des Menschenleibes selbst dieses Tor. Und was da kraftet, was da wirkt, das sind nicht die Kräfte von Vater und Mutter, sondern das sind kosmische Kräfte, die eben durch den mütterlichen Leib nach der Befruchtung ihren Zugang zur physischen Welt suchen, nach der sie als geistig-seelisches Wesen eine Begierde entwickelt haben.

So verwandelt sich der Mensch in ein physisches Wesen; aber dieses physische Wesen ist nur die äußere Form für ein Geistiges. Wir sehen das Kind, wie es zunächst, ich möchte sagen, undifferenzierte Züge hat, wie immer mehr und mehr sich aus ihm herausentwickelt die Menschengestalt. Und wir tun unrecht, wenn wir sagen: Da in dem Kinde drinnen, da ist etwas, was sich herausentwickelt. Wir tun recht, wenn wir von dem Kinde aus den Blick zurückwenden zu dem, was vorgeburtlich, was vor der Empfängnis tätig war, und was jetzt noch nachwirkt, was jetzt seine Wirkung äußert. In dem, was wir am Kinde beobachten von Tag zu Tag, von Woche zu Woche, von Jahr zu Jahr, sehen wir das Hereinwirken eines Vergangenen, das der Mensch geistig-seelisch durchgemacht hat vor seiner Geburt oder vor seiner Empfängnis. Wir tun nur recht, wenn wir das Kind so betrachten, dass wir sagen: Da ist die kindliche Organisation. Wir sehen, wie das Kind gewisse Eigenschaften entwickelt. Die suchen wir nicht in seinem Inneren, wo sie gewissermaßen herausstrahlen, sondern die suchen wir in seiner Vorzeit, von der noch die Strahlen hereinwirken. – Dass man das nicht will, das ist das große Unglück der modernen Weltanschauung. Die Zeit zu Hilfe nehmen, dasjenige, was vergangen ist, noch wirksam zu denken in seinem Gegenwärtigen, das ist es, worauf es ankommt. Und indem wir dann das Leben weiterentwickeln in der Zeit, wandeln wir wiederum zurück, was leiblich-physisch ist, und wir kommen allmählich dazu, wiederum umzuwandeln das Leiblich-Physische in das Geistig-Seelische. Indem wir physische Menschen geworden sind, hat sich in der Tat das Geistig-Seelische in das Physisch-Leibliche verwandelt, und wir verwandeln das Physisch-Leibliche wiederum in das Geistig-Seelische zurück. Sie werden sagen: Ja, da liegt aber doch eine Schwierigkeit vor! – Man würde schon verstehen, wie sich das Physisch-Leibliche wiederum zurückverwandelt in das Geistig-Seelische, wenn das so allmählich geschähe, wenn man sehen würde, dass der Mensch, sagen wir, vielleicht mit seinem fünfunddreißigsten Jahre ganz physisch geworden ist, dann aber anfangen würde, nach und nach wiederum geistig zu werden, und wenn er am Ende seines Lebens eben schon so geistig geworden wäre, dass der Tod nur ein allmählicher Übergang in das Geistig-Seelische wäre. Innerlich ist das auch der Fall, nur äußerlich nicht – der Schein trügt dabei. Es ist so, dass wir eigentlich in der absteigenden Lebenshälfte – die etwas älteren Leute, die hier sitzen, mögen mir diese Wahrheit nicht gar zu übel anrechnen –, indem wir älter werden, schon unseren Leib als etwas mitschleppen, was nicht mehr ganz zu uns gehört. Wir werden langsam Leichnam, und der Tod besteht eigentlich nur darin, dass uns dieser Leichnam zu schwer wird, dass die Schwerkraft zu stark wird, wenn wir mit unserer Seele am Morgen beim Aufwachen immer wiederum in diesen Leib zurückkommen. Man kann nur nicht sehen, wenn man die Sinne auf den äußeren Schein richtet, welche Veränderungen eigentlich mit dem Menschen vor sich gehen, und wie das Leben dieser zweiten Lebenshälfte schon ein langsames Sterben ist.

Es handelt sich nicht darum, dass wir das Geistig-Seelische auf der einen Seite annehmen, das Physisch-Leibliche auf der anderen, sondern dass wir verstehen lernen, wie sich, wenn wir den Zeitbegriff zu Hilfe nehmen, das Geistig-Seelische in das Physisch-Leibliche verwandelt, und das Physisch-Leibliche sich wiederum zurückverwandelt in das Geistig-Seelische. Dies hängt, trotzdem es sozusagen nur äußerlich den Verlauf der Menschenentwicklung ausdrückt, mit zwei bedeutsamen Eigenschaften des Menschen zusammen. Wodurch können wir uns aus einem Geistig-Seelischen allmählich in ein Physisch-Leibliches metamorphosieren, dass wir das Physisch-Leibliche werden, dass wir eins werden mit dem Physisch-Leiblichen? Dieses kann der Mensch erfassen, wenn er verstehen lernt, was die moralische Qualität der Liebe ist. Und eine wichtige, eine prinzipielle Wahrheit ist diese: Der Mensch geht in die physische Welt durch Liebe herein, durch das Sich-

Ausgießen in das Physisch-Leibliche. Und wodurch geht er wieder hinaus? Er nimmt sich aus der physisch-leiblichen Metamorphose wieder zurück, er verwandelt sich zurück, und keine andere Kraft gibt ihm diese Möglichkeit des Zurückverwandelns als die Freiheit. Sodass wir sagen: Dass wir uns weiterentwickeln, durch den Tod gehen, geschieht gerade durch die Freiheit. Wir werden geboren durch die kosmische Liebe, wir gehen durch das Tor des Todes in die geistig-seelische Welt ein durch die Kraft der Freiheit, die wir in uns haben. Und entwickeln wir Liebe in der Welt, so ist diese Liebe im Grunde genommen der Nachklang, das Nachtönen unserer geistig-seelischen Wesenheit, wie wir sie gehabt haben vor unserer Geburt, oder sagen wir vor unserer Empfängnis. Und entwickeln wir Freiheit im Dasein zwischen Geburt und Tod, so entwickeln wir geistig-seelisch in uns wie prophetisch vorher als Kraft dasjenige, was unsere wichtigste Kraft ist, wenn wir den Leib durch den Tod verlassen haben werden.

Was heißt im Grunde genommen, kosmisch gefasst, ein freies Wesen sein? Ein freies Wesen sein, sich zurückverwandeln können aus dem Physisch-Leiblichen in das Geistig-Seelische, heißt im Grunde genommen, sterben können; während Liebe heißt, sich verwandeln können aus dem Geistig-Seelischen in Physisch-Leibliches. Lieben können heißt leben können, kosmisch gefasst.

Sie sehen hier, wie Vorgänge, die zweifellos auch ganz natürlich gefasst werden können, das Geborenwerden und das Sich-Entkörpern des Menschen, Geburt und Tod, die die äußere Naturwissenschaft nur als Naturvorgänge auffasst, als Erscheinungen, als Offenbarungen von Liebe und Freiheit gefasst werden können. Und indem wir in uns aus unserem Willen heraus entwickeln die Liebe, geistig-seelisch, was tun wir denn da eigentlich? Da bilden wir ein geistig-seelisches Nachbild in uns, innerhalb unserer Haut, von dem, was unser ganzes Wesen ausmachte, bevor wir empfangen worden sind. Wir leben vor unserer Empfängnis im Kosmos durch die Kraft der Liebe. Und gewissermaßen wie eine gefühlsmäßig-willensmäßige Erinnerung an dieses kosmische Leben ist die Entfaltung der Liebe als einer moralischen Tugend während unseres Lebens zwischen Geburt und Tod. Wie eine Verfeinerung im Mikrokosmischen dessen, was ausgebreitet ist makrokosmisch vor unserer Geburt, erscheint uns die Tugend der Liebe, und das Bewusstsein unserer Freiheit erscheint uns dadurch, dass wir geistig-seelisch während unseres Lebens zwischen Geburt und Tod dasjenige in uns tragen, was wie ein Naturkraftwirken ganz im Kosmos wirken wird, wenn wir die Pforte des Todes durchschritten haben. Wir erleben Liebe und Freiheit zwischen Geburt und Tod. Sie sind nichts anderes als die menschlichen Widerklänge von kosmischen Kräften, denn mit aller Geburt hängt die kosmische Liebe zusammen, mit allem Sterben hängt die kosmische Freiheit zusammen. Wir reden, seitdem die Naturwissenschaften ihre Triumphe gefeiert haben, von allerlei Naturkräften, Licht, Wärme, Elektrizität und so weiter; wir reden aber nicht von denjenigen Naturkräften, oder besser gesagt Weltkräften, welche uns Menschen ins physisch-sinnliche Dasein führen und wiederum aus diesem physisch-sinnlichen Dasein herausführen. Denn die Sache liegt so: Nehmen Sie sich einmal die physikalisch-chemischen, die biologischen Wissenschaften, und nehmen Sie alles dasjenige, was Ihnen da geschildert wird an Kräften, welche die Welt konstituieren. Aus diesen Kräften, welche die Welt konstituieren, werden Sie verstehen können alles, was nicht Mensch ist auf der Welt, niemals aber den Menschen. Denn damit der Mensch da sein kann, muss außer dem, dass in der Welt Elektrizität, Licht, Wärme und so weiter wirkt, da sein Freiheit und Liebe. Man kommt, wenn man sich einer solchen Betrachtungsweise hingibt, indem man wirklich den Menschen begreifen lernt, zu

Begriffen über das Naturwesen, die zu gleicher Zeit moralische Begriffe und Naturbegriffe sind, und es schwebt nicht auf der einen Seite ohne Zusammenhang mit der Natur die moralische Weltordnung, und auf der anderen Seite ohne Zusammenhang mit der Moralität die Naturordnung.

Aus einer ganz anderen Perspektive schilderte Rudolf Steiner die Anfänge kosmisch-irdischer Entwicklung im Vortrag vom 25. August 1911. Er setzte bei der weit zurückliegenden Entwicklung des Saturns ein, in einer fernen Urzeit, in der physische Zustände lediglich in Form von Wärme oder Energie vorhanden waren. In griechischen Mythen wird diese Urweisheit in einer eigenen Bildsprache beleuchtet.

ALS DIE SATURNENTWICKLUNG begonnen hat, besser gesagt, bevor sie noch begonnen hat, da ist die Ätherströmung aller Menschheit und aller Erdenentwicklung, auf die wir hingedeutet haben, noch eine einzige, und eigentlich entsteht in dem Momente, wo die Saturnentwicklung einsetzt, der Zwiespalt, die Zweiheit in den Kräften des Makrokosmos. Auch darauf werden wir noch weisen, warum das entstanden ist; jetzt wollen wir nur die Tatsache anführen. Erst mit dem Momente, da die Saturnentwicklung beginnt, setzt die Zweiheit in allem makrokosmischen Wirken ein. Diese Zweiheit deutet die griechische Mythologie dadurch an, dass sie den alten Saturn, oder Kronos, wie ihn die alten Griechen nannten, zugleich zum Gegner seines Vaters, des Uranos, macht, und dadurch ist zugleich angezeigt, dass sie sich bewusst ist, dass ursprünglich eine Einheit aller makrokosmischen Kräfte vorliegt. Als aber der alte Saturn oder Kronos sich zu kristallisieren beginnt, da widersetzt sich sogleich etwas, was in diesen Kronos hineingeheimnisst ist, der universellen Entwicklung. Es tritt ein Zwiespalt auf, und wenn wir heute dabei bleiben wollen, was ausgeführt worden ist, dann können wir sagen: Die ganze Summe der göttlich-geistigen Wesenheiten, die damals in der Entwicklung gewaltet hat, als der Saturn mit seinem Werden einsetzte, spaltete sich in sich gewissermaßen, sodass wir jetzt eine Entwicklungsströmung, welche unmittelbar beteiligt ist an alledem, was durch Saturn, Sonne und Mond bis zu unserer Erde herauf geschieht, und eine andere Strömung neben dieser Hauptströmung haben.

> Das Altern des Menschen soll hier noch aus einer anderen, weiteren Blickrichtung heraus betrachtet werden: der des Alterns der Erde und des Kosmos. Diese kosmologische Dimension des Alterns wird am Ende des Buches dann nochmals aufgegriffen und eingehend beleuchtet.

UNSERE ERDE ALS ERDE mit alldem, was darauf ist, ist bereits in ihre Verfallsperiode, in ihre Dekadenzperiode eingetreten. Ich habe das auch schon öfters erwähnt, dass selbst einsichtige Geologen dies ja schon verzeichnen. Man kann schon rein äußerlich, physisch nachweisen mit ganz strenger, exakter Geologie, dass die Erde bereits am Zerbrechen ist, dass die aufsteigende Entwicklung der Erde aufgehört hat, dass wir wirklich auf den zerbrechenden Erdschollen herumgehen. So ist aber nicht nur das mineralische Erdreich im Zerbrechen, so ist auch alles das, was organisch auf der Erde herumläuft, schon im Zerbrechen, schon im Zerfall. Auch die Leiber der Pflanzen, der Tiere, der Menschen sind nicht mehr in aufsteigender Entwicklung, sind im Zerfall.

Vom Sinn des Alterns

Im Reifen erhält die Menschwerdung Sinn und Erfüllung. Die Entwicklung zu immer höheren Bewusstseinsstufen geht damit einher. Auf der Erde entwickelt der Mensch das Selbstbewusstsein. Es entzündet sich am Widerstand der Sinneswelt. Das können wir täglich beim Aufwachen beobachten. Unser Ich empfindet das Körperliche als Außenwelt. Durch die Sinnesorgane wacht es für die Umgebung auf. Rudolf Steiner unterscheidet drei Leibesglieder als «Hüllen», in die das Ich auf dem Weg zur Geburt einzieht. Sie sind von je anderer ‹Substanz›. Waches Bewusstsein entwickelt der Mensch durch das Seelische des Astralleibs, Leben erhält er durch den Ätherleib, physische Form durch den mineralischen Körper, der im Tod als Leichnam zerfällt. Sein Ich-Bewusstsein wächst am Widerstand der leiblichen Hüllen. Dies führt zu Abnutzung. Sie ist Ursache für das Sterben. Doch durch den Alterungs- und Todesprozess entwickelt sich das wahrhaft Menschliche. Über diese Thematik sprach Rudolf Steiner 1912/13 in zahlreichen Städten Europas. Die Vorträge sind unter dem Titel «Okkulte Untersuchungen über das Leben zwischen Tod und neuer Geburt» zusammengefasst.

VON DEM ZEITPUNKT AN, wo das Ich-Bewusstsein da ist, da stößt sich das Ich an der eigenen inneren Leiblichkeit, da fängt das Ich an, nach innen zu leben; da fängt das Ich an, sich an dem eigenen Leib nach innen zu stoßen. Sie brauchen ja nur daran zu denken, wenn Sie sich das vorstellen wollen, dass das Kind an jedem Morgen aufwacht. Das ist ein Hineingehen des Ich und des astralischen Leibes in den physischen und den Ätherleib, da stößt sich das Ich an dem physischen und dem Ätherleib. Ja, denken Sie, wenn Sie schon mit der Hand in das Wasser greifen und das Wasser durchmessen, so haben Sie überall einen Widerstand, wo Sie sich mit dem Wasser berühren. So ist es, wenn das Ich heruntertaucht am Morgen und sich von seinem Innenleben umspült findet. Aber während des ganzen Lebens ist dieses Ich eingesenkt in diesen physischen und Ätherleib und stößt sich an allen Seiten an diesen Leibern. Wenn Sie mit der Hand im Wasser herumplätschern, werden Sie die Hand von allen Seiten gewahr; so ist es, wenn das Ich heruntertaucht in den Ätherleib und den physischen Leib und sich stößt auf allen Seiten innerhalb dieser Leiblichkeit. Und dies geschieht das ganze Leben hindurch. Das ganze Leben hindurch muss der Mensch mit jedem neuen Aufwachen am Morgen untertauchen in seinen physischen Leib und seinen Ätherleib, und dadurch, dass er so untertaucht, geschehen fortwährend Zusammenstöße von dem physischen Leib und dem Ätherleib auf der einen Seite und dem astralischen Leib und dem Ich auf der anderen Seite. Was ist die Folge davon? Die Folge davon ist, dass diejenigen Wesenhaftigkeiten, die da zusammenstoßen, abgenutzt werden. Es geht dem Ich und dem astralischen Leib auf der einen Seite und dem ätherischen und dem physischen Leib auf der anderen Seite genauso, wie wenn Sie fortwährend zwei Körper aufeinanderschlagen. Sie nützen sich ab; und dieses Abnützen, das ist das allmähliche Älterwerden, Abgebrauchtwerden, das beim Menschen im Verlaufe des Lebens eintritt, und das ist auch der Grund, warum wir überhaupt physisch sterben. Denken Sie einmal: wir hätten keinen physischen, keinen Ätherleib, dann könnten wir auch unser Ich-Bewusstsein nicht aufrechterhalten. Wir würden zwar in die Lage kommen, das Ich-Bewusstsein zu entwickeln, aber wir könnten es nicht aufrechterhalten. Denn wir müssen uns immer nach innen stoßen, wenn es aufrechterhalten werden soll in unserem Bewusstsein. Daraus folgt nichts Geringeres als die außerordentlich bedeutsame Tatsache, dass wir von der Zerstörung unserer Wesenheit die Entwicklung unseres Ich haben. Könnten wir nicht zusammenstoßen mit den Gliedern unserer Wesenheit, so könnten wir kein Ich-Bewusstsein haben. Ja, wenn der Mensch fragt, wozu ist Zerstörung da, Altern da, Tod da, da muss man ihm antworten: Zerstörung, Altern, Tod ist dazu da, dass der Mensch, indem er zerstört, sich entwickelt, nämlich das Ich-Bewusstsein immer weiter entwickelt. Könnten wir nicht sterben – das ist der radikale Ausdruck dafür –, so könnten wir nicht wahrhaft Menschen sein. Wenn wir aber diese Tatsache in ihrer vollen Bedeutung auf unsere Seele wirken lassen, dann kann uns folgender Gedanke kommen, den uns der Okkultismus beantworten kann, nämlich der Gedanke: Als Menschen brauchen wir doch, wenn wir leben wollen, immer physischen Leib, Ätherleib, astralischen Leib und Ich. So wie wir im gegenwärtigen menschlichen Leben sind, müssen wir sagen, wir brauchen diese vier Glieder; damit wir aber das Ich-Bewusstsein erlangen können, müssen wir sie zerstören. Wir müssen sie immer wieder bekommen, damit wir sie immer wieder zerstören. Darauf beruht die Notwendigkeit der wiederholten Erdenleben, um die Möglichkeit zu haben, immer aufs Neue die menschlichen Leiber zu zerstören und uns dadurch gerade als bewusste Menschheitswesen weiterzuentwickeln.

Der Prozess des Werdens und Vergehens birgt, so Steiner, «das Geheimnis allen Lebens». In einem Prozess beständiger Selbstüberwindung siegt die menschliche Seele über die physische Gestalt.

IN DER NATUR IST ETWAS, was fortwährend ein Leben durch das andere zerstört und überwindet. Wer das empfinden kann, der wird auch – um gerade dieses ausgezeichnetste Beispiel zu wählen –, wenn er an die menschliche

Gestalt, die natürliche menschliche Gestalt herantritt, empfinden können, dass diese menschliche Gestalt in ihren Formen etwas Geheimnisvolles enthält: dass in jedem Augenblick diese Gestalt, die sich im äußeren Leben verwirklicht, durch ein höheres Leben eigentlich getötet wird. Das ist das Geheimnis alles Lebens: Fortwährend und überall wird ein niederes Leben durch ein höheres Leben ertötet. Diese menschliche Gestalt, die durchdrungen ist von der menschlichen Seele, dem menschlichen Leben, sie wird durch die menschliche Seele, durch das menschliche Leben fortwährend getötet, fortwährend überwunden. Und zwar so, dass man sagen kann: Die menschliche Gestalt als solche trägt etwas an sich, was ganz anders wäre, wenn sie ganz sich selbst überlassen wäre, wenn sie ihrem eigenen Leben folgen könnte. Aber diesem ihrem eigenen Leben kann sie nicht folgen, weil ein höheres, ein anderes Leben in ihr ist, das dieses Leben ertötet.

Das Alter wird heutzutage gering geschätzt, und mit ihm die ganz spezifischen Lebenserfahrungen, an denen sich die Menschen entzünden könnten. Doch könnte der Reifeprozess im Zusammenleben der Menschen eine ungeheure Bedeutung haben, insbesondere wenn der Blick auf die damit verbundene spirituelle Entwicklung gelenkt würde. Rudolf Steiner plädierte in seinem Vortrag vom 21. Mai 1918 für eine entsprechende Wertschätzung des Alters und machte auf die Impulse aufmerksam, die generationenübergreifende Begegnungen haben können.

WER GLAUBT DENN an die Produktivität, an die Fruchtbarkeit des Alters? Und weil man daran nicht glaubt, deshalb ist sie auch nicht da; denn man ist nicht darauf aufmerksam, wie jedes neue Jahr auch neue Offenbarungen bringt. Aber bedenken Sie, wie viel sich im Menschenleben dadurch ändern würde, wenn dieser Glaube wirklich allgemein würde, wenn alle Menschen glauben würden: Ich muss warten auf das Älterwerden, dann werde ich durch mich selbst Dinge erfahren, die ich früher nicht habe erfahren können. Erwartungsvolles Leben, hoffnungsvolles Leben – wo ist es denn heute? Aber solch ein Gedanke, solch eine Empfindung, übergegangen gedacht in das menschliche Gemeinschaftsleben: Denken Sie einmal, was für eine ungeheure Bedeutung dieses hätte! Welche ungeheure Bedeutung es hätte, wenn zu all den verschiedenen «Gleichheitsdemolierungen» – möchte ich es nennen –, die in der heutigen Zeit spielen, im Zusammenleben der Menschen das Bewusstsein hinzukäme: Einfach dadurch, dass man vierzig Jahre alt geworden ist, kann man etwas erfahren haben, was man mit siebenundzwanzig Jahren noch nicht erfahren kann. Denken Sie, wie dann ein Siebenundzwanzigjähriger zu einem Vierzigjährigen stehen könnte, wenn das eine naturgemäße Empfindung wäre! Natürlich kann es heute nicht sein, weil heute oft die Siebzigjährigen nicht älter sind als siebenundzwanzig, und oft gerade die Repräsentativsten nicht älter sind – und es nicht bemerken. Also man kann es heute nicht als eine reale Forderung verlangen.

Das ist es aber, was das Leben bringen muss, und was die Zukunft fordert: dass die Menschen anfangen, das Geistige wieder als eine Realität anzusehen. Was ist heute dem Menschen als Geist einzig und allein bekannt? Im Großen und Ganzen nichts anderes als eine Summe von abstrakten Begriffen. Zu einer Summe von abstrakten Begriffen kommt der Mensch, von solchen abstrakten Begriffen, die eben gerade dadurch charakteristisch sind, dass sie bis zum siebenundzwanzigsten Jahre ganz gut aufgenommen werden können.

Grundlegendes zur Alterskunde

Das Altern trägt die Signatur des natürlichen Abbaus. So zumindest scheint es auf den ersten Blick. Doch bei genauerer Betrachtung lässt sich in der Mitte des Lebens auch ein aufbauender Strom ausmachen: Es ist der Ätherleib oder Bildekräfteleib, der immer jünger wird. Rudolf Steiner hat diese Dynamik genau beschrieben. Während der physische Körper mit der Zeit altert und gebrechlich wird, wirkt der Ätherleib im Lauf des Lebens immer kräftestrotzender. Steiner formuliert das anschaulich: «Wir ‹jüngern› mit Bezug auf den Ätherleib.»

Dieses «Jüngerwerden des Bildekräfteleibes» ist von entscheidender Bedeutung für ein umfassendes Verständnis der mit dem Altern verbundenen Prozesse. Auch wenn die Vorstellung und Begrifflichkeit zunächst ungewohnt erscheinen, liegt in der damit verbundenen Einschätzung des Alterns doch eine Stärke der anthroposophischen Gerontologie. Sie richtet den Blick nicht nur auf die physischen Verfallserscheinungen des Alters, sondern auch auf die damit verbundene Erneuerung und den Zugewinn im Seelischen.

Ähnliches gilt für das «Jüngerwerden der Menschheit», eine nicht minder relevante Beobachtung Rudolf Steiners. Im Laufe der Jahrtausende ist der Zeitpunkt, an dem der Körperaufbau abgeschlossen ist, immer weiter in die Jugend vorgerückt. Diese Entwicklung wird auch als Akzeleration bezeichnet; Steiner spricht in diesem Zusammenhang von einem Jüngerwerden der Menschheit. Gegenwärtig bleibt die natürliche körperliche, aber auch geistig-seelische Entwicklung gemäß Steiner etwa um das 27. Lebensjahr «stehen». Je weiter wir in der Geschichte zurückgehen, desto später lag dieser Punkt, an dem der Alterungsprozess einsetzt. Die Menschheit blieb sozusagen länger jung, das heißt, körperlich aufbaufähig. Die immer weitere Vorverlegung dieser Schwelle muss durch ein willentliches Ergreifen des Reifeprozesses ausgeglichen werden. Steiner beschreibt die dazugehörigen idealtypischen Entwicklungsphasen und betont, dass sich um das 35. Lebensjahr eine entscheidende Weichenstellung für ein gelingendes Altern anbahnt. Das kann auch verpasst werden.

Von besonderer Bedeutung für den Prozess und das Verständnis des Alterns, sowohl individuell wie kulturell, ist die Beziehung zwischen den Generationen. Rudolf Steiner sprach bei vielen Gelegenheiten von der gegenseitigen Abhängigkeit, der Interdependenz von Kindheit und Alter. Um für Entwicklungsprozesse empfänglich zu werden, brauchen sowohl Alte wie Junge Anregungen durch die jeweils andere Lebensphase. Der Nachklang aus den Sternenwelten, der durch das Tor der Geburt in unser Leben reicht, wirkt, einer Mahnung gleich, auf den alten Menschen. Das Tor des Todes als Durchgangsort zu neuem Leben zeichnet sich angesichts der Fülle eines reichen Lebens ab und ermutigt jüngere Menschen, Lebens- und Sinnfragen zu stellen. Welche Impulse die Begegnung von Jugend und Alter setzen kann, wird am Ende dieses Kapitels angesprochen; im Kapitel «Alt werden – eine Herausforderung für die Pädagogik» wird die Thematik dann noch einmal aus anderer Perspektive betrachtet.

Die Bedeutung einzelner Lebensphasen für das Alter

Bei der Beschäftigung mit den einzelnen Lebensphasen steht hier zunächst die körperliche Entwicklung im Vordergrund, und damit der grundlegende Wandel vom Aufbau zum Abbau. Der Bildekräfteleib oder Ätherleib des Menschen ist daran unmittelbar beteiligt. Doch macht die «geistige Realität» des Menschen eine gerade entgegengesetzte Entwicklung durch, wie Rudolf Steiner am 21. Mai 1918 ausgeführt hat.

ABER MIT DEM, dass wir hier auf der Erde leben zwischen Geburt und Tod, zuerst sprießendes, sprossendes Leben haben, dann mit dem achtundzwanzigsten Jahre stehen bleiben in dieser Entwicklung, und dann vom fünfunddreißigsten Jahre ab unser absteigendes Leben beginnen: mit dem ist ja eine reale, konkrete Geistigkeit verbunden, die sich ebenso verändert, wie sich der äußere Mensch verändert; und diese konkrete geistige Realität macht so ziemlich einen entgegengesetzten Gang durch als der äußere Mensch. Der äußere Mensch wird alt, wird runzelig, aber sein Ätherleib, sein Bildekräfteleib wird immer jünger; nur kümmert sich der Mensch heute nicht um diesen im Alter jünger werdenden Bildekräfteleib. Die Menschen gehen herum, haben Glatzen und graue Haare, und sie wissen nicht, dass sie einen Bildekräfteleib haben, der sprießendes, sprossendes Leben gerade dann hat, wenn sie anfangen, graue Haare zu bekommen, der ihnen gerade dann Dinge geben kann, die ihnen früher nicht gegeben werden konnten. Das ist allerdings durch den Zeitcharakter bedingt. Aber die Zeit braucht in dieser Beziehung Umkehr. Die Zeit braucht Wandlung der Begriffe. Eines, was in dieser Wandlung der Gedanken besonders gegeben sein muss, ist das, dass die Gedanken wieder ein bisschen kräftig und gesund werden, dass sie nicht haften an dem, was sich nur von außen darbietet; sonst kommen wir auf allen Gebieten auf die furchtbarsten Einseitigkeiten hinaus. Mit dem Gedanken die Wirklichkeit durchdringen auf irgendeinem Gebiete, das ist es, worauf es ankommt.

> Das Jüngerwerden des Ätherleibes charakterisiert Steiner mit einer anschaulichen Wendung. Er spricht von einem Pausbackigwerden.

WIR WERDEN ÄLTER, aber nur unser physischer Leib wird älter. Denn vom geistigen Gesichtspunkte aus ist es nicht wahr, dass wir älter werden. Es ist eine Maya, es ist eine äußere Täuschung [...] schon, wenn wir stehen bleiben beim Ätherleib, beim unsichtbaren, übersinnlichen Ätherleib oder Bildekräfteleib, sehen wir: wir tragen ihn in uns zwischen Geburt und Tod gerade so, wie wir unsern physischen Leib aus Fleisch und Blut und Knochen an uns tragen; so tragen wir diesen Bildekräfteleib, diesen Ätherleib in uns, aber es ist ein Unterschied zwischen beiden. Der physische Leib wird immer älter. Der ätherische oder Bildekräfteleib, der ist alt, wenn wir geboren werden, er ist nämlich, wenn wir seiner wahren Natur nachforschen, da alt und er wird immer jünger und jünger. Sodass wir sagen können, das erste Geistige in uns wird – im Gegensatze zu dem Physisch-Leiblichen, das schwach und unkräftig wird – immer kräftiger, immer jünger. Und wahr, wörtlich wahr ist es: Wenn wir anfangen, Runzeln im Gesicht zu kriegen, dann blüht unser Ätherleib auf und wird pausbackig.

UNSER ÄTHERLEIB, wenn wir das Wort überhaupt anwenden wollen, ist durch die Kräfte, durch die er gebildet wird, alt, wenn er zur Geburt oder Empfängnis hingeleitet wird. Er ist alt, indem wir eben erst unser physisches Leben anfangen, da ist er ausgeprägt und ausziseliert, da hat er viele, viele innere Formungen – es sind Bewegungen, aber die sind innere Formungen. Die werden ihm genommen im Verlaufe des Lebens, aber dafür wird die Kraft, zu leben, erhöht, und er ist ein Kind, wenn wir alt sterben. Der Ätherleib macht gerade die umgekehrte Entwicklung durch als der physische Leib. Wenn wir vom physischen Leibe sagen «wir altern», müssten wir vom Ätherleibe sagen «wir jüngern», und es ist gut, diesen Ausdruck zu bilden: Wir «jüngern» in Bezug auf unseren Ätherleib. Wir «jüngern» wirklich in Bezug auf unseren Ätherleib, sodass wir diesen Ätherleib, wenn wir geboren werden, in seiner Kraft gerichtet haben auf all dasjenige, was eingeschlossen ist in der menschlichen Haut, während er, wenn wir in einem gewissen Alter durch die Pforte des Todes gehen, eine Art Verwandtschaft hat mit dem ganzen Kosmos. Er hat die Kräfte wieder zurückbekommen, die ihm genommen waren. In dem Augenblick, wo wir Kind waren, da war sein Zusammenhang mit dem Kosmos unterbrochen, da musste er alle seine Kräfte in den einzigen Raum hineinsenden, der in der menschlichen Haut eingeschlossen ist, da war er auf einen Punkt der Welt gleichsam zusammengedrängt. Nun wird er wiederum frisch, nun wird er wiederum in den Kosmos immer mehr und mehr hineingestellt in demselben Maße, als der physische Leib altert. Wir können sagen – der Ausdruck ist natürlich sehr übertrieben: Während wir fahl und runzelig werden, wird der Ätherleib pausbackig und ist wiederum ein Abbild der äußeren Kraft, der äußeren schaffenden, strotzenden Kraft, wie der physische Leib ein Ausdruck ist der äußeren strotzenden, schaffenden Kraft im Anfange der Kindheit. Wir «jüngern» mit Bezug auf den Ätherleib.

Im Laufe der Menschheitsgeschichte lässt sich eine Entwicklung hinsichtlich der Alterungsprozesse beobachten. Das Älterwerden setzte in vergangenen Zeiten in anderer Form und zu einem anderen Zeitpunkt ein.

Rudolf Steiner sprach angesichts dieser Veränderungen von einem Jüngerwerden der Menschheit. Im Vortrag vom 21. Mai 1918 beschrieb er das entsprechende Entwicklungsgesetz: In alten Zeiten war der Mensch länger entwicklungsfähig. Heute ist er dies nur mehr bis zum 27. Altersjahr, dann «gibt sozusagen unser Physisches nichts mehr her». Demgegenüber wird die seelisch-geistige Entfaltung immer wichtiger.

WIR WISSEN, dass wir in unserer Gegenwart entwicklungsfähig sind bis zu einem gewissen Alter, frei ohne unser Zutun, durch unsere Natur, durch unsere physischen Kräfte entwicklungsfähig sind. In der ersten Zeit nach der großen atlantischen Katastrophe, haben wir gesagt, war der Mensch viel länger entwicklungsfähig. Er blieb entwicklungsfähig bis in die Fünfzigerjahre seines Lebens, sodass er immer wusste: in dieser Zeit, mit dem vorschreitenden Älterwerden ist verbunden auch eine Umwandlung des Seelisch-Geistigen. Wenn wir heute nach unseren Zwanzigerjahren eine Entwicklung des Seelisch-Geistigen haben wollen, dann müssen wir diese Entwicklung durch unsere Willenskraft suchen. Bis in die Zwanzigerjahre hinein werden wir physisch anders; und im Physisch-anders-Werden lebt zugleich etwas, das unser geistig-seelisches Weiterschreiten bestimmt. Dann hört das Physische auf, uns abhängig sein zu lassen von sich; dann gibt sozusagen unser Physisches nichts mehr her, und wir müssen uns eben durch unsere Willenskraft weiterbringen. So erscheint es zunächst äußerlich angesehen. Wir werden gleich nachher sehen, wie die Sache innerlich liegt.

HEUTE GLAUBEN WIR ja aus den Entwicklungstendenzen der Menschheit heraus, die ich öfter angeführt habe, dass wir mit dem zwanzigsten Lebensjahre im Allgemeinen unser Leben bis zur Vollendung getrieben haben. Wir glauben, dass wir in den Zwanzigerjahren reif sind, in eine Stadtverordnetenversammlung, in die Parlamente und dergleichen gewählt zu werden, weil wir da eben über alles entscheiden können. Jene Zeiten glauben ja die Menschen längst überwunden zu haben – die aber, wie wir wissen, vorhanden waren –, wo man auf ein höheres Alter gewartet hat, in der Voraussetzung, dass jedes neue Jahr des Lebens auch neue Offenbarungen bringt. Für das Kind erwarten wir heute, wenn die Geschlechtsreife eintritt, dass auch die Seelenfähigkeit sich umändert. Wenn auch nicht in so radikaler Weise, so tun wir das doch für die andern Jahre der Kindheit. Wir schauen der Entwicklung zu und sind überzeugt: Bis in die Zwanzigerjahre entwickelt sich das Menschenleben. Aber dann hören wir auf, weiter an ein Entwickeln zu glauben. Wir denken, wir seien fertig; wir erwarten von den späteren Jahren des Lebens nicht, dass in jedem neuen Jahre uns neue Offenbarungen kommen. Wir können es auch nicht, wenn wir bei den gewöhnlichen Anschauungen bleiben. Aber wir wissen, dass die Menschheit im Laufe der Entwicklung immer jünger wird, und heute wird sie nicht älter als siebenundzwanzig Jahre. Dann gibt die leiblich-körperhafte Entwicklung nichts mehr her. So muss das, was zur Weiterentwicklung beitragen soll, aus dem Geiste geholt werden. Aber wenn es aus dem Geiste geholt wird, verbindet es sich mit unserer Seele.

In jedem Leben kommt die Zeit, da es fällig wird, das Altern bewusst zu gestalten. Rudolf Steiner nennt dies am Dreikönigstag 1918 eine wesentliche Forderung an die Gegenwart: «Lernen muss die Menschheit, bewusst mit jedem Tag älter zu werden.» Er meint damit, dass der Mensch nicht nur die Vergangenheit seines gelebten Lebens, sondern auch die Zukunft gestaltend durchdringen soll. Aus solchem Streben heraus vermag er sich als geistig-seelisches Werdewesen zu erkennen.

Im Grunde versteht die neuere Menschheit nur, dass man einmal jung gewesen ist. Sie versteht nicht – in Wirklichkeit nicht – realistisch aufzufassen, dass man mit jedem Tage älter wird. Denn sie weiß nicht das Wort, das hinzutreten muss zu dem Worte der Vererbung, wenn man gegenüber dem Jünger-gewesen-Sein das Älterwerden stellt. Sieht man auf seine Kindheit, so spricht man von dem, was man ererbt hat. Ebenso kann man, wenn man auf sein Älterwerden blickt, von dem andern Pol sprechen, kann, wie von der Pforte der Geburt, so von der Pforte des Todes sprechen. Da entsteht die eine Frage: Was haben wir gewonnen durch die Voreltern, indem wir durch das Tor der Geburt eingetreten sind in dieses Leben? – Da entsteht die andere Frage: Was verlieren wir vielleicht, was wird in uns anders dadurch, dass wir den kommenden Zeiten entgegengehen, dass wir mit jedem Tag älter werden? Wie wird es, wenn wir bewusst erleben das Mit-jedem-Tag-Älterwerden?

Das aber ist eine Anforderung an unser Zeitalter. Lernen muss die Menschheit, bewusst mit jedem Tag älter zu werden. Denn lernt man bewusst mit jedem Tag das Älterwerden, dann bedeutet das wirkliche Wissen: ein Zusammentreten mit geistigen Wesenheiten, wie es ein Herkommen von physischen Wesenheiten bedeutet, dass man geboren ist und vererbte Eigenschaften hat. Doch, wie diese Dinge zusammenhängen, davon werde ich das nächste Mal sprechen, von jenem wichtigen inneren Impuls, der an die Menschenseele herantreten muss, wenn die Menschenseele das finden soll, was sie für die Zukunft so notwendig hat, was allein eine ganze, volle Ergänzung dessen sein kann, was die Naturwissenschaft auf der einen Seite bringt.

Dann werden Sie sehen, warum an die Seite der alten Osiris-Isis-Mythe die neue Isis-Mythe treten kann, und warum für den Menschen der Gegenwart beide zusammen notwendig sind; warum hinzugefügt werden muss zu den Worten, die vom alten Ägypten herüberklingen vom Standbilde zu Sais: Ich bin das All, ich bin die Vergangenheit, die Gegenwart, die Zukunft; meinen Schleier hat noch kein Sterblicher gelüftet – warum hineintönen muss in diese Worte ein anderes, warum heute diese Worte nicht mehr einseitig nur an die menschliche Seele heranklingen dürfen, sondern dazu klingen müssen die Worte: Ich bin der Mensch. Ich bin die Vergangenheit, die Gegenwart und die Zukunft. Meinen Schleier sollte jeder Sterbliche lüften.

Bevor wir uns mit der Beziehung von Jung und Alt und den Auswirkungen der Erziehung auf das Verhalten im Alter beschäftigen, sollen noch einmal die für das Alter charakteristischen Lebensphasen rekapituliert werden, wie Rudolf Steiner sie in seinem Vortrag vom 28. Februar 1907 zusammengefasst hat. Nur wenige Wochen zuvor hatte er in Berlin über die «Die Erziehung des Kindes vom Standpunkte der Geisteswissenschaft» gesprochen und dabei erste Ansätze für eine zeitgemäße Pädagogik entwickelt: Er beschrieb, wie Erziehung und Unterricht sich an den Entwicklungsphasen des Kindes zu orientieren haben. In dem folgenden Vortragsauszug geht es um die Auswirkungen, die das richtige oder falsche Eintauchen in die einzelnen Lebensphasen für das Alter hat.

UM DAS FÜNFUNDDREISSIGSTE JAHR herum, da liegt des Menschen Lebensmitte, was alle Zeiten, die etwas gewusst haben von der Geisteswissenschaft, als etwas ungeheuer Wichtiges angesehen haben. Denn während bis zum einundzwanzigsten Jahre der Mensch aus seinen drei Leibern herausgeholt hat, was in ihm veranlagt ist, und bis zum achtundzwanzigsten Jahre aus der Umgebung herausgeholt hat, was sie ihm frei bieten konnte, beginnt er jetzt frei an seinen Leibern zu arbeiten, zuerst seinen astralen Teil zu festigen. Vorher hat er zu lernen gehabt aus der Umgebung und von der Umgebung; jetzt wird sein Urteil so, dass es eine gewisse Tragkraft bekommt für die Umgebung, und der Mensch tut wohl, wenn er vorher mit seinem Urteil über die Welt nicht zu stark abschließt. Erst gegen das fünfunddreißigste Jahr zu sollten wir unser Urteil verfestigen. Dann wird der Astralleib immer dichter und dichter. Haben wir bis dahin geübt, so dürfen wir jetzt ausübend werden. Jetzt fängt unser Urteil an, für die Umgebung etwas zu bedeuten. Jetzt, wo es heißt, mittun für die Welt, beginnt der Mensch sein Urteil in die Waagschale zu legen. Nun wird aus dem Wandernden ein Ratender, und nun können sich die andern nach ihm richten.

Mit dem fünfunddreißigsten Jahre beginnt es, dass die Erfahrungen zu einer Art von Weisheit werden können. Mit dem fünfunddreißigsten Jahre ist der Zeitpunkt eingetreten, der sich auch im physischen Leben dadurch kennzeichnet, dass der Astralleib und Ätherleib sich von der Welt zurückziehen. Bis zum einundzwanzigsten Jahre und darüber hinaus wirkt der Astralleib im Ich, im Blut und Nervensystem. Da wirkt er wachsend, verfestigend, konsolidierend, der Mensch bekommt in dieser Beziehung eine gewisse Festigkeit. Was sich in seiner Gefühls- und Gedankenwelt richtig kristallisiert, das wird er in Einklang und zum Ausdruck bringen in Mut und Geistestätigkeit. Daher können wir diese Zeit auch die Zeit der Ausbildung des Blut- und Nervensystems nennen. Diese Zeit ist physisch abgeschlossen etwa gegen das fünfunddreißigste Jahr zu, wo sich der Ätherleib mehr zurückzieht von dem Wirken im äußeren physischen Leibe. Daher die Eigenart, dass von dieser Mitte an der Mensch allmählich aufhört, sich zu vergrößern; er konsolidiert sich, das Fett fängt an sich abzulagern, und die Muskeln gewinnen an Stärke. Das rührt aber nur davon her, dass der Ätherleib beginnt, sich zurückzuziehen. Daher werden auch die Kräfte des Ätherleibes frei, weil sie nicht mehr an dem physischen Leib zu arbeiten haben, und es gliedert sich zusammen mit dem, was der Mensch innerlich ausgebildet hat. Da wird der Mensch weise. Daher haben die Alten wohl gewusst, dass der Rat eines Menschen im öffentlichen Leben erst dann eine Bedeutung haben kann, wenn der Ätherleib sich zurückzieht vom physischen Leibe: dann kann er eintreten ins öffentliche Leben, und seine Anlagen haben für Staat und öffentliches Leben eine Bedeutung.

Vom fünfunddreißigsten Jahre ab zieht sich der Mensch immer mehr und mehr ins Innere zurück. Wenn wir auf einen solchen Menschen hinsehen, wird er nicht mehr jene Jugenderwartung und jene Jugendsehnsucht haben; dafür aber hat er seine Urteile, etwas, von dem wir fühlen, dass es eine Kraft ist im öffentlichen Leben. Nun sehen wir auch, wie diejenigen Kräfte und Fähigkeiten, die an dem Ätherleib hängen, wie das Gedächtnis, abzunehmen beginnen. Und nun kommen wir in die Jahre hinein, etwa gegen fünfzig, wo auch das physische Prinzip sich zurückzieht von dem Menschen, immer mehr und mehr Knochenerde absetzt, wo die Gewebe locker werden. Das physische Prinzip verbindet sich immer mehr mit dem Ätherprinzip, und das, was in Knochen, Muskeln, Blut und Nerven gegangen ist, fängt an, ein eigenes Leben zu entwickeln. Geistiger und immer geistiger wird der Mensch. Allerdings muss das dadurch gefördert werden, dass die frühere Erziehung in richtiger Weise gelenkt worden ist. Da muss der Astralleib auch etwas gehabt haben. Hat der Astralleib keine Jugendfreuden gehabt, dann ist das nicht in ihm, was sich jetzt in den dichteren Ätherleib einprägen soll. Und ist das nicht drinnen, dann kann jenes mächtige Innenleben sich nicht entwickeln, und es muss das eintreten, was man das Kindischwerden im Alter nennt. Jene, die in der Jugend nicht die frische Kraft bekommen haben, fangen an auszudorren. Es ist geradezu auch in geisteswissenschaftlicher Beziehung außerordentlich wichtig, das zu beobachten.

Die günstigste Zeit für die Entfaltung spiritueller Anlagen ist die Zeit, wenn das fünfunddreißigste Jahr gekommen ist. Da werden die Kräfte, die sonst in den Körper hineingehen, frei, man hat sie zur Verfügung und kann mit ihnen arbeiten. Es ist daher ein besonders günstiges karmisches Geschick, wenn der Mensch nicht zu spät zur okkulten Entwicklung kommt. Solange der Mensch noch damit zu tun hat, seine Kräfte nach außen zu richten, solange kann er sie nicht nach innen richten. Daher muss der Zeitpunkt um das fünfunddreißigste Jahr herum als ein Kulminationspunkt angesehen werden. In der ersten Hälfte des Lebens hat sich alles schon zu einem rhythmischen Gang entwickelt, aber in der zweiten Hälfte sind die Grenzen nicht mehr so bestimmt, obwohl in der Geisteswissenschaft Grenzen immer angegeben worden sind, aber diese sind ungenau.

Wir arbeiten da der Zukunft erst entgegen. Was der Mensch in der höheren Altersstufe in seinem Innern ausbildet, wird in der Zukunft Organ- und Körper-schaffend sein; das wird auch im Welten-Kosmos später mitwirken. Es wird in der Zukunft etwas da sein, was wir an der ersten Hälfte jetzt schon beobachten können. Diese Einteilung hat vielleicht, namentlich für die Jugend, etwas Bedrückendes, aber wer die Lehren der Geisteswissenschaft wirklich in sich aufnimmt, kann das nicht mehr empfinden. Wenn Sie das Menschenleben von einem hohen Standpunkt aus überschauen, werden Sie sehen, dass gerade durch eine solche Betrachtung des Lebenslaufes der Mensch zum richtigen Gebrauch und zu der Praxis hingeführt wird. Der Mensch wird die Resignation üben müssen, zu warten, bis er die Organe hat, um in der ihnen entsprechenden Sphäre richtig zu wirken.

Interdependenz von Jugend und Alter

Während seiner öffentlichen Kampagne für die Drei-
gliederung des sozialen Organismus, die der Stuttgarter Schulgründung im September 1919 voranging,
beleuchtete Rudolf Steiner in Vorträgen die soziale
Frage von den verschiedensten Seiten. In Zürich kam
er am 4. Februar 1919 auf die grundlegende Bedeutung
zu sprechen, welche die Beziehung der Jugend zum
Alter für das soziale Zusammenleben hat. Es lasse sich
hier, so Steiner, in neuster Zeit ein «tief innerlichster
sozialer Impuls» wahrnehmen, ein Symptom für künftige Formen des sozialen Miteinanders über Generationen hinweg.

IN FRÜHEREN ZEITEN war alle Selbsterkenntnis, alles
Hineinschauen des Menschen in seine eigene Seele, verhältnismäßig viel einfacher, als es jetzt ist, weil jetzt – nicht
nur in Bezug auf das Bewusstsein gewisser Leute aus ihrem
Besitz- oder Armutsverhältnis heraus oder auch von anderer Seite her – ein tief innerlichster sozialer Impuls auftaucht, ein Impuls, der sich zum Beispiel in der folgenden
Weise geltend macht. Wir sehen heute wenig darauf hin,
wie das ganze Leben des Menschen ein Immer-reifer-und-
reifer-Werden ist. So innerlich ehrliche Menschen wie
Goethe fühlten dieses Reifer-und-reifer-Werden. Goethe
wollte auch im höchsten Alter noch lernen, Goethe wusste
im höchsten Alter, fertig sei er als Mensch noch nicht. Und
er blickte zurück in seine Jugend, in seine Mannesjahre,
indem er alles das, was in der Jugend und in den Mannes-
jahren sich zugetragen hat, als Vorbereitung empfand für
dasjenige, was er im Alter erleben konnte. So denkt man in
der heutigen Zeit nur sehr wenig, namentlich dann, wenn
man den Menschen als soziales Wesen ins Auge fasst. Am
liebsten möchte mit zwanzig Jahren heute jeder Mitglied

einer Körperschaft sein und über alles – nun, wie man sagt – demokratisch urteilen. So kann sich der Mensch nicht denken, dass man etwas zu erwarten hat vom Leben, indem man immer mehr und mehr dem Alter entgegenreift. Daran denken die Menschen heute nicht. – Das ist das eine, dass wir wieder lernen müssen, dass das ganze Leben, nicht nur die zwei bis drei ersten Jugendjahrzehnte, dem Menschen etwas bringt.

Und noch ein anderes müssen wir lernen. Wir sehen nicht nur uns selbst in der Welt stehen, sondern wir sehen Menschen anderen Lebensalters; wir sehen vor allen Dingen das Kind durch die Geburt in die Welt und in das Leben hereinziehen. So wie sich die menschliche Erdenentwicklung ergeben hat, so ist manches, was früher wie von selbst in der Seele des Menschen sich geoffenbart hat, nur durch alleräußerste Anstrengung, durch eine Anstrengung zu übersinnlicher Erkenntnis hin, oder wenigstens zu einer wirklichen Lebenserkenntnis hin, zu erlangen. Wie dem Menschen im Allgemeinen, so bleibt auch dem Kinde mancherlei verschlossen, das zu seinem Wesen gehört. Aber nicht nur das bleibt dem Kinde verschlossen, was es dann erfahren wird, wenn es in die Reifejahre, in die Greisenjahre eingezogen ist, sondern überhaupt vieles, was sich den älteren, instinktiv lebenden, im atavistischen Hellsehen befindlichen Menschen offenbarte, bleibt heute, wenn der Mensch nur auf sich selbst schaut, ihm verborgen. Und so gibt es etwas, das sich uns, wenn wir nur in uns selbst Erkenntnis suchen, von der Wiege bis zum Grabe nicht offenbaren kann. Das liegt auch unter den Eigentümlichkeiten unseres Bewusstseinszeitalters. Wir können nach der Klarheit des Bewusstseins streben, allein vieles bleibt doch im Felde, das von dieser Klarheit beleuchtet sein soll, gerade verborgen. Und so ist etwas ganz Eigentümliches in unserer Zeit. Als Kind treten wir in die Welt herein; es ist etwas an uns, was wichtig ist für die Welt, für das Zusammenleben der Menschheit, für die geschichtliche Erkenntnis. Aber wir können es nicht erkennen, wenn wir bei uns selbst stehen bleiben, nicht als Kind, nicht als Mann, nicht als Frau, nicht als Greis oder Greisin. Aber in einer anderen Weise kann es erkannt werden. Dann kann es erkannt werden, wenn die durch wirkliche geistige Empfindung feiner gestimmte reife Menschenseele, die Mannesseele, die Frauenseele, die Greisen- oder Greisinnenseele, hinschaut auf das Kind und die Empfindung hat: In dem Kinde offenbart sich etwas, was das Kind jetzt nicht erkennen kann, was auch durch das Kind, wenn es auf sich selbst gestellt ist, niemals, auch selbst bis zu seinem Tode nicht, erkannt werden kann, was aber erkannt werden kann in der Seele des anderen, der als Greis auf dieses Kind zurückschaut. Da haben Sie etwas, was sich offenbaren kann durch das Kind, nicht im Kinde und nicht in dem Manne oder der Frau, die aus diesem Kinde werden können bis zum Tode hin, sondern in dem anderen, der von einem höheren Lebensalter aus liebevoll den jüngsten Menschen anschaut.

Ich weise auf dieses besonders hin, weil Sie in einem solchen Zug unserer Zeit sehen können, wie ein sozialer Impuls – aber im allerweitesten Sinne – durch unsere Zeit wellt und webt. Ist es nicht ein tiefster sozialer Zug, diese Notwendigkeit, etwas für das Leben Erspießliches nur dadurch in das Leben hereinversetzen zu können, dass der alte Mensch an dem jüngsten Menschen lernt, zusammen zu sein zum höchsten Lebenszweck, [das Zusammensein] nicht bloß des Menschen X 1 mit dem Menschen X 2, sondern des Menschen im Greisenalter mit dem jüngsten Kinde?

Dieses soziale Zusammensein, das ist dasjenige, auf das uns der innerste Geist und Sinn unserer Zeit hinweist. […] Befeuern Sie innerhalb der gegenwärtigen sozialen und sozialistischen Diskussion das tiefere soziale Gefühl, das tiefere Verständnis von Mensch zu Mensch, dann werden

Sie eine lebendige Aufgabe aus anthroposophisch orientierter Geisteswissenschaft heraus auch im sozialen Sinne erfüllen.

> Auch Jahre nach der Gründung der Waldorfschule in Stuttgart wurde Rudolf Steiner nicht müde, auf die Bedeutung lebendiger Schulerfahrung hinzuweisen, auch und gerade in Bezug auf die Persönlichkeitsentwicklung im späteren Leben. Im Vortrag vom 22. April 1923 formulierte er folgende pädagogische Devise: «Wir müssen so erziehen, dass der Mensch versteht, alt zu werden.» Denn nur was in der richtigen Weise veranlagt wird, kann im Alter Früchte tragen.

WENN SIE ALT WERDEN, was müssen Sie denn tun? Wer das Menschenwesen nicht kennt, der kann gar nicht in der richtigen Weise ermessen, was das eigentlich heißt, dass ich als Kind in dem Zeitalter, wo sie sich einzig und allein dem Menschen einprägen, gewisse Impulse erlangt habe. Damals konnte ich diese Impulse nur in den weichen, fügsamen, schmiegsamen, plastisch-musikalisch zugänglichen kindlichen Organismus tauchen, den hatte ich noch. Im späteren Leben habe ich einen härter gewordenen, nicht körperlich meinetwegen, aber seelisch-leiblich ins Sklerotische hineingehenden Körper. Ja, dasjenige, was an mir erzogen worden ist, das wird ja gar nicht alt! Es ist nicht wahr, dass das alt wird. Man ist, wenn man noch so alt geworden ist, innerlich mit genau demselben kindlichen Wesen ausgestattet, mit dem man ausgestattet war, sagen wir, zwischen dem zehnten und fünfzehnten Lebensjahr. Das trägt man immer in sich. Aber das muss so biegsam und schmiegsam sein, dass es nun auch dieses alte Gehirn, auf dem schon ein kahler Schädel ist, benützt, wie es dazumal das weiche Gehirn benützt hat. Und wenn nicht so erzogen wird, dann entsteht eben jener ungeheure Gegensatz, der heute zwischen Alter und Jugend zu bemerken ist und den man als so unüberbrückbar vielfach ansieht. Man sagt da manchmal das Entgegengesetzte für das, was ist. Denn vielfach sagen die Leute: Ja, heute versteht die Jugend das Alter nicht, weil das Alter nicht versteht, jung zu sein mit der Jugend. – Das ist aber nämlich gar nicht wahr. Nichts davon ist wahr. Sondern die Jugend erwartet vom Alter, dass das Alter nun in der richtigen Weise die alt gewordene Körperlichkeit benutzt. Da sieht die Jugend im Alter etwas ganz anderes, als was sie selber hat. Dann auch stellt sich die selbstverständliche Verehrung des Alters ein. Die Jugend sieht, dass sie vom Alter etwas bekommen kann, was sie von sich nicht bekommen kann, wenn das Alter den Glatzkopf ebenso richtig zu behandeln weiß, wie das Kind mit dem voll bewachsenen Wuschelkopf lebt. Das muss durchaus da sein. Wir müssen so erziehen, dass der Mensch versteht, alt zu werden. Daran krankt die heutige Menschheit, dass diejenigen, die kindlich und jugendlich heranwachsen, in den alten Leuten nicht etwa richtig alt gewordene Menschen erkennen, sondern Kindsköpfe sind heute für die Jugend die alten Leute geblieben, die gerade so sind, wie sie selber ist! Weil durch die mangelhafte Erziehung die Menschen heute den alt gewordenen Körper nicht benützen können, bleiben sie Kindsköpfe. Der Ausdruck «Kindsköpfe» ist sogar außerordentlich genial gewählt: Man ergreift im Laufe des Lebens nicht seinen ganzen Organismus, sondern man arbeitet nur mit dem Kopfe, mit dem das Kind oder der jugendliche Mensch arbeiten soll. Da sagt die Jugend: Was brauche ich von denen zu lernen! Die sind nicht weiter wie wir, die sind ebensolche Kindsköpfe. – Darum handelt es sich nicht, dass das Alter heute zu wenig jugendlich ist, sondern das Alter ist viel zu kindlich geblieben. Das ist es, was heute die Schwierigkeiten macht. Also man bezeichnet vielfach mit dem allerbesten Willen das, was ist, durch das Entgegengesetzte.

Letzten Grundes will die Jugend nicht auf sich selbst gestellt sein, sie will neben das Alter hingestellt sein. Aber sie soll neben das Alter so hingestellt sein, dass dasjenige, was vom Alter kommt, ihr etwas ist, was ihr erstens fremd erscheint, was sie in sich selber nicht finden kann; zweitens, was ihr den Eindruck macht: es entspricht etwas, was ich brauche, was ich hereinbringen muss in die eigene Seele.

In dieser Beziehung hat unser soziales Leben Verhältnisse heraufgebracht, die ich heute in der folgenden Weise charakterisieren möchte. Man redet so sehr häufig davon, dass das Alter jugendfrisch bleiben soll, damit es mit der Jugend auskommt. Heute – selbstverständlich, die Anwesenden sind ja immer ausgenommen –, heute ist das Alter zu jugendfrisch, nämlich, man versteht nicht, richtig alt zu werden. Man versteht nicht, hineinzuwachsen mit seinem Seelisch-Geistigen in den im Laufe des Lebens veränderten Leib. Man trägt hinein dasjenige, was man schon als Kind oder wenigstens als junger Mensch getan hat, in den alten Leib. Da passt es nicht hinein, passen die Leibeskleider nicht. Und wenn dann die Jugend herankommt, so ist es nicht deshalb, dass man sich mit ihr nicht versteht, weil man zu alt geworden ist, sondern im Gegenteil, man versteht sich mit der Jugend nicht, weil man nicht hineingewachsen ist in das Alter und in dem Alter dadurch wertvoll geworden ist. Die Jugend will das ins Alter hineingewachsene Alter haben, nicht ein kindsköpfiges Alter. Und wenn so die Jugend heute unter das Alter kommt: Ja, diese Alten unterscheiden sich ja nicht von uns, sind ja gerade wie wir selber; sie haben zwar mehr gelernt, aber sie wissen nicht mehr; sie haben nicht verwendet das Altern dazu, die Dinge reif zu machen; die sind geradeso wie wir. – Die Jugend will das Alter richtig alt haben.

Dazu ist aber notwendig, wenn das wirklich in die soziale Ordnung übergehen soll, dass wir eine Erziehungskunst, eine Erziehungspraxis haben, die es eben darauf anlegt, dass dasjenige, was als Keim in der Erziehung gelegt wird, bis ins späteste Alter nachwirkt, wie ich es geschildert habe an Beispielen. Man muss in der richtigen Weise für jedes Lebensalter die richtigen Lebenskräfte entfalten können; man muss verstehen, alt zu werden. Das Alter ist nämlich, wenn es richtig verstanden hat, alt zu werden, gerade als Alter recht frisch. Währenddem, wenn ich grau geworden, runzelig geworden bin, und bin noch so ein Kindskopf, dann weiß ich ja der Jugend nichts zu sagen, als was sie schon selber hat.

Beschreibt Rudolf Steiner hier eine falsch verstandene Jugendlichkeit, die darauf gründet, dass man geistig-seelisch sich nicht weiterentwickelt hat ins Alter, und der durch richtige Erziehung entgegenzuwirken ist, so schildert er auch die andere Seite dieser dem Materialismus geschuldeten Medaille: Trägheit der Seele lässt den Menschen vorzeitig altern. Um solcher ‹Altklugheit› entgegenzuwirken, kommt es darauf an, ein Leben lang aufnahmefähig zu bleiben. Jung zu bleiben im Sinne von interessiert und lernfähig, so Steiner am 29. Januar 1912 in Kassel, das ermögliche der anthroposophische Schulungsweg.

WENN DU NUR WILLST, wenn du nur deine starken inneren Kräfte anwendest, dann kannst du deinen Charakter umgestalten. Man muss fühlen, empfinden lernen, dass in uns selber und in allem anderen ein Unsterbliches waltet. Der Anthroposoph wird dadurch ein Anthroposoph, dass er sein ganzes Leben lang aufnahmefähig bleibt, auch mit grauen Haaren. Und dieses Bewusstsein, dass man immer und immer fortschreiten kann, das wird unser ganzes jetziges Geistesleben umgestalten.

Durch den Materialismus werden die Menschen vorzeitig alt. Vor dreißig Jahren zum Beispiel, ja da haben die Kinder anders ausgeschaut als heute. Heute sieht man schon zehn-, zwölfjährige alte Leute, Kinder, die geradezu einen greisenhaften Eindruck machen, gibt es heute. Die Menschen sind so altklug geworden [...].

Das ist ungeheuer wichtig, dass wir immer lernen können, immer jung bleiben können, unabhängig von unserem physischen Leibe. Und das ist die ungeheuer wichtige Aufgabe der anthroposophisch orientierten Theosophie: der Welt die Verjüngung zu bringen, die sie braucht. Wir müssen hinauskommen über das Banal-Sinnliche. Seelisches und Geistiges in der Praxis anzuerkennen, das muss das Ziel unseres Zweiglebens sein. Die Erkenntnis muss uns immer mehr durchdringen, dass wir von der Seele aus Herrscher werden können über das Äußere.

> Der Mensch kommt mit einer tiefen Sehnsucht nach allem Geistigen auf die Welt. Eltern und Erzieher ahnen es, wenn sie dem vertrauensvollen Blick kleiner Kinder begegnen. Findet dieser Wunsch jedoch keine Resonanz, so tritt, insbesondere bei Jugendlichen, eine bittere Enttäuschung ein. Rudolf Steiner sprach am 11. März 1923 in Dornach von den weitreichenden Folgen dieser Enttäuschung, denn sie führt zu einem mangelnden Verständnis zwischen Jung und Alt. Eindringlich schilderte er diesen Zustand der darbenden Seele.

UND DANN TRITT jener eigentümliche Zustand ein, dass die Seele etwas erlebt – sie kann es dann nicht aussprechen, weil sie es ja nicht in bewusstem Zustande erlebt, aber es ist vorhanden –, dass die Seele etwas erlebt, was man etwa in der folgenden Weise charakterisieren kann: Der Mensch kommt im schlafenden Zustande, nachdem er geschlechtsreif geworden ist, in die geistige Welt hinein. Die Erzengelwelt tut sich vor ihm auf. Er spürt diese Erzengelwelt.

Allein, es gehen keine Gedankenfäden von der Erzengelwelt in seine Seele und von seiner Seele zur Erzengelwelt. Und er kommt unter diesem furchtbaren Mangel beim Aufwachen in den physischen Leib zurück.

Dieser Zustand ist tatsächlich für einen großen Teil der Menschheit eingetreten seit dem letzten Drittel des 19. Jahrhunderts. Und im Unbewussten, hinter dem, was dem Menschen bewusst ist, liegt heute bei vielen Seelen etwas, was sie so aufwachen lässt, dass sie eben unbewusst sich sagen: Wir sind hineingeboren in eine Welt, die uns nicht in der richtigen Weise schlafend eintreten lässt in das geistige Dasein. – Und sagen möchten dann solche Seelen, die diesen Zustand erleben: Uns hat eine Menschenwelt aufgenommen als Kinder, die uns in den Worten das Geistige versagt hat. – Das alles lebt aber in den Empfindungen, die heute vielfach die Jugend dem Alter entgegenbringt. Das ist die geistige Seite der Empfindungen, die durch die Jugendbewegung auftreten.

Was will heute der junge Mensch gegenüber dem alten? Er kann es nicht aussprechen, weil sein Bewusstsein durch das, was er als Erbe empfängt in seinem Bildungsgange, durch das Alter eher zurückgehalten als geöffnet wird. Er kann es nicht aussprechen, aber er empfindet es, er fühlt es im unbestimmtesten Dunkel des inneren Seelenlebens: Ich muss ja als Kind mich hineinfinden in das, was mir durch die älteren Generationen übergeben wird. Diese älteren Generationen müssen mich auch erziehen, aber sie versagen mir die Möglichkeit, mich da, wo es nötig ist, mit der geistigen Welt zu verständigen. – In demselben Maße, in dem der Materialismus sich auf allen Gebieten des Lebens – auf dem Erkenntnisgebiete, auf dem künstlerischen Gebiete, auf dem religiösen Gebiete – weiter ausbilden wird, in demselben Maße wird sich zu gleicher Zeit Jugend mit Alter nicht verstehen können, weil die Jugend empfindet, sie muss dem Alter das Gefühl entgegenbringen, dass das Alter ihr den Idealismus der Sprache versagt hat, die Bedeutung in den Worten, die nach einem spirituellen Leben hinweist. Materialismus der Zivilisation trennt Jugend und Alter. Und der eigentliche Quell des Nicht-Verstehens von Jugend und Alter liegt in dem, was durch das Angefressensein der Sprache von dem Materialismus einen ungesunden Zustand des schlafenden seelischen Lebens des jungen Menschen hervorruft.

> Dass man den Menschen gleichsam von innen heraus, aus dem Geistig-Seelischen verstehen muss, führte Rudolf Steiner am folgenden Tag noch weiter aus, als er wiederum auf die Beziehung des Menschen zur geistigen Welt zu sprechen kam. Er betonte die innere Willensaktivität, die hier nötig ist. Sie führt zum Erleben des konkret Geistigen. Was Steiner damit meint, wird in der Beschreibung hierarchischer Wesen deutlich. Und er fährt fort: ohne diese eigene Initiativkraft drohe der Mensch zum «Geistesautomaten» zu verkommen, der durch Schmerzmittel oder Sedativa ruhiggestellt werde. Eine solche Ruhigstellung der inneren Aktivität sieht er auch im Mechanistisch-Bildhaften des Films, der dem eigentlichen imaginativen Erleben entgegensteht.

NOTWENDIG IST ES nicht allein, dass der Mensch innerhalb des Sprachlichen – wie ich es gestern ausgeführt habe – wiederum in ein richtiges Verhältnis zu den Archangeloi komme, sondern es ist notwendig, dass der Mensch durch jene stärkere Willensentfaltung, die es braucht, um Geisteswissenschaft zu begreifen, auch wiederum in ein intensiveres Verhältnis zu den Archai, zu den Urkräften kommt. Dann wird ihm eine ganz andere Art von Erkenntnis selbstverständlich sein, als diejenige ist, die heute an ihn herangebracht wird. Das ist ja das, was die Leute heute so scheuen. Um Geisteswissenschaft zu studieren, dazu gehört Willensentwicklung. Die Begriffe, die man in der Geisteswissenschaft bekommt, diese Ideen, die muss man mit innerer Willensentwicklung, mit innerer Aktivität aufnehmen. Das lieben die Menschen heute nicht. Sie möchten eigentlich innerlich den Willen ganz ruhig lassen und die Erkenntnis so an sich vorbeirollen lassen, durch die Augen hereinkommen lassen, ohne dass man was dazu tut, dann das Gehirn in Schwingungen bringen, damit das auch so von selber mitläuft. Und am liebsten möchten eigentlich heute schon viele Leute, dass man statt der Vorträge bloß eine Art Film vorführt, wo man nicht mehr mitzudenken braucht mit dem, was einem übermittelt wird, sondern wo man ganz ohne innere Aktivität sich hingeben möchte und alles so vorbeiziehen lässt. Dann stößt es an die Augen an, erzeugt da Bilder, die drücken sich wieder im Gehirn ab, und dann wird das möglichst oft gemacht, sodass es sich intensiv eindrückt, und nun hat man es aufgenommen. Dadurch aber wird man so ein richtiger Automat, Geistesautomat: Man braucht dasjenige, was einem geistig vorgeführt wird, innerlich nicht in Aktivität umzusetzen, sondern es prägt sich einem ein. Man wird ein Geistesautomat, man braucht zum Beispiel gar nicht den menschlichen Organismus zu erkennen; denn um ihn zu erkennen, dazu gehört unbedingt innere Aktivität. Man kann den Menschen nicht verstehen, wenn man nicht an den Menschen herankommt mit innerer Aktivität, wenn man nicht auch solche Ideen aufnimmt wie diejenigen, die Ihnen heute entwickelt worden sind. Aber, nun ja, man kann ja ohne innere Aktivität probieren, wenn man zum Beispiel Antipyrin nimmt, wie das auf den menschlichen Organismus wirkt. Man probiert es aus, da braucht man nichts zu verstehen vom Menschen, sondern man sieht, wie es äußerlich wirkt; das prägt sich dann dem Menschen ein. Wenn es sich genügend oft eingeprägt hat, so kann man es auf ein

Rezept schreiben, und man wird auf diese Weise, ohne die Erkenntnis des Menschen, ein Geistesautomat. Ein großer Teil des heutigen Lebens läuft nämlich so ab.

Aber die Zeit ruft uns wiederum auf zur inneren Aktivität, zur innerlichen Willensentfaltung. Das ist, was Jugend vom Alter will. Die Jugend will: Das Alter soll uns wiederum etwas überliefern, wodurch wir in die richtige Sprachbeziehung zu den Archangeloi kommen. Aber das Alter soll uns auch so erziehen, dass wir in die richtige Beziehung zu den Archai kommen. Denn – so sagt die Jugend – bis wir das nötige Alter erreicht haben, ist es notwendig, dass wir uns der Erziehung der Alten übergeben. Aber in der Erziehung der Alten liegt dieses Hindrängen zu dem Filmhaften, zu der Inaktivität.

> Achtsamkeit zu üben wird in unserer hektischen Zeit als heilsam angepriesen. Seit je gelten das Aufsuchen von Stille, Besinnung und Meditation als wirksame Mittel der Selbst- und Welterkenntnis. Rudolf Steiner betont, dass Andacht nicht blind sein darf. Sie muss mit gesundem Selbstgefühl einhergehen. Doch wenn die Ehrfurcht im Kindesalter richtig veranlagt wird, wandelt sie sich im Alter zu einer starken Kraft.

ANDACHT IST die Selbsterziehung der Seele von den dunklen Trieben und Instinkten, von den Begierden und Leidenschaften des Lebens zu den moralischen Idealen des Lebens. Andacht ist etwas, was wir wie einen Keim in die Seele hineinsäen: und er geht auf.

Wer das Leben unbefangen betrachtet, kann das noch an einem anderen Beispiel sehen. Wir sehen überall, dass der Mensch im Laufe seines Lebens eine aufsteigende und eine absteigende Entwicklung durchwandert. Im Kindheits- und Jugendalter liegt eine aufsteigende Entwicklung, dann bleibt die Entwicklung eine Weile still stehen;

dann beginnt im späteren Alter, im Greisenalter eine absteigende Entwicklung. Man kann in einer gewissen Weise sagen, dass die absteigende Entwicklung am Ende des Lebens in einer entgegengesetzten Richtung das hat, was Kindheit und Jugend entwickelt haben; aber in einer eigentümlichen Weise zeigen sich die Eigenschaften, die im Kindheits- und Jugendalter aufgenommen werden, im späteren Leben wieder. Wer das Leben wirklich beobachtet, der kann sehen, dass bei Kindern, die viel aufgenommen haben von gut geleiteter Andacht, diese Saat im Alter aufgeht. Eine solche Andacht erscheint im Alter als Kraft, im Leben zu wirken. Kraft ist dasjenige, was als das Gegenteil der Andacht, die in der Jugend gepflegt worden ist, im Alter erscheint. Eine andachtslose Jugend, eine Jugend, in der nicht entwickelt worden ist richtig geleitete Ergebenheit des Willens und richtig geleitete Gefühle der Liebe, wird sich hinentwickeln zu einem Alter, das schwach und kraftlos ist. Andacht schreiben wir der menschlichen Seele zu, die sich entwickeln soll. Dann aber muss es zum Wesen dieser Andacht gehören, dass eine in der Entwicklung begriffene Seele von dieser Andacht ergriffen werden kann und ergriffen werden soll. […]

Liebe ist ein Teil der Andacht, und Ergebenheit ist der andere Teil der Andacht. Mit der Ergebenheit hat es eine ähnliche Bewandtnis wie mit der Liebe. Wir können dem einen Unbekannten ergeben sein und dem andern Unbekannten, wenn wir dieses Gefühl der Ergebenheit überhaupt haben. Ergebenheit kann sich ihrem Grade nach verstärken, sie braucht sich aber nicht dadurch, dass sie einer Anzahl von Wesen gegenübertritt, zu teilen oder zu vervielfältigen. Weil diese beiden, Liebe und Ergebenheit, sich nicht zu teilen brauchen, so machen sie es nicht notwendig, dass das Ich, welches eine Einheit bilden soll, sich zu verlieren und zu zersplittern braucht, wenn es in Liebe sich ergibt einem Unbekannten, und in Ergebenheit sich hinwendet zu einem Unbekannten. So sind Liebe und Ergebenheit die richtigen Führer hinauf zum Unbekannten, und die Erzieher der Seele aus der Verstandesseele zur Bewusstseinsseele. Erzieht die Überwindung des Zornes die Empfindungsseele, der Wahrheitssinn, das Wahrheitsstreben unsere Verstandesseele, so erzieht die Andacht unsere Bewusstseinsseele. Immer mehr und mehr Wissen, immer reichere und reichere Erkenntnis erlangt der Mensch durch die Erziehung der Bewusstseinsseele in der Andacht. Diese Andacht muss aber von dem Gesichtspunkte eines das Licht des Denkens nicht scheuenden Selbstbewusstseins geleitet und geführt sein. Lassen wir Liebe ausströmen, dann macht es die Liebe durch ihren eigenen Wert, dass wir unser Selbst mitbringen dürfen; sind wir in Ergebenheit geneigt, dann macht es die Ergebenheit ebenfalls durch ihren eigenen Wert, dass wir unser Selbst mitbringen dürfen. Wir können uns zwar, aber wir brauchen uns nicht zu verlieren. Darauf kommt es an; und das darf insbesondere dann nicht vergessen werden, wenn der Andachts-Impuls auf die Erziehung angewandt wird. Es darf keine blinde, unbewusst wirkende Andacht herangezogen werden. Es muss mit der Pflege der Andacht die Pflege eines gesunden Selbstgefühls einhergehen.

> Es kommt also – es sei hier noch einmal betont – darauf an, in der richtigen Weise alt zu werden. Gereifte Persönlichkeiten sind, wie Steiner im Vortrag vom 22. Dezember 1909 ausführt, «eine Wohltat». Ihr Vermögen, zu wirken, basiert auf einer Ausstrahlung, die seelisch gereift ist.

ANDACHT IN DER ERSTEN LEBENSHÄLFTE verwandelt sich nun wieder in eine ganz besondere Lebenseigenschaft in der zweiten Hälfte. Wir haben wohl alle schon von Persönlichkeiten gehört, die durch das, was sie sind, etwas wie eine Wohltat sind für ihre Umgebung. Sie brauchen gar nicht etwas Besonderes zu reden, sie brauchen nur da zu sein. Es ist, wie wenn durch die ganze Art und Weise ihres Wesens etwas Unsichtbares von ihnen ausströmte und sich den anderen Seelen mitteilte. Ihre ganze Art wirkt wohltuend und beseligend auf die Umgebung. Wem verdanken solche Menschen diese Kraft, durch ihre seelischen Eigenschaften wohltuend auf ihre Umgebung zu wirken? Dem Umstande verdanken sie es, dass sie in der Jugend haben erleben dürfen ein Leben der Andacht, dass sie viel Andacht gehabt haben in der ersten Lebenshälfte. Andacht in der ersten Lebenshälfte verwandelt sich in die Kraft, unsichtbar segnend und wohltuend zu wirken in der zweiten Lebenshälfte.

Dass Kindheit und Alter eng zusammenhängen, betonte Steiner just am Beispiel des Segnens immer wieder. Noch ein Jahrzehnt später, während seines volkspädagogischen Wirkens, erläuterte er in Vorträgen, wie das kindliche Beten sich im Alter in die Kraft zum Segnen verwandeln kann.

SOLCHE DINGE, wie ich sie oftmals betont habe, die hat der Mensch heute nicht mehr in seinem Bewusstsein, zum Beispiel dass, wenn man ein alter Mensch geworden ist, man segnen kann, und dass das Segnen eine gewisse Bedeutung hat, dass es nicht dieselbe Bedeutung hat bei einem im mittleren Alter stehenden Menschen. Davon haben die Menschen heute kein Bewusstsein, und zwar deshalb nicht, weil man heute nicht weiß, dass, wenn man richtig segnen will im Alter, man in der Jugend gelernt haben muss, die Hände zu falten. Denn nur aus der Faltung der Hände zum Gebet in der Kindheit entsteht die Fähigkeit des Segnens im Alter. Das Seelische hängt in Bezug auf Segnen und Händefalten so zusammen wie die greisen

Haare mit den kindlichen Haaren. Dieses innerliche Umwandeln, das ist etwas, was in den Erfahrungskreis des gegenwärtigen Menschen nur in beschränktem Maß hineinfällt. Das muss aber wieder hineinfallen. Der Mensch muss wieder dahin kommen, das ganze Leben in seinen verschiedenen Metamorphosen einzusehen.

BILDLICH DARF MAN durchaus sagen: die Hände, die beten gelernt haben als Kind, die haben in einem späteren Lebensalter die Gabe, sich auszustrecken zum Segnen. Das ist symbolisch bildlich gesprochen, aber es entspricht das der Tatsache, wie die im kindlichen Lebensalter gelegten Keime in das ganze spätere Leben hineinwirken.

NEHMEN WIR AN, wir haben einen sehr alten Menschen. Wir finden, wenn solch ein alter Mensch zu jüngeren Leuten, zum Beispiel zu Kindern spricht, dass sein Zusprechen an den Kindern abprallt, dass seine Worte gar nichts für die Kinder sind. Und wir finden einen anderen Menschen. Wenn der zu Kindern spricht, ist es etwas ganz anderes. Seine Worte fließen von selbst in die kindlichen Seelen ein. Wenn Sie nun studieren – man studiert nur diese Dinge nicht, weil man sehr selten den ganzen Menschen ins Auge fasst, man hält sozusagen nicht so lange mit der Aufmerksamkeit still, dass man zum Beispiel das beobachtet –, worauf das Segnende der Kraft eines älteren Mannes oder einer alten Frau beruht, so muss man manchmal zurückgehen in die erste Kindheit. So weit dehnt man die Beobachtung heute nicht aus. Das muss die Anthroposophie machen. Da gehen Sie zurück und werden finden: Wer im Alter segnen kann, wer im Alter diese eigentümliche geistige Kraft in sich hat, dass seine Worte wie Segen in jugendliche Menschen einfließen, der hat in der Jugend beten gelernt. Ich drücke das bildlich so aus: Gefaltete Hände in der Jugend werden zu segnenden Händen im Alter.

Das Altern als ein Werdeprozess

Alles Leben unterliegt der Gesetzmäßigkeit von Werden und Vergehen. Nichts anderes meint die Rede vom Altern. Alterungsprozessen unterliegt das individuelle Menschenleben, aber auch in der Geschichte der Menschheit gibt es sie. Die einschneidenden Veränderungen an der Wende zum 20. Jahrhundert und die Kriegskatastrophe, die Rudolf Steiner aufmerksam mitverfolgte, waren ein Weckruf, die Geschichtskräfte als solche zu verstehen. Wer mit dem Gedanken der wiederholten Erdenleben vertraut ist, dem erschließt sich die tiefere Bedeutung, welche die auf die Menschheit als Ganze bezogenen historischen Alterungsprozesse auch für den einzelnen Menschen und seinen individuellen Werdeprozess haben. Bevor wir uns dem Wandlungsgeschehen zuwenden, das mit der Biografie des einzelnen Menschen verbunden ist, soll in diesem Kapitel zunächst der größere Rhythmus der menschheitlichen Entwicklung betrachtet werden. Es geht dabei auch um die Erkenntnis, dass mit jedem Eintauchen in ein neues Zeitalter eine höhere Stufe der Menschwerdung erreicht wird.

Der zweite und ausführlichere Teil dieses Kapitels beschäftigt sich dann mit den Erscheinungen des Älterwerdens im individuellen Menschenleben. Sie werden unter dem Aspekt der Umwandlungsprozesse betrachtet, die dabei im Seelischen vonstattengehen. Damit geraten endlich einige wohlvertraute Symptome des Älterwerdens in den Blick. Es beginnt mit dem Müdewerden, das mit einer Umwandlung zusammenhängt, die in der Mitte des Lebens einsetzt: Das Seelisch-Geistige beginnt sich aus der engen Verbindung mit dem physischen Körper zu lösen.

Darauf folgt eine subtile Schilderung des Wandels, der die Erinnerungskraft erfasst. Mit zunehmendem Alter werden wir immer vergesslicher. Steiner sieht darin nicht nur einen Verlust, sondern er entdeckt eine neue Qualität in der nun einsetzenden Wahrnehmung der Vergangenheit: «Verborgen schlummernde Gedächtniskräfte» wachen auf. Sie ermöglichen eine Übersicht über das Leben, einen neuen Blick auf die Kindheit und Jugend, dessen Klarheit verblüffend ist. Anschließend wird noch der gegenteilige Vorgang behandelt: das Vergessen. Steiner beschäftigte sich ausführlich mit der seelischen Bedeutung des Vergessens, er sprach von der Not, die durch quälende Gedanken entstehen kann, und vom «Segen des Vergessens». Mit diesem Thema sind heute viele konfrontiert, die in der Altenbetreuung und Psychiatrie tätig sind. Eine ganze Generation heute Hochbetagter trägt unverarbeitete Kriegserlebnisse in sich, was sich als unendlich leidvoll auf dem Weg zum Sterben auswirken kann. Dass eine gute Verbindung zwischen Kopf und Herz wichtigstes Lebensgut ist, wurde in den letzten Jahren mit der Beschreibung der emotionalen Intelligenz neu entdeckt. Steiner beschrieb die Wechselbeziehung von Kopf und Herz, er betonte dabei die Bedeutung eines «Herzwissens» und sah darin eine Prävention gegen Verhärtungen im Hirnbereich, die zu demenzieller Erkrankung führen können.

Altern im Verlauf der Geschichte

Im oft zitierten Zürcher Vortrag vom Oktober 1918, der unter dem Titel «Was tut der Engel in unserem Astralleib?» bekannt geworden ist, betonte Rudolf Steiner, wie wichtig es ist, dass sich die Menschen ein Verständnis für die historische Entwicklung erwerben. Nur so werden sie zu wirklichen Zeitgenossen. Er erläuterte dabei auch, dass die Menschheit als Ganze Gesetzmäßigkeiten des Werdens und Vergehens unterliegt. Eine Erkenntnis, die in heutigen Geschichtsbetrachtungen viel zu wenig beachtet wird.

Es GESCHIEHT in der Weltentwicklung gar manches; dem Menschen, insbesondere dem Menschen unseres Zeitalters obliegt es, sich wirkliches Verständnis zu verschaffen von dem, was in der Weltentwicklung, in die er selbst hineingestellt worden ist, geschieht.

Mit Bezug auf den einzelnen Menschen weiß jeder, dass man seine Entwicklung berücksichtigen muss, nicht bloß die äußeren Tatsachen, die um ihn herum sind. Bedenken Sie nur einmal, ich möchte sagen, ganz grob gedacht: Die äußeren sinnenfälligen Tatsachen, die jetzt geschehen, die sind rundherum um die Menschen, die fünf Jahre, zehn Jahre, zwanzig Jahre, dreißig Jahre, fünfzig Jahre, die siebzig Jahre alt sind. Dennoch wird kein einziger Mensch, der vernünftig ist, verlangen, dass man dasselbe Verhältnis des Menschen zu den Tatsachen bei den Fünfjährigen, bei den Zehnjährigen, bei den Zwanzigjährigen, bei den Fünfzigjährigen, bei den Siebzigjährigen herstellen soll. Wie die Menschen sich verhalten sollen zu der äußeren Umgebung, das kann nur bestimmt werden, wenn man auf die Entwicklung des Menschen selbst Rücksicht nimmt. Beim einzelnen Menschen wird das jeder zugeben. Aber so wie der einzelne Mensch einer ganz bestimmten Entwicklung unterliegt, wie er gewissermaßen eine andere Art von Kräften hat als Kind, in der Mitte des Lebens, als Greis, so hat die Menschheit im Lauf ihrer Entwicklung auch immer andere und andere Kräfte, und man steht gewissermaßen nur schlafend in der Weltentwicklung drinnen, wenn man nicht beachtet, dass die Menschheit in ihrem Wesen etwas anderes ist im 20. Jahrhundert, als sie im 15. Jahrhundert war oder gar in der Zeit des Mysteriums von Golgatha oder vorher. Es gehört zu den größten Mängeln und Verirrungen und Verwirrungen gerade unserer Zeit, dass man das, was ich eben gesagt habe, nicht beachten will, dass man der Meinung ist, man könne von dem Menschen oder von der Menschheit im Allgemeinen ganz abstrakt sprechen und müsse nicht wissen, dass diese Menschheit einer Entwicklung unterworfen ist.

> Bereits 1917 hielt Rudolf Steiner acht Vorträge, die sich mit der Frage von Freiheit und Notwendigkeit in der Geschichte beschäftigen. In dem hier wiedergegebenen Auszug erläutert er, dass sich auch historische Prozesse durch ein Werden und Vergehen auszeichnen: Wachstumsprozesse kommen an Grenzen. Umwandlungsprozesse werden fällig. Zuweilen ist ein völlig neuer Einschlag in der Geschichte notwendig, der sich nicht aus dem Bisherigen ableiten lässt. An einem plakativen Beispiel schildert Rudolf Steiner, wie abstraktes, an Vorurteile gebundenes Denken eine wirklichkeitsgemäße Anschauung der Geschichte geradezu verstellen kann.

DURCHDRINGEN MUSS MAN SICH DAMIT: Auf der einen Seite schreitet die Entwicklung so fort, dass allerdings die Ereignisse der Geschichte sich vergleichen lassen mit einem Baum, der wächst; aber wenn sich die Blätter bis zu seiner äußeren Peripherie entwickelt haben, wächst er nicht weiter, da beginnt das Absterben. So ist es mit den geschichtlichen Ereignissen. Bleiben wir bei dem Bilde, das ich in diesen Betrachtungen schon früher gebraucht habe: Es gibt eine ganz bestimmte Summe von geschichtlichen Ereignissen, die haben ihre Wurzeln im letzten Drittel des 18. Jahrhunderts – davon werde ich dann morgen deutlicher sprechen –, dazu kommen andere Einflüsse im Lauf des 19. Jahrhunderts und so weiter. Und sehen Sie, diese historischen Ereignisse, die breiten sich aus und erreichen äußerste Grenzen. Aber jene Grenzen sind nicht so wie bei einem Baum oder bei einer Pflanze, wo es an der Peripherie einfach nicht weiterwächst, sondern es muss eine neue Wurzel geschichtlicher Ereignisse beginnen. Wir leben im eminentesten Sinne seit Jahrzehnten schon in einer Zeit, in der solche neuen geschichtlichen Ereignisse aus unmittelbaren Intuitionen heraus beginnen müssen. Nur ist es im geschichtlichen Leben der Menschen so, dass auch über diese Dinge leicht Illusionen sich ausbreiten. Sie können ja eine Pflanze, die durch ihr inneres Gesetz bis zu einer gewissen Peripherie wächst, naturgemäß wachsend ansehen nur bis zu dieser Peripherie. Jetzt aber könnten Sie eine Illusion hervorrufen: Sie könnten Drähte anbringen, Papierblätter an die Drähte anhängen und könnten sich der Illusion hingeben, dass dann die Pflanze bis dahin gehe.

Solche Drähte gibt es allerdings bei geschichtlichen Ereignissen! Während längst ein anderer Duktus des geschichtlichen Ereignisses da sein sollte, gibt es solche Drähte. Nur sind im geschichtlichen Werden diese Drähte die menschlichen Vorurteile, die menschlichen Bequem-lichkeiten, die das, was längst abgestorben ist, eben in toten Drähten fortsetzen. Dann setzen sich gewisse Leute an das Ende dieser toten Drähte, und die Menschen, die sich dann an das Ende dieser toten Drähte setzen, das heißt, an die äußersten Ranken der menschlichen Vorurteile, die werden oftmals auch als historische Persönlichkeiten aufgefasst, ja oftmals als die richtigen historischen Persönlichkeiten. Und man ahnt gar nicht, inwiefern diese Persönlichkei-ten an solchen Drähten menschlicher Vorurteile sitzen! Ein wenig sich ein Urteil zu bilden, wie viel Persönlich-keiten, die in der Gegenwart als «große» angesehen wer-den, an solchen Drähten menschlicher Vorurteile pendeln, das gehört schon zu den wichtigen Aufgaben der Gegenwart.

Abschließend folgt nun noch eine ausführliche Darlegung, wie sich auch seelische Eigenschaften des Menschen von Kulturperiode zu Kulturperiode ändern. Jede Epoche hat anders geartete Aufgaben zu erfüllen. Der Wechsel zwischen irdischem und kosmischem Dasein ermöglicht es dem Menschen, sich auf neue Aufgaben einzustimmen. Das führt zu einem fortwährenden Reifungsprozess, der die ganze Menschheit erfasst und der trotz widerstrebender Tendenzen nicht aufzuhalten ist.

SIE WISSEN – und wir haben es ja oftmals auseinandergesetzt, in den Zyklen ist darüber viel zu lesen –, dass wir die Entwicklung der Menschheit nach gewissen Perioden gliedern: großen Perioden, die wir als Saturn-, Sonnen-, Mondenzeit und so weiter bezeichnen; kleineren Perioden, wie solche sind, von denen wir sprechen als der lemurischen, der atlantischen und unserer nachatlantischen Zeit. Und wiederum innerhalb dieser kleineren Perioden, die aber schon eine riesige zeitliche Ausdehnung haben, sprechen wir von gewissen Kulturperioden für unsere nachatlantische Zeit: von der altindischen, von der urpersischen, ägyptisch-chaldäischen, von der griechisch-lateinischen, und von unserer jetzigen fünften nachatlantischen Zeitperiode.

Wir sprechen von solchen Perioden aus dem Grunde, weil die Menschheit als Ganzes in ihrem Gang durch die Erdenentwicklung ihre – in diesem Fall namentlich seelischen – Eigenschaften von einer Periode zu der andern hin ganz wesentlich ändert, weil eben die Menschheit eine reale Entwicklung durchmacht in jeder solchen Periode. Wir sprechen jetzt von den kleinsten der charakterisierten

Perioden. In jeder solchen Periode obliegt gewissermaßen der Menschheit irgendetwas, was sie durchzumachen hat, woran sie sich zu freuen hat, woran sie zu leiden hat, was sie zu begreifen hat, woraus sie ihre Willensimpulse für ihre Taten zu holen hat und so weiter. Etwas anderes hat obgelegen als Aufgabe der ägyptisch-chaldäischen Kulturperiode, etwas anderes der griechisch-lateinischen, und auch unsere Zeit hat ganz bestimmte Aufgaben.

Diese Verschiedenheit der Aufgaben solcher aufeinanderfolgenden Zeitperioden mit Bezug auf gewisse Eigentümlichkeiten kann man erst richtig ins Auge fassen, namentlich diejenigen, auf die wir gerade heute hinweisen wollen, kann man erst richtig ins Auge fassen, wenn man den Versuch macht, jene Erfahrungen zurate zu ziehen, die von dem gesamten Menschenleben herkommen für das äußere geschichtliche Werden, von dem die äußere Menschheitsgeschichte spricht und auf die sich die materialistische Gesinnung unserer Zeit vorzugsweise beschränken will. Von diesen äußeren Erlebnissen der Menschen auf dem physischen Plane, die ja nur einen Teil des gesamten Menschenlebens umfassen, das zwischen Geburt und Tod und zwischen Tod und einer neuen Geburt abläuft, von diesem physischen Erdenleben kann man nicht eine volle Charakteristik der aufeinanderfolgenden Epochen gewinnen; denn in dem, was wirklich geschieht, spielen immer die Kräfte zusammen, welche von dem Reiche, in dem der Mensch zwischen dem Tode und einer neuen Geburt lebt, heruntergehend sich in Wechselwirkung setzen mit den Kräften, die entfaltet werden durch die Menschen, welche hier auf dem physischen Plane sind. Es ist immer ein Zusammenspiel der Kräfte vorhanden, welche die Menschen post mortem, nach dem Tode entfalten, und denjenigen Kräften, die hier auf dem physischen Plane entfaltet werden.

Noch in der vierten nachatlantischen Epoche, diese

ganze Zeit hindurch, möchte ich sagen, war es so, dass es ging, dass die Menschen über gewisse Dinge in einer Art von Unbewusstheit gehalten worden sind. Gerade viele Dinge, über welche die Menschen der vierten nachatlantischen Zeit, der griechisch-lateinischen Zeit, noch in Unbewusstheit gehalten werden konnten, die müssen den Menschen der fünften nachatlantischen Periode immer mehr und mehr zum Bewusstsein kommen. Diese fünfte nachatlantische Zeit wird überhaupt eine solche sein, in der vieles in das Bewusstsein der Menschenseelen hereinkommen muss, was früher außerhalb dieses Bewusstseins liegen konnte.

Solche Dinge entwickeln sich mit einer gewissen geistigen Gesetzmäßigkeit, mit einer gewissen geistigen Notwendigkeit. Das Menschengeschlecht ist einfach daraufhin angelegt, dass gewisse Fassungskräfte, auch gewisse Willenskräfte, sich zu einer bestimmten Zeit entwickeln. Diese Menschheit wird für gewisse Dinge in der fünften nachatlantischen Zeit reif, wie sie für andere Dinge in den früheren Perioden reif geworden ist. Sie wird reif für sie. Eine Sache, für welche die Menschheit reif wird in dieser fünften nachatlantischen Zeit, sie erscheint dem heutigen Menschen ganz besonders paradox, weil ein großer Teil der heutigen öffentlichen Meinung geradezu nach dem Entgegengesetzten hinstrebt, sozusagen die Menschen nach dem Entgegengesetzten hinlenken möchte. Aber das wird nichts helfen. Die geistigen Kräfte, welche der Menschheit, wenn ich so sagen darf, im Laufe der fünften nachatlantischen Periode eingeimpft sind, werden stärker sein, als was gewisse Menschen wollen, oder was im Sinne der öffentlichen Meinung liegt.

Umwandlungsprozesse im Seelischen des Menschen

Wenn wir älter werden, melden sich allerlei Gebrechen, es sind Abnützungserscheinungen unseres Körpers. In ihnen erfahren wir das zunehmende Verhärten der Leiblichkeit. Unsere Organe spüren wir erst dann, wenn etwas nicht mehr in Ordnung ist. Das Verhärten und Ermüden des Leibes ist ein langsam voranschreitender Prozess. Dass darin ein tieferer Sinn liegt, erahnen wir nur ganz allmählich. Doch wenn wir im Alter müde werden und unser Leben dahinschwindet, beginnen wir unser Inneres zu erspüren. Unser Organismus zeigt sich uns nun, wenn wir aufmerksam sind, als ein Kunstwerk, zu dessen Entstehen kosmische Kräfte beigetragen haben. Vollständig erschließt sich uns dieses Wissen um den Aufbau unseres Organismus und unsere Einbindung in das Weltganze erst nach dem Tod, wenn wir am Aufbau eines neuen Leibes arbeiten. Sehr genau schildert Rudolf Steiner diese Zusammenhänge des Alterns und den aus dem Müdewerden erwachsenden Erkenntnisgewinn 1916 in dem Vortrag «Das Ereignis des Todes und die Tatsachen der nachtodlichen Zeit».

WIR WERDEN, kann man sagen, während wir erleben, ermüdet, abgenützt. Das ist ja immer so der Fall, wir werden ermüdet. Und wenn sich auch durch den Schlaf für das nächste Bewusstsein die Ermüdung wieder ausgleicht – vielmehr weniger durch den Schlaf als durch die Ruhe während des Schlafes, ganz richtig gesprochen –, so ist das doch nur eben ein geteilter Ausgleich; denn wir wissen natürlich, dass wir uns im Leben abnützen, dass wir älter werden, dass unsere Kräfte nach und nach schwinden. Wir werden auch in einem umfassenden Sinne müde. Und wenn man einmal älter geworden ist, weiß man das, dass man nicht alles ausgleichen kann durch den Schlaf. Wir werden also abgenützt hier, müde. Ja, wir können die Frage jetzt schon anders stellen. Nachdem wir das ausgesprochen haben, was wir gesagt haben, können wir jetzt die Frage aufwerfen: Warum lassen uns denn die Götter müde werden, warum werden wir denn müde? – Dass wir hier müde werden, dass wir abgenützt werden, gibt uns eben etwas, bedeutet für unser Gesamtleben eigentlich viel, recht, recht viel. Nur müssen wir den Begriff des Müdewerdens im umfassenderen Sinne, als man eben gewöhnlich glaubt, fassen. Wir müssen ihn recht sehr vor unsere Seele stellen, diesen Begriff des Müdewerdens.

Sie werden am besten einen Begriff bekommen von diesem Müdewerden, wenn Sie sich die Sache so vorstellen. Wenn ich jetzt einen von Ihnen fragen würde: Weißt du etwas von dem Inneren deines Kopfes?, so wird mir wahrscheinlich nur derjenige antworten, der von Kopfschmerz geplagt ist, dass er jetzt in diesem Augenblicke etwas weiß von dem Inneren seines Kopfes. Nur der fühlt das Innere seines Kopfes; der andere lebt, ohne dass er es fühlt. Wir fühlen unsere Organe nur dann, wenn sie nicht ganz in Ordnung sind; dann wissen wir im Fühlen etwas von unseren Organen. Wir sind im Leben so eingerichtet, dass wir von unserem physischen Leib eigentlich nur insofern wissen, als er nicht ganz in Ordnung ist. Wir haben eigentlich nur ein allgemeines Gefühl unseres physischen Leibes. Das wird stärker, wenn etwas nicht in Ordnung ist. Aber wir wissen doch recht wenig innerlich, wenn wir ein bloßes Gefühl haben. Wer im Leben jemals starke Kopfschmerzen gehabt hat, der weiß von dem Inneren seines Kopfes – innerlich; nicht so wie der Anatom, der nur die Gefäße kennt. Aber während wir im Leben immer müder und müder werden, tritt immer mehr und mehr doch dieses Gefühl unseres Inneren, Räumlich-Inneren, im Leibe auf.

Bedenken Sie nur: Je mehr wir uns im Leben ermüden, desto mehr treten für uns auf die Gebresten des Lebens,

Gebresten des Alters zum Beispiel. Unser Leben besteht darin, dass wir allmählich dieses unser Physisches erspüren, empfinden lernen. Indem es uns, ich möchte sagen, verhärtet, sich in uns so hineinschiebt, lernen wir es spüren. Für uns ist das, ich möchte sagen, ein – weil es so allmählich kommt – geringes Empfinden. Der Mensch würde ja erst sehen können, wie stark das ist, wenn er – verzeihen Sie den trivialen Ausdruck, aber er wird Ihnen das geben, was ich meine –, wenn er zum Beispiel sich in einem Moment fühlen könnte pumperlgesund, wie ein strotzend gesundes Kind, und dann gleich danach, damit er vergleichen kann, so, wie man sich fühlt, wenn die Glieder brüchig geworden sind, mit achtzig, fünfundachtzig Jahren. Dann würde er es schon mehr fühlen. Nur weil es so langsam kommt, merkt man nicht, wie man sich da fühlend hineinspinnt in das Erleben des Physischen, in das Müdewerden. Dieses Müdewerden ist ein wirklicher Vorgang, der zuerst zwar gar nicht da ist, denn das Kind strotzt von Leben, dann aber wird die Lebenskraft immerzu übertönt vom Müdewerden, dann ringt sich dieses Müdewerden heraus. Wir können müde werden; während wir so müde werden – wenn das auch, sagen wir, hier nur ein leises Gefühl ist von unserem Inneren –, entsteht wirklich etwas innerlich in uns. Unser Leben hier in der physischen Welt bietet uns ja nur die Außenseite von tiefen, von bedeutsamen, von erhabenen Geheimnissen. Dass wir so leise im Leben uns begleitet fühlen vom Müdewerden und damit das Innere unseres Leibes erspüren, das ist die Außenseite von etwas, was gewoben wird in uns, wunderbar gewoben wird aus reiner Weisheit, ein ganzes Gewebe von reiner Weisheit. Indem wir so müde werden im dahingehenden Leben, uns erspüren lernen innerlich, wird uns einverwoben ein feines Wissen von dem Wunderbau unserer Organe, unserer inneren Organe. Am Herzen lernen wir müde werden; aber dieses Müdewerden bedeutet, dass uns einverwoben wird ein Wissen, wie ein Herz aufgebaut wird aus dem Weltenall heraus. An dem Magen werden wir müde, den ermüden wir meistens dadurch, dass wir ihn verderben mit Essen; aber trotzdem wird uns einverwoben während der Ermüdung des Magens alle Weisheit, ein Weisheitsbild aus dem Kosmos heraus, wie der Magen aufgebaut wird. Wie unser innerer Organismus erhaben, wundersam aufgebaut ist, dieses gewaltige Kunstwerk, das entsteht im Bilde. Und das wird erst jetzt lebendig, wenn wir das Äußere, an die Erde Gebundene des astralischen Leibes abgelegt haben. Und das ist es, was uns als Lebensgeist erfüllt, was jetzt in uns lebt. Die Weisheit von uns selbst, von unserem Wunderbau des Inneren lebt jetzt in uns.

> Ein anderes typisches Alterungsphänomen ist das Nachlassen oder besser: die Veränderung der Gedächtnisfähigkeit. Das soll im Folgenden unter verschiedenen Aspekten beleuchtet werden.
>
> Zunächst der allgemeine Gedächtnisverlust: Er gehört zum natürlichen Alterungsprozess. Es wäre jedoch verfehlt, die für das Alter typische Gedächtnisschwäche als bloßen Verlust aufzufassen. Man kann vielmehr beobachten, dass sich die Art unseres Bewusstseins und der Umgang mit Erinnerungen im Laufe des Lebens verändern. In der Kindheit und noch bis weit in die Mitte des Lebens hinein dominiert ein punktuelles, faktenbezogenes Wissen: unser Erinnern, das jederzeit ‹abgerufen› werden kann. Im Alter geht manches vergessen. Gleichzeitig taucht aus den Seelentiefen oft eine lebendige, bildhafte Erinnerungskraft auf. Sie ermöglicht es, vergangene Zeiten im Rückblick zu überschauen. Diese bildhaften Anschauungskräfte können geschult werden, und falls sich die Seele in lebendigem Denken geübt hat, gewinnt sie im Anschauen des Vergangenen eine Richtkraft für die Zukunft.

WER HÄTTE NICHT über ein Nachlassen des Gedächtnisses zu klagen, wenn er in die Jahre kommt! Wer nur ein wenig mit Menschen in Berührung kommt, der weiß, wie sehr Gedächtnis- und andere Kräfte, wenn man in die Jahre kommt, nachlassen, und wie viel über dieses Nachlassen geklagt wird. Die Kräfte, mit denen wir für unser Gedächtnis ausgerüstet sind aus dem Fonds des Menschenlebens heraus, wie wir durch die Geburt ins Dasein treten, diese Kräfte erschöpfen sich. Und man könnte äußerlich noch so gesund leben, sie erschöpften sich doch; und obzwar durch manche äußere Mittel manches gebessert werden könnte, was ungebessert ist, es erschöpften sich doch die Kräfte, die uns angeboren sind.

Das wird man aber finden: Wenn man innerlich tätig ergreift, was die Geisteswissenschaft dem Menschen zu geben hat, und wenn man sich ganz andere Denkgewohnheiten und Vorstellungsarten als die gewöhnlichen aneignet, so wird man bemerken, dass die Kräfte, die früher die Gedächtniskräfte waren, wenn man in die Jahre kommt, zwar abnehmen, dass sie aber durch etwas ersetzt werden, was ein viel besseres Gedächtnis ist. Es tritt allmählich aus den geistigen Untergründen der Seele das auf, was man nennen kann ein Zurückschauen auf die Ereignisse. Wie wir sonst auf die Dinge im Raume hinschauen, so lernen wir allmählich hinschauen auf die Dinge in der Zeit. Die Kräfte, die das Gedächtnis sonst nicht entwickelt, weil es für gewöhnlich einen Reservefonds im unmittelbaren Leiblichen hat, die verborgen bleiben, bis wir in die Jahre kommen, diese verborgen schlummernden Gedächtniskräfte werden hervorgeholt aus der Seele: Anschauungskräfte des Vergangenen. Und bei richtigem Einleben in die Geisteswissenschaft anerziehen wir uns im Laufe des Lebens etwas, was unser gewöhnliches, anerzogenes Gedächtnis fortsetzt, wodurch ein Mensch, der wirklich Geisteswissenschaft lebendig ergreift, viel länger ausgestattet bleibt mit der Möglichkeit, Vergangenes zu überschauen, wie auch die Möglichkeit bekommt, sich aus dem Vergangenen Richtkräfte für die Zukunft zu holen, als einer, der sich nicht auf Geisteswissenschaft einlassen will. Wer auf solche Dinge in ihren feineren Unterscheidungen eingeht, wird schon bemerken, wie das Gedächtnis zu etwas anderem wird, aber nicht etwas Treuloseres wird, sondern etwas, was getreuer wirkt als das Gedächtnis, das uns durch die leiblichen Kräfte angeboren ist.

> Das Wesen des Gedächtnisses lässt sich aber auch aus einem ganz anderen Blickwinkel betrachten. Dazu eine längere Passage, in der Rudolf Steiner das Vergessen aus anthroposophischer Perspektive beleuchtet und ihm dabei unerwartete, positive Aspekte abgewinnt. Im Rahmen der Vortragsreihe «Geisteswissenschaftliche Menschenkunde» sprach Steiner am 2. November 1908 über den Vorgang des Vergessens. Um die Bedeutung des Vergessens in ihrer ganzen Tragweite zu verstehen, schien es ihm nötig, sie aus dem umgekehrten Vorgang, dem des Erinnerns, heraus zu entwickeln. Wie kommen Erinnerungen zustande? Welche Kräfte sind beteiligt? Aus der Wirkungsweise des Gedächtnisses gewinnt er Erkenntnisse auch in Bezug auf das Vergessen. Denn das Vergessen ist notwendiger Teil eines Prozesses, der neue Kräfte freisetzt. Rudolf Steiner führt aus, dass das Vergessene nicht verloren ist, sondern dass sich durch das Vergessen die Eindrücke und Vorstellungen des Erlebten von ihrem ursprünglichen Objektbezug lösen und so erst eine Keimkraft entwickeln, die am Ätherleib wirkt.

WIR WOLLEN HEUTE eine derjenigen geisteswissenschaftlichen Betrachtungen anstellen, die uns zeigen, wie das Wissen, das wir durch die anthroposophische Weltanschauung erlangen, geeignet ist, uns Aufschlüsse zu geben über das Leben im weitesten Sinne. Nicht nur das Leben der alltäglichen Wirklichkeit wird uns verständlich durch solches Wissen, wir erhalten auch Aufschlüsse über das Leben in jenem großen, weiten Umfange, den wir dann ins Auge fassen, wenn wir es hinausverfolgen über den Tod bis in die Zeiten hinein, die zwischen dem Tod und einer neuen Geburt für den Menschen verfließen. Gerade aber für das tägliche Leben kann uns die Geisteswissenschaft großen Nutzen bringen, sie kann uns manches Rätsel lösen, sie kann uns zeigen, wie wir sozusagen mit dem Leben fertigwerden können. [...]

Ein solches Wort, welches viele Rätsel birgt, ist das Wort «Vergessen». Sie alle kennen es als das Wort, welches das Gegenteil von dem anzeigt, was wir das Behalten einer gewissen Vorstellung, eines gewissen Gedankens, eines Eindruckes nennen. Sie alle haben gewiss mit dem, was sich hinter dem Worte Vergessen verbirgt, allerlei trübe Erfahrungen gemacht. Sie alle haben wohl das Quälende durchgemacht, das oftmals dadurch entsteht, dass diese oder jene Vorstellung, dieser oder jener Eindruck, wie wir sagen, aus dem Gedächtnisse entschwunden ist. Vielleicht haben Sie dann auch nachgedacht: Wozu muss so etwas wie das Vergessen zu den Erscheinungen des Lebens gehören?

Nun kann man Aufschluss, und zwar Aufschluss in fruchtbarer Art über eine solche Sache doch nur gewinnen aus den Tatsachen des okkulten Lebens heraus. Sie wissen ja, dass das Gedächtnis, die Erinnerung, etwas zu tun hat mit dem, was wir den menschlichen Ätherleib nennen. So dürfen wir auch voraussetzen, dass sozusagen das Gegenteil des Gedächtnisses, der Erinnerung, das Vergessen, etwas zu tun haben wird mit dem Ätherleib. Die Frage ist vielleicht berechtigt: Hat es einen Sinn im Leben, dass der Mensch die Dinge, die er einmal in seinem Vorstellungsleben gehabt hat, auch vergessen kann? Oder müssen wir uns damit begnügen, was ja hinsichtlich dieser Vorstellung so häufig geschieht, dass sozusagen das Vergessen nur negativ charakterisiert wird, dass man sagt: Es ist eben ein Mangel der menschlichen Seele, dass sie nicht alles in jedem Augenblick gegenwärtig haben kann. – Wir werden nur einen Aufschluss gewinnen über das Vergessen, wenn wir uns die Bedeutung seines Gegenteils vor die Seele führen, die Bedeutung und das Wesen des Gedächtnisses.

Wenn wir sagen, dass das Gedächtnis etwas zu tun hat mit dem Ätherleib, so müssen wir uns wohl fragen: Wie kommt es, dass beim Menschen der Ätherleib diese Aufgabe erhält, die Eindrücke und Vorstellungen zu behalten, da doch der Ätherleib schon bei der Pflanze vorhanden ist und da eigentlich eine wesentlich andere Aufgabe hat? Wir haben öfter davon gesprochen, dass ein Pflanzenwesen, das wir vor uns haben, im Gegensatz zu dem bloßen Stein seine ganze Materialität durchdrungen hat von dem Ätherleib. Und der Ätherleib ist in der Pflanze das Prinzip des Lebens im engeren Sinne, dann das Prinzip der Wiederholung. Wenn die Pflanze nur der Tätigkeit des Ätherleibes unterworfen wäre, so würde, von der Wurzel der Pflanze angefangen, immerfort das Prinzip des Blattes sich wiederholen. Dass sich in einem Lebewesen Glieder immer von Neuem wiederholen, daran ist der Ätherleib schuld, denn er will immer wieder dasselbe hervorbringen. Deshalb gibt es ja auch so etwas im Leben, was wir Fortpflanzung nennen, die Hervorbringung seinesgleichen. Sie beruht im Wesentlichen auf einer Tätigkeit des Ätherleibes. [...]

Woher rührt das? Das hat seinen Grund darin, dass der Ätherleib der Pflanze in jedem Falle eine bestimmte innere Gesetzmäßigkeit hat, die abgeschlossen ist, die sich von Samen zu Samen hindurchentwickelt und die einen bestimmten Kreis hat, über den nicht hinausgegangen werden kann. Anders ist es beim Ätherleib des Menschen. Da ist es so, dass außer demjenigen Teil des Ätherleibes, der verwendet wird auf das Wachstum, auf dieselbe Entwicklung, die der Mensch auch in gewissen Grenzen eingeschlossen hat wie die Pflanze, dass außer diesem Teil sozusagen noch ein anderer Teil im Ätherleibe ist, der frei auftritt, der von vornherein keine Verwendung hat, wenn wir nicht dem Menschen in der Erziehung allerlei beibringen, der menschlichen Seele allerlei einfügen, was dann dieser freie Teil des Ätherleibes verarbeitet. So also ist wirklich ein durch die Natur selbst nicht verbrauchter Teil des Ätherleibes im Menschen vorhanden. Diesen Teil des Ätherleibes bewahrt sich der Mensch; er verwendet ihn nicht zum Wachstum, nicht zu seiner natürlichen organischen Entwicklung, sondern behält ihn als etwas Freies in sich, durch das er die Vorstellungen, die durch die Erziehung in ihn hineinkommen, aufnehmen kann.

Nun aber geschieht ja dieses Aufnehmen von Vorstellungen so, dass der Mensch zunächst die Eindrücke empfängt. Eindrücke muss der Mensch immer empfangen, denn auch die ganze Erziehung beruht auf Eindrücken und auf dem Zusammenwirken zwischen Ätherleib und astralischem Leib. Denn um Eindrücke zu empfangen, dazu gehört der astralische Leib. Dass Sie diesen Eindruck behalten, dass er nicht wieder verschwindet, dazu ist der Ätherleib notwendig. Auch zu der kleinsten, scheinbar unbedeutendsten Erinnerung ist schon die Tätigkeit des Ätherleibes notwendig. Wenn Sie zum Beispiel einen Gegenstand anschauen, so ist dazu der Astralleib nötig. Dass Sie ihn aber behalten, wenn Sie den Kopf wegwenden, dazu brauchen Sie schon den Ätherleib. Zum Anschauen gehört der astralische Leib; um die Vorstellung zu haben, dazu brauchen Sie schon den Ätherleib. Also wenn auch diese Tätigkeit des Ätherleibes für ein solches Behalten der Vorstellungen noch eine sehr geringe ist, wenn sie auch eigentlich erst dann in Betracht kommt, wenn sich bleibende Gewohnheiten, bleibende Neigungen, Temperamentsveränderungen und so weiter ergeben, man braucht hierzu doch schon den Ätherleib. Er muss da sein, schon wenn man eine einfache Vorstellung in der Erinnerung behalten will. Denn alles Behalten von Vorstellungen beruht in gewisser Weise auf Erinnerung.

Nun haben wir also durch die Erziehungseindrücke, durch die geistige Entwicklung des Menschen seinem freien Äthergliede allerlei eingefügt, und wir können uns nun fragen: Bleibt nun dieses freie Ätherglied ganz ohne Bedeutung für Wachstum und Entwicklung des Menschen? Nein, das ist nicht der Fall. Es beteiligt sich nach und nach, je älter der Mensch wird – nicht so sehr in den Jugendjahren –, dasjenige, was so seinem Ätherleib durch die Eindrücke der Erziehung einverleibt worden ist, an dem ganzen Leben des menschlichen Leibes, auch innerlich. Und Sie können sich am besten eine Vorstellung davon machen, wie sich das beteiligt, wenn Sie sich eine Tatsache mitteilen lassen, die gewöhnlich im Leben nicht in Betracht gezogen wird. Man meint ja, Seelisches hätte für das Leben des Menschen im Allgemeinen keine sehr große Bedeutung. Dennoch kann Folgendes vorkommen: Denken Sie sich einmal, ein Mensch bekomme eine Krankheit, einfach aus dem Grunde, weil er irgendwelchen ungeeigneten Verhältnissen eines Klimas ausgesetzt war. Nun müssen wir uns einmal hypothetisch vorstellen, dass dieser Mensch unter zweierlei Bedingungen krank sein kann: zum Beispiel so, dass er in dem freien Glied des Ätherleibes nicht viel zu verarbeiten hat. Nehmen wir an, er sei ein indolenter Mensch, auf den die Außenwelt wenig Eindruck machte, der der Erziehung große Schwierigkeiten entgegengesetzt hat, bei dem die Dinge zu dem einen Ohr hinein- und aus dem anderen wieder herausgegangen sind. Ein solcher Mensch wird als Mittel des Gesundwerdens etwas nicht haben, was zum Beispiel ein anderer hat, dem ein reger, lebhafter Sinn eigen ist, der viel in der Jugend aufgenommen, der viel verarbeitet hat und daher für sein freies Glied des Ätherleibes sehr gut gesorgt hat. Das wird natürlich für die äußere Medizin erst noch festzustellen sein, warum sich bei dem einen größere Schwierigkeiten dem Heilungsprozess entgegenstellen als bei dem anderen. Dieses freie Glied des Ätherleibes, das energisch geworden ist durch mannigfaltige Eindrücke, das macht sich eben hier geltend, das beteiligt sich durch seine innerliche Beweglichkeit am Heilungsprozess. In zahlreichen Fällen verdanken die Menschen ihre schnelle Gesundung oder ihre schmerzlose Gesundung dem Umstande, dass sie in reger geistiger Beteiligung in der Jugend fleißig die Eindrücke, die sich ihnen darboten, aufgenommen haben. Da sehen Sie die Einflüsse des Geistes auf den Leib! Mit etwas ganz anderem hat man es in der Heilung bei einem Menschen zu tun, der stumpfsinnig durch das Leben geht, als bei einem, der dieses freie Glied des Ätherleibes nicht schwer und lethargisch hat, sondern bei dem es regsam geblieben ist. Sie können sich ja schon äußerlich von dieser Tatsache überzeugen, wenn Sie die Welt mit offenen Augen betrachten, wenn Sie beobachten, wie sich bei Erkrankungen geistig indolente und geistig regsame Menschen verhalten.

So sehen Sie, dass beim Menschen der Ätherleib doch noch etwas ganz anderes ist als bei der bloßen Pflanze. Der Pflanze fehlt dieses freie Glied des Ätherleibes, das den Menschen weiterentwickelt, und dass der Mensch ein solches freies Glied des Ätherleibes hat, darauf beruht im Grunde genommen die ganze Entwicklung des Menschen. Wenn Sie vergleichen die Bohnen von vor tausend Jahren mit den heutigen Bohnen, so werden Sie zwar einen gewissen Unterschied wahrnehmen, doch ist er im Wesentlichen sehr klein; die Bohnen sind im Wesentlichen in derselben Gestalt geblieben. Aber vergleichen Sie einmal die Menschen Europas im Zeitalter Karls des Großen mit den

Menschen von heute: Warum haben die Menschen heute ganz andere Vorstellungen und ganz andere Empfindungen? Weil sie immer ein freies Glied des Ätherleibes gehabt haben, wodurch sie etwas aufnehmen und ihre Natur umwandeln konnten. Das alles gilt im Allgemeinen. Jetzt müssen wir aber einmal betrachten, wie sich im Einzelnen diese ganze Wirkungsweise ausnimmt, die wir da charakterisiert haben.

Setzen wir den Fall, es könnte ein Mensch, wenn er einen Eindruck empfangen hat, diesen Eindruck nicht wieder aus seiner Erinnerung verwischen, sondern es bliebe dieser Eindruck da. Es wäre eine kuriose Sache zunächst, wenn Sie denken müssten, dass alles, was seit Ihrer Jugend auf Sie Eindruck gemacht hat, an jedem Tag des Lebens, von morgens bis abends, immer gegenwärtig wäre. Sie wissen ja, dass das nur eine gewisse Zeit nach dem Tode gegenwärtig ist. Da hat es seinen guten Zweck. Aber im Leben vergisst es der Mensch. Sie alle haben nicht nur Unzähliges vergessen, was Sie in Ihrer Kindheit erlebt haben, sondern auch vieles, was im vorigen Jahr – und auch gewiss einiges von dem, was gestern an Sie herangetreten ist. Eine Vorstellung, die aus dem Gedächtnis entschwunden ist, die Sie «vergessen» haben, ist nun keineswegs etwa aus Ihrer ganzen Wesenheit, aus Ihrem ganzen geistigen Organismus verschwunden. Das ist durchaus nicht der Fall. Wenn Sie gestern eine Rose gesehen und es nun vergessen haben, so ist doch das Bild der Rose noch in Ihnen vorhanden, und ebenso die anderen Eindrücke, die Sie aufgenommen haben, wenn sie auch für Ihr unmittelbares Bewusstsein vergessen sind.

Nun ist ein großer, gewaltiger Unterschied zwischen einer Vorstellung, während wir sie in unserer Erinnerung haben, und derselben Vorstellung, wenn sie aus unserer Erinnerung verschwunden ist. Also wir fassen ins Auge eine Vorstellung, die wir uns durch einen äußeren Eindruck gebildet haben und die jetzt in unserem Bewusstsein lebt. Dann blicken wir seelisch hin, wie sie nach und nach verschwindet, nach und nach vergessen wird. Aber sie ist da, sie bleibt im ganzen geistigen Organismus. Was tut sie da? Womit beschäftigt sich diese sozusagen vergessene Vorstellung? Sie hat ihr ganz bedeutungsvolles Amt. Sie fängt nämlich erst dann an, in der richtigen Weise an diesem Ihnen geschilderten freien Glied des Ätherleibes zu arbeiten und dieses freie Glied des Ätherleibes für den Menschen brauchbar zu machen, wenn sie vergessen ist. Es ist, als wenn sie erst dann verdaut wäre. Solange sie der Mensch verwendet, um durch sie etwas zu wissen, so lange arbeitet sie nicht innerlich an der freien Beweglichkeit, an der Organisation des freien Gliedes des Ätherleibes. In dem Augenblick, wo sie in die Vergessenheit hinuntersinkt, fängt sie an zu arbeiten. Sodass wir sagen können: Es wird in dem freien Gliede des menschlichen Ätherleibes fortwährend gearbeitet, fortwährend an ihm geschafft. Und was ist es, was da schafft? Das sind die vergessenen Vorstellungen. Das ist der große Segen des Vergessens! Solange eine Vorstellung in Ihrem Gedächtnis haftet, solange beziehen Sie diese Vorstellung auf einen Gegenstand. Wenn Sie eine Rose betrachten und die Vorstellung davon im Gedächtnis haben, beziehen Sie die Rosen-Vorstellung auf den äußeren Gegenstand. Dadurch ist die Vorstellung an den äußeren Gegenstand gefesselt und muss zu ihm ihre innere Kraft senden. In dem Augenblick aber, wo die Vorstellung von Ihnen vergessen wird, ist sie innerlich entfesselt. Da fängt sie an, Keimkräfte zu entwickeln, die innerlich an dem Ätherleib des Menschen arbeiten. So haben unsere vergessenen Vorstellungen für uns eine ganz wesentliche Bedeutung. Eine Pflanze kann nicht vergessen. Sie kann natürlich auch nicht Eindrücke empfangen. Sie könnte aber schon deshalb nicht vergessen, weil ihr ganzer Ätherleib zu ihrem Wachstum aufgebraucht wird, weil kein unverbrauchter Rest da ist. Sie hätte nichts, wenn Vorstellungen in sie hineinkönnten, was da zu entwickeln wäre.

Aber alles, was geschieht, geschieht aus der gesetzmäßigen Notwendigkeit heraus. Überall, wo etwas vorhanden ist, was sich entwickeln soll und nicht in seiner Entwicklung unterstützt wird, da wird für die Entwicklung ein Hindernis geschaffen. [...]

So ist es auch mit den geistigen Eindrücken. Ein Mensch, der zum Beispiel Eindrücke empfangen könnte und diese Eindrücke ständig in seinem Bewusstsein behalten würde, der könnte sehr leicht dahin kommen, dass das Glied, das sich von den vergessenen Vorstellungen nähren soll, zu wenig von diesen vergessenen Vorstellungen erhielte und wie ein lahmes Glied die Entwicklung stören würde, anstatt sie zu fördern. Da haben Sie zugleich den Grund, warum es schädlich ist, wenn ein Mensch in der Nacht daliegt und, weil er an gewissen Sorgen leidet, die Eindrücke durchaus nicht aus seinem Bewusstsein herausschaffen kann. Würde er sie vergessen können, so würden sie zu wohltätigen Bearbeitern seines Ätherleibes werden. Hier haben Sie handgreiflich den Segen des Vergessens, und hier haben Sie zugleich einen Hinweis auf die Notwendigkeit, dass Sie nicht zwangsmäßig diese oder jene Vorstellung festhalten, sondern vielmehr lernen sollen, dieses oder jenes zu vergessen. Es ist für die innere Gesundheit eines Menschen im höchsten Grade schädlich, wenn er gewisse Dinge durchaus nicht vergessen kann.

Eng mit den Fähigkeiten des Gedächtnisses verbunden ist die Art und Weise, wie wir Wissen aufnehmen und uns einprägen. Hierbei ist die in den Passagen zum «Jüngerwerden der Menschheit» (S. 29ff.) beschriebene zeitliche Begrenzung der Entwicklungsfähigkeit unseres physischen Körpers von Bedeutung, denn sie hat Auswirkungen auch auf unsere Fähigkeit zu lernen und zu erinnern. Rudolf Steiner unterscheidet hier zwischen Kopfwissen und Herzwissen. Das Kopfwissen, das rein an den Intellekt gebundene Lernen ist begrenzt, da das Haupt des Menschen nur in der Jugend entwicklungsfähig ist. Das, was uns als Herzwissen gegeben wird, ist dagegen dauerhaft und in der Seele lebendig, da Kopf und Herz lebenslang in einer Wechselbeziehung stehen. Was in den letzten Jahrzehnten als «emotionale Intelligenz» wissenschaftlich beschrieben wurde, geht in diese Richtung. Eine gründliche Pflege des kindlichen Gemüts ist beste Altersprävention, weil sie der Vergreisung vorbeugt. Die diesbezüglichen Ausführungen Steiners sind auch im Hinblick auf die Zunahme demenzieller Erkrankung von hohem Wert.

Die Menschen berücksichtigen heute gar nicht, wie es eigentlich in früheren Zeiten war. Geschichte ist ja wirklich eine Art Fable convenue, aber das soll uns heute nicht beschäftigen. Man war in früheren Zeiten anders erzogen. Man nahm bei der früheren Erziehung doch viel mehr Rücksicht auf das Leben des Gemütes. Dieses rein intellektuelle Leben, das ist eigentlich erst in den letzten vier bis fünf Jahrhunderten heraufgekommen. Dabei wird nicht berücksichtigt, dass der Mensch ein mehrteiliges Wesen ist. Der Intellekt ist sehr bildungsfähig beim Menschen; er kann sich entwickeln, aber er ist leider nicht das ganze Menschenleben hindurch entwicklungsfähig, und insbesondere in unserem heutigen Zeitenzyklus nicht. Er ist an das Haupt des Menschen gebunden, und das Haupt bleibt nur entwicklungsfähig höchstens bis zum achtundzwanzigsten Lebensjahr. Der Mensch hat nötig, dreimal so lange sein Leben auf der Erde zu fristen, als sein Haupt entwicklungsfähig ist. Gewiss, wir sind in unserer Jugend intellektuell entwicklungsfähig, aber wir bleiben es nur bis ungefähr zum achtundzwanzigsten Jahr. Unser übriger Organismus bleibt das ganze übrige Leben hindurch entwicklungsfähig; er verlangt auch das ganze Leben hindurch von uns etwas. Das, was man heute den Menschen gibt, ist nur Kopfwissen, ist kein Herzenswissen. Ich nenne Herzenswissen dasjenige, was zum ganzen Organismus spricht, Kopfwissen dasjenige, was nur intellektuell ist und nur zum Kopfe spricht. Nun muss der Kopf mit dem Herzen in einer fortwährenden Wechselbeziehung auch moralisch, auch seelisch stehen. Das kann heute nicht stattfinden, weil wir unseren Kindern so wenig für das Herz, sozusagen für den ganzen übrigen Organismus geben, und nur etwas für den Kopf geben. Der Mensch wird fünfunddreißig Jahre alt. Jetzt hat er höchstens ein Kopfwissen; wenn es hoch kommt, hat er die Erinnerung an das Kopfwissen, das er aufnimmt. Er erinnert sich rein intellektuell an das, was er sich angeeignet hat. Aber fragen Sie, ob der heutige Unterricht in der Lage ist, das zu erreichen, dass man sich später im Leben nicht nur gedächtnismäßig an das erinnert, was man gelernt hat, sondern dass man sich mit dem Gefühl liebevoll zurückversetzt in dasjenige, was man in der Jugend aufgenommen hat; dass man wirklich noch etwas hat von dem, was einem da beigebracht worden ist, sodass man es neu auffrischen kann. Das muss aber das Ideal werden der Geisteswissenschaft in der Erziehung, dass man sich nicht nur zurückerinnert. Nun, heute tut man nicht einmal das. Man hat sein Examen gemacht und vergisst dann, was man geochst hat. Aber nehmen wir den Fall, die Leute erinnern sich zurück: Ist denn das, was die Menschen durch die Schule gehabt haben, ein Paradies, in das man sich gern zurückversetzt? Versetzen Sie sich so zurück, dass Sie sagen: Indem ich zurückdenke, strahlt mir der Lebensmorgen herein, und indem ich jetzt älter geworden bin, verwandelt sich das durch das Altwerden in mir in ein Neues; es ist mir eben so angeeignet worden, dass ich es umwandeln kann, ich erinnere mich nicht nur daran, ich wandele es um, es wird mir neu.

Lebensvoll wird der Seeleninhalt der Menschen werden, wenn die geisteswissenschaftlichen Grundsätze unsere ganze Erziehung, unsere ganze Geisteskultur erneuern. Und immer seltener und seltener werden dann die Wirkungen des frühen Alterns in der Menschheit werden. Wer die Menschheitsentwicklung verfolgt, der weiß: So alt sind vor dem 15. Jahrhundert die ältesten Leute nicht gewesen, wie heute die jüngsten Leute schon alt sind. Die Greisenhaftigkeit nimmt in verheerendem Maße zu.

Aufgenommenes Wissen soll sich im Laufe des Lebens weiterentwickeln. Heute ist es selbstverständlich, dass jemand mit einer abgeschlossenen Ausbildung nicht für das Leben ausgelernt hat. Rudolf Steiner betonte schon vor einem Jahrhundert, dass das Wissen einem fortwährenden Wandlungsprozess zu unterliegen habe. Wir sollten offen sein, uns ständig vom Leben belehren zu lassen. «Sonst geht das Leben in Wertlosigkeit an uns vorüber». Wenn wir im fortgesetzten Alter etwas auf die gleiche Weise beurteilen wie zu einem früheren Zeitpunkt unseres Lebens, dann ist das dazwischenliegende gelebte Leben als «wertlos» zu betrachten. Es hat sozusagen nichts gebracht. Das illustriert Steiner am Beispiel einer jugendlichen Gefühlswallung, die sich im Alter gewandelt haben sollte. Auf diese Weise kann aus Wissen Weisheit entstehen.

Es IST SOGAR nicht einmal leicht, dasjenige, was Weisheit uns bedeuten soll, mit einigen Worten zu charakterisieren. Wenn wir unser Leben so durchleben, dass wir dasjenige, was in diesem Leben an uns herantritt, auf uns wirken lassen, wenn wir, von den verschiedenen Vorgängen des

Lebens veranlasst, von dem einen Vorgange lernen, wie wir dieses oder jenes richtiger hätten anfassen können, wie wir in Bezug auf das eine oder andere unsere Kräfte geschickter, stärker hätten machen sollen, wenn wir auf alles achten, was uns im Leben begegnet, in dem Sinne achten darauf, dass, wenn uns ein Ähnliches ein zweites Mal begegnet, wir uns das zweite Mal nicht mehr so anfassen lassen wie das erste Mal, sondern uns belehrt fühlen. Und wenn wir das Leben hindurch die Stimmung bewahren, vom Leben lernen zu können und alles, was die Natur und das Leben uns entgegenbringt, so zu betrachten, dass wir etwas lernen, aber nicht nur so lernen, dass wir etwas wissen, sondern so, dass wir immer besser, innerlich wertvoller werden, dann nehmen wir an Weisheit zu, dann wird es so mit unserem Seelenleben, dass das, was wir erlebt haben, nicht wertlos an uns vorübergegangen ist.

In Wertlosigkeit geht das Leben an uns vorüber, wenn wir Jahrzehnte verlebt haben und irgendetwas, das wir erlebt haben, in einem späteren Zeitpunkt ebenso beurteilen, wie es von uns in einem früheren Lebensalter beurteilt worden ist. Wenn wir unser Leben so zubringen, dann stehen wir der Weisheit am allerfernsten. Das Karma mag es mit sich gebracht haben, dass wir in der Jugend zornig geworden sind, dass wir dieses oder jenes bei den Menschen schlecht beurteilt haben. Wenn wir das so beibehalten, so haben wir unser Leben schlecht angewendet. Gut haben wir es angewendet, wenn wir, falls wir in der Jugend abfällig geurteilt haben, in einem bestimmten Alter nicht abfällig, sondern verständnisvoll, verzeihend urteilen, wenn wir uns bemühen, begreifen zu wollen. Wenn wir so geboren sind, dass uns gewisse Dinge in Jähzorn gebracht haben, und wir im Alter nicht immer noch in Jähzorn kommen wie in der Jugend, wenn uns unser Jähzorn durch das, was uns das Leben gelehrt hat, verlassen hat und wir milder geworden sind, dann haben wir das Leben im Sinne der Weisheit angewendet. Wenn wir in der Jugend Materialisten gewesen sind, dann aber haben einwirken lassen dasjenige, was uns die Zeit an Offenbarungen aus der geistigen Welt hat sagen wollen, dann haben wir unser Leben im Sinne der Weisheit angewendet. Wenn wir uns den Offenbarungen der geistigen Welt verschließen, dann haben wir unser Leben nicht im Sinne der Weisheit angewendet.

Chancen und Gefahren des Alterns

Bisher wurde das Altern vorwiegend als ein Entwicklungs- und Verwandlungsprozess behandelt, der zu zunehmender Reife führt. Im Folgenden wird der Fokus auf die Polaritäten gerichtet, die dem Prozess des Älterwerdens innewohnen. Es geht dabei zum einen um die Chancen, die das Altern birgt, aber auch um die Gefahren, die von einem falsch verstandenen Umgang mit dem eigenen Lebensalter ausgehen. Dabei kommen Gesichtspunkte von Gesundheit und Krankheit bis hin zu pathologischen Entwicklungen zur Sprache. Die Übergänge vom Natürlichen ins Pathologische erweisen sich als fließend.

Zum anderen geht es um die Polarität von Jugend und Alter. Geschehnisse in der Kindheit finden oft eine Entsprechung in dem, was im Alter vor sich geht. Wie bereits thematisiert, steht die Kindheit in einem äußerst fruchtbaren Spannungsverhältnis zum Lebensabend. Rudolf Steiner weist darauf hin, dass die gegensätzlichen Erfahrungen des Jungseins und Altseins sich spontan anregend auf das jeweils andere Alter auswirken. Ja mehr noch, beide Altersstufen sind für ihre gesunde Entwicklung aufeinander angewiesen. Neuere gerontologische Forschungen beschäftigen sich ebenfalls mit diesen Beziehungen; sie sehen hier Faktoren eines Reifeprozesses, aber auch der Resilienz, die das Gesundbleiben im Alter befördern (siehe dazu das Kapitel «Gerontologie heute», S. 255).

Von besonderer Bedeutung für das ‹richtige› Altern ist der Zeitpunkt, in dem wir uns bestimmte Dinge aneignen oder Erfahrungen möglicherweise auch verpassen. Es geht darum, den Kairos, den fruchtbaren Moment zu nutzen. Verfrühungen und Verspätungen in der Entwicklung haben Auswirkungen auf den ganzen Lebenslauf. Um ein gelingendes Altern zu erreichen, muss ein junger Mensch richtig Kind sein dürfen. Nur wenn er nicht zu früh in der veräußerlichten Sinneswelt ‹abgekühlt› wird, kann sich in ihm ein Potenzial bilden, das sich dann im Verlauf seines weiteren Lebens nach und nach entfaltet (siehe auch das Kapitel «Alt werden – eine Herausforderung für die Pädagogik», S. 203).

Typisch für eine heute allzu oft anzutreffende beschränkte Sichtweise auf das Alter ist, nur die belastenden Gesichtspunkte zu betonen wie zunehmende Schwäche und vermehrtes Leiden. Dies trifft zu, wenn sich der Blick nur am Physischen orientiert und allein die körperlichen Abbauprozesse wahrgenommen werden. Dass jedoch ab der Mitte des Lebens bereichernde seelisch-geistige Umwandlungsprozesse in Gang kommen, wurde bereits in einem vorangehenden Kapitel beschrieben. Die Beschäftigung mit diesen seelisch-geistigen Prozessen wird im Folgenden noch vertieft, indem gewisse Gesetzmäßigkeiten im Lebenslauf aufgezeigt werden. Auch die typischen Alterserkrankungen lassen sich in anderer Weise verstehen, wenn man die damit einhergehenden geistigen und seelischen Veränderungen berücksichtigt. Hier ist insbesondere überraschend und zugleich erhellend, wie Steiner schon vor hundert Jahren die demenzielle Erkrankung beschrieb und bewertete.

Aus dem anthroposophischen Menschenbild heraus lassen sich pathologische Entwicklungen, die im Alter auftreten können, in einem umfassenden Sinn verstehen und teilweise auch behandeln.

Die Kunst, alt zu werden

Nach dem Ende des Ersten Weltkriegs sprach Rudolf Steiner im Zusammenhang mit der notwendigen sozialen Erneuerung und der praktischen Umsetzung dieser Überlegungen im Bereich der Pädagogik immer wieder davon, wie wichtig es ist, sich ein Verständnis zu erwerben für die Impulse der Seelen, die geboren werden. Kinder sind von der Sehnsucht erfüllt, den Zusammenhang mit ihrer Herkunft nicht zu verlieren. Sie erhoffen sich, auf ihrem Lebensweg Menschen zu begegnen, die ihnen Anregung geben, sich so zu entfalten, dass sie bis zum Lebensende reifen und ‹Früchte tragen› können. Dazu bedürfen sie Menschen, die, wie Rudolf Steiner sagt, «verstanden haben, alt zu werden». Alles hat seine Zeit, und das richtige Reifen setzt voraus, dass man warten und erwarten kann. Eine Haltung, die schon zu Steiners Zeiten wenig Attraktivität genoss.

DIE JUGEND WÜNSCHT richtig alt gewordene Menschen, nicht bloß alt aussehende mit Runzeln und weißen Haaren und glatzigen Köpfen, die aber im Grunde genommen in alten Herzen so jung sind wie sie selber, sondern die Jugend will solche Menschenwesen, die verstanden haben, alt zu werden, also zugenommen haben mit dem Altwerden an Weisheit und Kraft.

IN FRÜHEREN ZEITEN sind eben die Menschen auf eine selbstverständlichere Art jung gewesen und alt geworden als heute. Heute leben die Menschen eigentlich in einer Welt, in der sie gar nicht auf naturgemäße Weise jung und alt sein können. Man weiß ja heute nicht mehr, wie man jung und wie man alt ist. Man weiß gar nichts mehr davon, und deshalb redet man so unendlich viel von Erziehung, weil man gern wissen möchte, wie man die Jugend jung macht, damit sie auf respektierliche Art einmal alt werden kann. Aber man weiß nicht, wie man die Dinge drehen soll, damit die Menschen jung sein und auf eine anständige Weise in der Jugend das aufnehmen können, was ihnen die Möglichkeit gibt, später in einer menschenwürdigen Weise alt zu sein.

DAS WIRD MAN einsehen müssen, dass in frühester Jugend in den Menschen ein Impuls gelegt werden muss, damit der Mensch verstehen lerne, älter zu werden. Die Menschen verstehen heute nicht, alt zu werden. Sie verstehen höchstens, dass sie graue Haare bekommen oder – heute besonders häufig – frühe Glatzen oder ähnliche Alterszeichen, aber es ist nicht dasjenige da, was da sein kann in den Menschen: die Erwartung, die hoffnungsvolle Erwartung auf jedes neue Jahr, mit der Gewissheit: Man erlebt, indem man älter wird, jedes Jahr etwas, was man gar nicht früher erleben kann. Jedes Jahr bringt ein Neues, jedes Jahr bringt eine neue Offenbarung, wenn man es zu nützen versteht.

Die Stimmung freilich muss über die Menschen dann kommen, durch die sie sich sagen: Jetzt werde ich zwanzig Jahre alt, der Dreißig- bis Vierzigjährige hat etwas erlebt, was ich heute noch nicht erleben kann. Ich muss warten, dann wird sich mir das offenbaren. – Bedenken Sie nur einmal ganz im Ernste in allen Teilen, was das eigentlich bedeuten würde, wenn die Erziehung dahin wirken würde, dass man hoffnungsvoll erwartend das Herankommen seines Lebens erschaut. [...]

Was trifft man heute öfter, als dass die jüngsten Dachse und Dachsinnen bei jeder Gelegenheit sagen: Das ist mein Standpunkt! – Jeder hat heute schon einen Standpunkt in der allerfrühesten Lebensjugend. Es ist den Menschen vollständig unbekannt, dass erwartungsvoll die Hoffnung lebt, das Leben berge Geheimnisse, die sich nach und nach offenbaren. Es würde aber viel bedeuten, wenn das in unsere Erziehung hineinkäme. Dann würde man den Willen haben, nach und nach dasjenige zu erlösen, was in unseren Leib und in unser Schicksal hineinverzaubert ist.

In früheren Zeiten hatten die Menschen ein ‹naturhaftes› Empfinden, sie begegneten dem Leben in seinem Ablauf nicht mit einseitig am Vergänglichen orientierten Gefühlen, sie empfanden das Älterwerden nicht als eine Endzeit, als bloßen Zerfall, wie das heute verbreitet ist, sondern sie lebten in der Stimmung, dass von der Zukunft stets etwas zu erwarten sei. Als naturhafte musste diese Empfindung verloren gehen. Sie kann und soll durch richtige Erziehung wiedererweckt werden, dadurch dass der Funke der Geist-Erkenntnis im individuellen Menschen entfacht wird. Es bedeutet, dass der abbauenden Leibesentwicklung ein Reifeprozess im Geistig-Seelischen gegenübersteht. Das Aufwachen zum Geistigen ist in der Gegenwart in die Freiheit des Menschen gelegt. In seinem Stuttgarter Vortrag vom 26. April 1918 spricht Rudolf Steiner von einer «Stimmung des erwartungsvollen Lebens», die es zu erwecken gilt.

DENKEN SIE SICH die Empfindung, die ganz anders war als die heutige, in der man das Altern unter solchen Voraussetzungen erwartete. Es ist ja etwas von dem Heutigen ungeheuer Verschiedenes im Leben, wenn man so das Altern erwartet, dass man weiß: Da kommt etwas, was früher gar nicht kommen kann.

Das ist anders geworden, aber doch nicht in so schroffer Weise, wie man sich vielleicht vorstellt. Nicht wahr, wenn man eine solche Wahrheit ausspricht wie die eben angedeutete, dann hat die heutige denkerische Unart sogleich das Bedürfnis nach einem Entweder-oder. So liegen aber die Sachen in Wirklichkeit nie, dass man es mit

Entweder-oder zu tun hat, sondern man hat es in der Regel mit Sowohl-als-auch zu tun. Von selbst kommt es nicht, das Geistige, wenn man jetzt wieder aufsteigt in die Altersentwicklung. Aber wenn der Funke des Geistigen auf die Weise, wie es in der Geisteswissenschaft gemeint ist, in der Seele erregt wird, dann kommt einem doch das zugute, dass man alt wird, dann steigt doch aus dem niedergehenden Leibe etwas auf, was sich besonders hineinlebt in das, was man auf geisteswissenschaftlichem Wege wissen gelernt hat, kennengelernt hat. Wenn Sie heute ohne eine wissenschaftliche Berührung mit dem Geiste bleiben – diese wissenschaftliche Berührung ist ja nicht in fachmännischer Weise gemeint, sondern so, dass sie jedem, auch dem einfachsten Gemüte, zugänglich werden kann, denn die Geisteswissenschaft kann populär werden, wenn die Menschheit will –, dann werden Sie nichts Besonderes erleben, wenn Sie alt werden; Sie werden nicht zu schätzen wissen das Altwerden. Sie werden auch gar keine besondere Erwartung hegen in der Kindheit und in der Jugend für das Altwerden. Anders ist es, wenn der Funke der Geist-Erkenntnis in der Seele jetzt nicht durch naturgemäße, sondern durch erzieherische Entwicklung, durch eine an die Seelen der menschlichen Gemeinschaft herantretende Entwicklung erregt wird. Da wird, wenn recht verstanden wird dasjenige, was Geisteswissenschaft in lebendiger Weise für die Seele sein kann, gerade durch diese Geisteswissenschaft die Stimmung, jetzt in bewusster Weise, wieder erzeugt werden: Ich habe etwas zu erwarten, wenn ich alt werde. Das Altwerden bedeutet etwas. Wenn ich fünfunddreißig Jahre alt sein werde, wird mir dasjenige, was in mir selber lebt, ein anderes sein als jetzt, da ich ein junger Dachs von zwanzig Jahren bin. – Diese Stimmung ist etwas Ungeheures für die Menschenseele, diese Stimmung, die ich als die Stimmung des erwartungsvollen Lebens bezeichnen möchte, des Lebens, das einfach weiß: Die Schöpfung, die du an dir selbst erlebst, die musst du im Ernste als eine Schöpfung aus dem Geiste betrachten.

Betrachtet man heute, wo man sich von dem Wissen vom Geiste nicht berühren lassen will, die Menschenschöpfung – selbst wenn man es in phrasenhafter Weise ausspricht – ernsthaft als Schöpfung des Geistes? Nein, in Praxis tut man das durchaus nicht. Denn wenn man es täte, würde man sich sagen: Es hat einen Sinn, dass man alt wird. Der ganze menschliche Lebenslauf ist eine geistige Schöpfung; man wird nicht umsonst alt, es lebt sich das Geistige immer neu in uns aus. Dasjenige, was da in uns ersteht, was sich in uns offenbart von innen heraus, das wird immer neue Seiten zeigen. – Erwartungsvoll leben, etwas erwarten vom Älter-und-älter-Werden mit jedem Jahr, das ist eine Konsequenz, die sich ergibt aus dem Ernstnehmen des Satzes, dass dasjenige, was um uns und in uns ist, eine Schöpfung des Geistes ist. Das ist eine Stimmung, dieses Erwartungsvoll-Leben, die sich einbürgern muss in alles Erziehungswesen, die hineinströmen muss in die ganze Verfassung, die dem Erziehungswesen gegeben wird. Sodass die Kinder von klein auf und wenn sie Jünglinge und Jungfrauen werden, und noch später, das Gefühl bekommen: Solange wir jung sind, gibt uns der Geist noch nicht alles; aber indem man alt wird, offenbart er immer Neues und Neues, das in der Seele aufsteigt. – Man braucht nur die Anregung vom Wissen des Geistes, um nicht zu übersehen, um nicht unberücksichtigt zu lassen dasjenige, was da herauf will aus den Tiefen unseres Wesens, weil es nicht sinnlos, sondern weil es sinnvoll ist, dass wir alt werden. [...]

Man sage nicht, dass Geisteswissenschaft, wenn sie richtig verstanden wird, irgendetwas Abstraktes ist, das nicht ins praktische Leben eingreift. Geisteswissenschaft wird, wenn sie immer mehr und richtiger verstanden wird, gar sehr ins praktische Leben eingreifen, denn sie wird sich bis in die konkreten Empfindungen einleben; sie wird bewirken, dass der Mensch anders heranwächst, anders das erwartet, was ihm jedes neue Jahr seines Lebens wieder bringen kann. Geisteswissenschaft enthält die energischsten Erziehungsfermente, die energischsten Erziehungsimpulse. [...]

Das aber ist außerordentlich notwendig, dass eine Gesinnung, die mit dem zusammenhängt, was ich jetzt ausgeführt habe, durch die Geisteswissenschaft in die Menschengemüter hinein Zugang gewinne. Denn was unsere Zeit in eine solche verhängnisvolle Katastrophe hineingeführt hat, das ist eben, dass wir in jenem Übergang leben, der da Neues in die Menschenseele hineingießen will, und dass die Menschen das Hängen am Alten noch nicht verloren haben, dass sie nicht solche neuen Empfindungen aufnehmen wollen, insbesondere nicht in die Erziehungsprinzipien solche Empfindungen aufnehmen wollen. Im äußeren, aus der materialistischen Kultur hervorgehenden Leben findet man vielfach geradezu das Entgegengesetzte gepflegt von dem, was die Zukunft so energisch von der Menschheit fordert. Es ist notwendig, dass vor allen Dingen den heranwachsenden Menschen einverleibt werde dieses Hinschauen auf den Sinn des werdenden Lebens. Und heute ist in dieser Beziehung jeder noch ein heranwachsender Mensch, denn Geisteswissenschaft hat sich noch so wenig einverleibt, dass jeder sich erst mit dem durchdringen muss, was Geisteswissenschaft an Erziehung der menschlichen Seele geben kann. Denn heraus muss aus der Menschheit der Glaube, man sei mit dem zwanzigsten oder fünfundzwanzigsten Jahr ein fertiger Mensch, der alles entwickelt hat und der nur noch loszuleben braucht, und für den das Leben höchstens insofern noch einen Sinn hat, als man dasjenige anwendet, was man gelernt hat, oder indem man das Leben genießt, und dergleichen mehr.

Schaut man tiefer hinein in die Lebenszusammenhänge, so tritt einem das Gesagte in einer sehr, sehr tiefen Weise vor die Seele. Es ist das etwas, was im Menschen in alten Zeiten von selbst sich entwickelt hat, was in neueren Zeiten durch die erzieherische Pflege in dem menschlichen Gefühl sich entwickeln soll: das erwartungsvolle Leben. Oh, es ist etwas Bedeutendes, wenn der Mensch sich mit dreißig Jahren sagt: In der Zukunft werden sich mir rein dadurch, dass ich um fünf, um zehn Jahre älter werde, Geheimnisse durch dieses Älterwerden enthüllen; ich habe etwas zu erwarten. – Bedenken Sie nur, was das ist und was es heißt, solches in die Erziehung einzuführen! Aber es ist auch etwas Reales. Es ist ein strömendes Wesen, das da im Menschen zur Geltung kommt, das in alten Zeiten von selbst zur Geltung kam, das in der neueren Zeit gepflegt werden soll. Denn da ist es ja, was im Menschen auftritt; dadurch dass wir nicht darauf achtgeben, uns nicht darum kümmern, dadurch ist es ja nicht etwa nicht da. Glauben Sie nicht, dass Sie dem Weiserwerden, dem Empfangen von Geheimnissen, indem Sie älter werden, entgehen, wenn Sie diese Geheimnisse nicht beachten. Der Geist wirkt in Ihnen. Alle werden Sie geist-reich! Der Unterschied ist nur der, dass der eine es willentlich aufnimmt, und der andere, wenn er sich dazu entschlossen hat, ein gescheiter Mann schon in den Zwanzigerjahren zu werden – heute ist man das ja insbesondere auch in der sogenannten Welt der Intelligenz –, weist es ab, irgendetwas später in seine Entwicklung aufzunehmen. […]

Was geschieht mit diesem Geiste, mit dem wirklichen Geiste, der in alten Zeiten sich von selbst entwickelt hat? Ja, dieser Geist muss zerstäuben. Wahrhaftig, er zerstäubt. Er verbreitet sich in der geistigen Atmosphäre, er verbreitet sich in der Menschheitsaura. Und das ist etwas, was unserer heutigen Zeit immer wieder und wiederum gesagt werden muss, woran sie aber natürlich nicht glaubt aus dem einfachen Grunde, weil sie es natürlich als Phantasie ansieht, wenn man ihr sagt: Nun, da ist ein junger Feuilletonschreiber, der sich für sehr gescheit hält. Er weiß nichts von dem Geiste, aber der Geist geht in die Menschheitsaura über, er zerstäubt. Sein Geist ist trotzdem da. – Ganz imprägniert von solchem zerstäubtem Geiste ist heute die Menschheitsaura. Dieser Geist muss wieder zusammengehalten werden von den Menschen, eben durch die Stimmung, von der ich gesprochen habe. Denn wir sind heute schon hart an dem Punkte, wo ein furchtbares Übel entstehen müsste, wenn dieser zerstäubende Geist weiter und immer weiter entwickelt würde. Denn es ist ein bedeutsames Gesetz des geistigen Lebens, dass ein Geist etwas ganz anderes wird, als er ursprünglich ist, wenn er seinen Träger verlässt. Fassen Sie das nur genau auf: Ein Geist, der seinen Träger verlässt, der zerstäubt, der wird etwas ganz anderes, als wenn er von seinem Träger zusammengehalten bleibt. Er wird im Wesentlichen verschlechtert, verschlimmert, er wird in ahrimanischer Art umgestaltet. Und dasjenige, was herauskommen muss, was heute noch nicht deutlich herauskommt, weil wir im Anfange dessen stehen, was furchtbar werden kann, wenn man es nicht berücksichtigt, das ist eine furchtbare Geistesöde. Die Menschen werden suchen nach etwas, das sie beschäftigt, weil sie den Geist haben zerstäuben lassen, der sie eigentlich beschäftigen sollte. Ein Suchen nach etwas, ohne dass man weiß, was man sucht, das ist etwas, was sich immer mehr verbreiten muss, wenn dem Übel nicht gesteuert wird. Wir sehen heute schon die Anfänge in mancherlei von dem, was ich auch schon erwähnt habe. [...]

Diese Lebensöde würde furchtbar überhandnehmen, wenn es nicht begriffen würde von der Menschheit, dass die Stimmung des Lebens entstehen muss, von der ich eben gesprochen habe. Nicht wahr, das ist es ja, was man heute nicht verstehen will: das unmittelbare Leben! Das Prinzip, dass dasjenige, was da ist, eine Schöpfung des lebendigen Geistes ist, das fordert allerdings Beweglichkeit des Erlebens. Dass man sich nie für abgeschlossen, nie für fertig erklärt, das ist in gewisser Beziehung unbequem. Aber das ist eine Notwendigkeit, wenn die Geistesentwicklung der Menschheit vorwärtsschreiten soll.

> Der Ernst der Aufgabe gegenüber der Jugend veranlasste Rudolf Steiner, im sogenannten Weihnachtskurs für Lehrer, den er 1921 in Dornach hielt und in dem es um «die gesunde Entwicklung des Menschenwesens» ging, erneut auf die Frage der altersangemessenen Entwicklung zu sprechen zu kommen. Bedeutsam ist dabei, so Steiner, den Lebenslauf in seinen verschiedenen Entwicklungsstufen zu verstehen. Die mittlere Lebensphase, in der der Mensch formbar und anpassungsfähig ist, ist für die Reife im hohen Alter entscheidend. Gelingt die Reifung nicht, kommt es zu einer pathologischen Entwicklung.

DAS, WAS ICH IHNEN DA, ich möchte sagen, für das moralisch-innerliche Leben durch ein paar Beispiele veranschaulicht habe, das muss aber, wenn es zu einer wirklichen Erziehungs- und Unterrichtskunst kommen soll, schon in den Anfängen der allgemeinen Menschenbetrachtung durchaus auch angewendet werden. Und das kann in der folgenden Weise geschehen.

Wenn wir den Menschen, wie er uns als Ganzes im Leben entgegentritt, mit dem Tiere vergleichen, dann finden wir, dass das Tier, insbesondere das höhere Tier, gleich so geboren wird, dass es die ihm im Leben notwendigen Geschicklichkeiten besitzt. Das auskriechende Hühnchen ist schon ganz seiner Umgebung angepasst, braucht nicht mehr zu lernen; seine Organe besitzen eine so feststehende Plastizität, wie das betreffende Tier nach seiner besonderen Art sie eben nötig hat. Das ist beim Menschen ja nicht der Fall. Der Mensch wird hilflos geboren, er muss erst durch die Außenwelt seine besondere Geschicklichkeit auf gewissen Gebieten erwerben. Das verdankt der Mensch dem Umstande, dass das Wichtigste in seinem irdischen Lebenslaufe eine mittlere Etappe ist zwischen der Kindheit und dem Greisenalter im weiteren Sinne. Diese mittlere Etappe, diese Zeit der Reife ist für das Leben des Menschen auf der Erde hier das Allerwichtigste. Da passt er seine Organisation durch Erwerbung der Geschicklichkeit dem äußeren Leben an. Da tritt er mit der äußeren Welt in erfahrungsgemäße Beziehung. Diese mittlere Etappe, in der die Organe noch ihre labile Plastizität haben, fehlt eigentlich dem Tier vollständig. Das Tier wird schon so in das Leben hineingeboren, wie wir Menschen im Grunde erst als Greise werden, wo unsere Formen fest werden, wo unseren Formen eine feststehende Plastizität eigen ist. Will man die Animalität verstehen in ihrer Beziehung zur Welt, so versteht man sie eigentlich nur richtig, wenn man sie mit der menschlichen Greisenhaftigkeit vergleicht.

Es kann aber dann die Frage auftauchen: Äußert sich nicht das Tier auch in seinen seelischen Eigenschaften sogleich in Greisenhaftigkeit? – Das ist nicht der Fall, weil ein anderer Pol noch da ist im Tiere, der diesem Greisigen entgegenwirkt, und das ist die Fortpflanzungsfähigkeit. Die Fortpflanzungsfähigkeit ist zugleich für den Menschen, der sie trägt, oder für das Wesen, das sie trägt, ein Verjüngendes. Und indem das Tier auf der einen Seite die Greisenhaftigkeit entwickelt, auf der anderen Seite aber in diese Greisenhaftigkeit die Fortpflanzungsfähigkeit hineinfließt, bleibt es in einer gewissen Weise doch bewahrt vor dem zu frühen Ergreisen, bis es fortpflanzungsfähig wird.

Können Sie aber ein Tier oder eine Tierart unbefangen betrachten, dann werden Sie sich sagen: in dem Momente, wo das Tier bei der Fähigkeit anlangt, Nachkommenschaft zu erzeugen, ist es eigentlich schon in die Greisenhaftigkeit hineingekommen. Das ist gerade das Eigentümliche beim Menschen, dass sowohl Greisenhaftigkeit wie Kindhaftigkeit – denn während der Kindhaftigkeit entwickelt sich langsam die Fortpflanzungsfähigkeit – an die Enden des Lebens gestellt sind und in der Mitte die organisch-plastische Etappe drinnen liegt, die sich durch die Beziehung mit der Außenwelt an diese Außenwelt anpassen kann. Und man kann es in einem gewissen Sinne das Normale des Menschenlebens nennen, dass diese mittlere Etappe in der richtigen Weise bei dem Menschen vorhanden ist. Dann werden gewissermaßen in der richtigen Zeit die Menschen Kinder sein, aufhören in der richtigen Zeit, Kinder zu sein, ins Reifealter eintreten, und sie werden auch in der richtigen Zeit aus dem Reifealter in das Greisenalter eintreten.

> Es kann aber, so führt Steiner weiter aus, auch zu einer pathologischen Entwicklung kommen. Eine verfrühte seelische Greisenhaftigkeit kann zu einem ‹animalischen›, instinktiven Hellsehen führen.

Wenn man diesen ganzen Lebensweg des Menschen mit einem Sich-Hineinversetzen in das Zeitliche betrachtet, dann kommt man gerade von da aus auch zu der Betrachtung der Abnormitäten. Man kann nämlich bei gewissen menschlichen Individuen sehen, wie sie es, wenn ich so sagen darf, nicht verstehen, die Greisenhaftigkeit lange genug zurückzuhalten. Ich denke jetzt gar nicht an diejenige Greisenhaftigkeit, die gleich graue Haare oder frühzeitig kahlen Schädel bekommt, diese Greisenhaftigkeit meine ich nicht, denn man kann lange, wenn man einen kahlen Schädel bekommen hat, noch ein Kindskopf geblieben sein, aber ich meine diejenige Greisenhaftigkeit, die sich mehr innerlich, organisch äußert, und die auch nur

einer inneren Lebensbeobachtung, einer intimen Lebensbeobachtung gegenüber sichtbar wird: die seelische, wenn
wir sie so nennen dürfen, Greisenhaftigkeit, die dann in
das Leben hereinspielt, wenn dieses Leben äußerlich durchaus in der plastischen Etappe ist.

Es kann aber auch das Umgekehrte eintreten: der
Mensch kann in seinem Lebenslauf nicht in der rechten
Zeit die Kindhaftigkeit verlassen. Dann spielt die Kindhaftigkeit in das mittlere Lebensalter hinein; dann trägt er
dasjenige, was er eigentlich nur innerlich-seelisch als Kind
haben sollte, in das mittlere Alter hinein. Und durch dieses entsteht im menschlichen Lebenslaufe ganz besonders
Eigentümliches, das wir heute skizzenhaft zu betrachten
haben werden.

Betrachtet man das menschliche Leben von diesem
Gesichtspunkte aus in seinem zeitlichen Verlaufe, so kann
man von dem sogenannten normalen Menschenleben zu
den verschiedenen Abnormitäten dieses Menschenlebens
kommen. Indem wir als Mensch der Greisenhaftigkeit entgegengehen, verliert ja insbesondere unsere Kopf-, unsere
Hauptesorganisation die innere Beweglichkeit, die beweg-
liche Plastik. Wir werden steifer, unplastischer in Bezug
auf die Hauptesorganisation, wenn es gegen das Lebensende zugeht. Und alle diejenigen Fähigkeiten, die wir
uns im Leben erworben haben, werden im Greisenalter
seelischer, geistiger. Aber das geschieht auf Kosten einer
Animalisierung unserer Hauptesorganisation. Wir werden
physisch so, wie das Tier vom Anfange an ist. Wir werden gewissermaßen animalisiert. Dadurch erkaufen wir
uns dasjenige, was wir, wenn die Erziehung richtig ist, vielleicht für das ganze Leben noch haben können an geistig-
seelischem Zusammenhang mit dem Leben, wir erkaufen
uns das dadurch, dass in diesem späteren Lebensalter
gewissermaßen das, was wir geistig-seelisch mit der Welt
erleben, nicht mehr so recht in unsere Organisation hinein-

geht. Der Schädel ist zu steif, plastisch zu fest geworden. Wir hantieren in dem Greisenalter daher mehr mit dem, was uns seelisch-geistig mit der Außenwelt verbindet. Wir nehmen nicht mehr in gleich starkem Maße wie früher das-jenige, was wir an der Außenwelt erfahren, in unsere Inner-lichkeit hinein. Eine Animalisierung unserer oberen Orga-nisation tritt ein.

Diese Animalisierung unserer oberen Organisation, die kann nun tatsächlich deplaciert schon in dem frühen Reifealter eintreten, in der innerlichen Weise, wie ich das auseinandergesetzt habe. Weil aber der Mensch selbstver-ständlich noch immer Mensch bleibt, also auch, wenn er gewissermaßen seiner Kopforganisation nach animalisiert ist, doch Mensch ist, so tritt uns das, was hier in Betracht kommt, nicht in äußerlichen Merkmalen entgegen, son-dern eben in innerlich-seelischen Eigentümlichkeiten. Das geschieht so: Wenn diese besondere Art, mit der Außen-welt in Verbindung zu kommen, die der Greis oder die Greisin hat, zu früh eintritt, sie kann sogar schon im Kin-desalter eintreten, so tritt diese – weil ja dann doch natür-lich die Plastizität im übrigen Menschen noch überwiegt – zurück in die physische Organisation und man erlebt dasjenige, was man in einem gesunden Verhältnis zur Außenwelt erlebt, wenn man verstanden hat, in der richti-gen Zeit Greis zu werden, auf innerliche Art früher. Man verbindet es mit seinem Physischen. Man nimmt es auf in seine physische Organisation, und es kommen dadurch Eigenschaften zustande, die dem Animalischen, dem Tier-haften ähnlicher werden, als sie sonst bei normalen Men-schen sind.

Das Tier hat, man kann sagen, wenn man will, vor dem Menschen einen gewissen Instinkt voraus, der es mit sei-ner Umgebung in einem höheren Maße verbindet, als der Mensch im normalen Zustande mit seiner Umgebung ver-bunden ist. Es ist keineswegs eine Legende, sondern entspricht durchaus den Eigentümlichkeiten des tierischen Lebens, dass gewisse Tiere, wenn Naturereignisse herannahen, die ihrem Leben gefährlich werden, von diesen Orten, wo die Gefahr eintreten könnte, wegziehen. Tiere haben eine gewisse instinktive, prophetische Gabe, wenn es sich um die Bewahrung ihres Lebens handelt. Es ist auch durchaus richtig geschildert, wenn man sagt, das Tier empfinde in einem viel höheren Maße als der Mensch den Lauf der Jahreszeiten mit. Das Tier empfindet das Herannahen jener Zeit, in der es fortfliegen muss, wenn es ein Wandertier ist, um andere Orte aufzusuchen. Das Tier hat also eine intime instinktive Beziehung zur Umgebung. Und könnte man in das hineinschauen, was da im tierischen Seelenleben vor sich geht, so würde man, zwar ganz eingekleidet in das Unbewusste, aber doch sehen, wie das Tier eine instinktive Lebensweisheit hat, die sich als ein Zusammenleben mit dem ganzen Naturverlaufe äußert.

Wenn der Mensch in der angedeuteten Weise frühzeitig die Greisenhaftigkeit in sein Leben hereinbekommt, dann tritt, nun allerdings nicht gleich wie beim Tier, weil beim Menschen alles in das Menschliche heraufgehoben wird, aber es tritt doch dieses instinktive Erleben der Umwelt auf. Und dasjenige, was man heute kennt, vielfach richtig, vielfach auch falsch beschreibt als niederes Hellsehen, als Telepathie, als Teleplastie, als Telekinesie, Dinge also, die abnorm im Menschenleben auftreten, das ist nichts anderes als ein Hereinspielen der Greisenhaftigkeit in das frühere Erleben des Menschen. Man kann die Greisenhaftigkeit eben zur richtigen Zeit erleben, dann erlebt man sie als gesunder Mensch. Wenn man die Greisenhaftigkeit schon mit zwanzig Jahren erlebt, wird man im niederen Sinne ein Hellseher. Es äußern sich eben die Dinge, die als Offenbarung der frühzeitigen Greisenhaftigkeit auftreten und Abnormitäten des Lebens darstellen, nicht so sehr in den äußeren als in den inneren Merkmalen. Man würde in das,

was als niederes Hellsehen, als Telepathie, Telekinesie, Teleplastie vorhanden ist, was ja bis zu gewissen Graden schon
sehr gut erforscht ist, viel tiefere Blicke hinein tun, wenn
man den Gesichtspunkt in der richtigen Weise würdigen
könnte, dass man es da mit einem frühzeitigen innerlichen
Vergreisen zu tun hat.

Aber man muss dann zu einer wirklichen Lebens-
betrachtung vorschreiten. Man muss im gegenwärtigen
Augenblicke nicht nur dasjenige sehen, was räumlich vor
einem steht, sondern man muss ihn so interpretieren können, dass man weiß: wenn man den Menschen im gegenwärtigen Augenblicke betrachtet und er diese und jene
Eigentümlichkeiten zeigt, so rührt das davon her, dass
dasjenige, was eigentlich später sein soll, in ein Früheres
hereinspielt.

> Zum Abschluss dieses Kapitels folgt hier eine längere
> meditative Betrachtung Rudolf Steiners, in der er – im
> letzten Winter des Ersten Weltkriegs – noch einmal
> eingeht auf den prozessualen Charakter des Reifens
> und auf die makrokosmischen Zusammenhänge der
> menschlichen Entwicklung. Erst wenn der Mensch
> seine Herkunft aus dem vorgeburtlichen Dasein ver-
> steht, kann er das Erdenleben als eine Gelegenheit
> zur Verwandlung begreifen, die ihn die Früchte seines
> Lebens ins Nachtodliche zu tragen erlaubt. Damit lässt
> sich dem Älterwerden mit der nötigen Erwartungshal-
> tung begegnen, im Wissen, dass sich einem bestimmte
> Erkenntnisse noch offenbaren werden. Ein wichtige –
> auch pädagogische – Forderung, damit dies gelingt, ist,
> «dass aus Kopfinhalt Herzensinhalt» werde.

Es GEHEN DIE Verständnisse der Toten und der Lebenden
heute ziemlich weit auseinander. Der Tote hat durchaus ein
Bewusstsein davon, dass der Mensch sich als Kopfmensch

rasch entwickelt, als Herzensmensch langsam entwickelt. Und der Tote sagt, wenn er ausdrücken will, was da eigentlich geschieht, wenn sich allmählich das rasch erworbene Kopfwissen in das langsamer verlaufende Herzenswissen einlebt: Das bloße Weisheitswissen wird umgewandelt durch die aus dem Menschen aufsteigende Herzenswärme oder Liebe. Weisheit wird im Menschen von der Liebe befruchtet. – So sagt der Tote.

Und das ist in der Tat ein tiefes, bedeutsames Lebensgesetz. Man kann das Kopfwissen rasch erwerben, man kann ungeheuer viel wissen gerade in unserer Zeit, denn die Naturwissenschaft – nicht die Naturwissenschafter, aber die Naturwissenschaft – ist in unserer Zeit recht sehr fortgeschritten und hat reichen Inhalt. Aber dieser Inhalt ist so, dass er nicht umgewandelt ist in Herzenswissen, dass das Kopfwissen überall geblieben ist; weil die Menschen [...] das andere, was dann anrückt im Leben nach dem siebenundzwanzigsten Jahre, nicht mehr beachten, weil die Menschen nicht verstehen, alt zu werden, beziehungsweise könnte ich auch sagen: jung zu bleiben, indem sie alt werden.

Weil die Menschen die innerliche Lebendigkeit sich nicht erhalten, da erkaltet ihr Herz; es strömt die Herzenswärme nicht nach dem Kopfe hinauf, es befruchtet die Liebe, die aus dem übrigen Organismus kommt, den Kopf nicht. Das Kopfwissen bleibt kalte Theorie. Aber es braucht nicht kalte Theorie zu bleiben, es kann alles Kopfwissen umgewandelt werden in Herzenswissen. Und das ist gerade die Aufgabe der Zukunft, dass das Kopfwissen allmählich in Herzenswissen umgewandelt wird. Da wird ein wirkliches Wunder geschehen, wenn das Kopfwissen in Herzenswissen umgewandelt wird. [...]

Es gibt keine bessere Grundlage als die Naturwissenschaft der Gegenwart, wenn sie sich umwandelt in dasjenige, was dem Kopf des Menschen zufließen kann aus dem übrigen Organismus, aber jetzt aus dem geistigen Teil des übrigen Organismus. Das Wunder wird sich vollziehen, indem die Menschen lernen werden, die Verjüngung ihres Ätherleibes auch zu fühlen, sodass die materialistische Naturwissenschaft der Gegenwart Spiritualismus werden wird. Sie wird umso eher Spiritualismus werden, je mehr Leute sich finden werden, ihr ihren gegenwärtigen Materialismus, ihre materialistische Torheit vorzuhalten.

Damit wird aber eine vollständige Umwandlung verknüpft sein, die derjenige, der nur einigermaßen Empfindung für das hat, was in der Gegenwart vorgeht, empfinden kann: damit wird verknüpft sein eine vollständige Umwandlung des Erziehungs- und Unterrichtswesens. Wer könnte sich verhehlen, wenn er ein offenes Auge hat für die sozialen, sittlichen, geschichtlichen Verhältnisse der Gegenwart, wer könnte sich verhehlen, dass wir heute gar nicht in der Lage sind als ganze Menschheit – nun, wenn man es grotesk ausdrücken will –, den Kindern eine angemessene Erziehung, insbesondere einen angemessenen Unterricht zu geben. Gewiss, wir können die Kinder zu Beamten, wir können sie zu Industriellen machen, wir können sie sogar zu Pastoren und so weiter machen, aber wir sind wenig in der Lage, die Kinder heute zu vollständigen Menschen, zu allseitig entwickelten Menschen zu machen. Denn es ist eine tiefe Forderung der Zeit: Wenn der Mensch ein vollständiger, ein allseitig entwickelter geistig-seelischer Organismus sein soll, dann muss er in die Lage kommen, dasjenige, was er als Kind aufnimmt, schnell, rasch aufnimmt, das umzuwandeln sein ganzes Leben hindurch. Das ganze Leben hindurch muss der Mensch frisch bleiben, um umzuwandeln dasjenige, was er aufgenommen hat.

Was tun wir denn heute – man sieht diese Dinge nur nicht unbefangen genug an –, was tun wir denn heute eigentlich im späteren Leben? Wir haben in der Jugend etwas gelernt, der eine viel, der andere weniger. Nicht wahr, man ist ja stolz darauf, dass man keine Analphabeten mehr hat in Westeuropa. Einer lernt viel, der andere weniger, aber alle lernen etwas in der Jugend. Und was tut man im späteren Leben mit dem, was man gelernt hat, gleichgültig, ob man viel oder wenig gelernt hat? Es ist ja alles so veranlagt, dass man sich nur erinnert an das, was man gelernt hat; es ist so im Menschen vorhanden, dass man sich erinnert daran. Was arbeiten denn die Menschen da? Es ist nicht so der Menschenseele beigebracht, dass es in der Menschenseele arbeitet, dass aus Kopfinhalt Herzensinhalt wird. Dazu ist es gar nicht veranlagt. Da muss auch noch manches Wasser den Rhein hinunterfließen, wenn das, was wir heute der Jugend geben können – betrachten wir es nur auf einem Felde, aber es ist auf alle Felder anwendbar –, etwas werden soll, was geeignet ist, wirklich in Herzenswissen umgewandelt zu werden. Was muss das sein? Wir haben ja heute gar keine Möglichkeit, unsern Kindern etwas zu geben, was wirklich Herzenswissen werden könnte. Dazu fehlen zwei Bedingungen. Diese zwei Bedingungen kann nur die wirklich richtig verstandene Geisteswissenschaft herbeiführen.

Zwei Bedingungen fehlen, um heute den Kindern wirklich etwas Lebenerfrischendes zu geben, etwas zu geben, was das ganze Dasein hindurch ein Quell von Lebensfreude und Lebensgetragenheit sein kann. Zwei Dinge fehlen. Das eine ist, dass der Mensch heute nach allen gangbaren Begriffen, die wir haben, die die heutige Bildung dem Menschen anweisen kann, keine Vorstellung gewinnen kann über seine Stellung zum Weltenall. Bedenken Sie nur einmal alles dasjenige, was einem in der Schule überliefert wird. Den kleinsten Kindern wird ja das heute schon überliefert, wenigstens wird das, was ihnen gesagt wird, in solchen Worten gesagt, dass das drinnen liegt, was wir nun aussprechen wollen. Bedenken Sie, dass der Mensch heute heranwächst unter den Vorstellungen: Da ist die Erde; sie schwebt mit soundso viel Geschwindigkeit durch den Weltenraum, und außer der Erde die Sonne und Planeten, Fixsterne. Und was nun von der Sonne, den Planeten, den Fixsternen gesagt wird, das ist höchstens eine Art Weltenphysik, mehr ist es nicht, Weltenmechanik, Weltenphysik.

Dasjenige, was da der Astronom heute sagt, was unsere Bildung überhaupt heute sagt über das Weltengebäude, hat das etwas zu tun mit diesem Menschen, der hier auf der Erde unten herumwandelt? Doch gewiss nicht! Nicht wahr, für die naturwissenschaftliche Weltanschauung geht der Mensch als ein etwas höher entwickeltes Tier herum, wird geboren, stirbt, wird begraben, ein anderer kommt, wird geboren, stirbt, wird begraben und so weiter. So geht es von Generation zu Generation. Draußen im großen Weltenraume spielen sich die Ereignisse ab, die rein mathematisch berechnet werden wie in einer großen Weltenmaschinerie. Aber was hat das alles zu tun für den heutigen gescheiten Menschen, was sich da draußen in der großen Welt abspielt, mit dem, dass hier auf der Erde dieses etwas höher entwickelte Tier geboren wird und stirbt? Priester, Pastoren wissen keine andere Weisheit an die Stelle dieser trostlosen Weisheit zu setzen. Und weil sie das nicht wissen, so sagen sie, sie befassen sich überhaupt nicht mit dieser Wissenschaft, sondern der Glaube muss einen ganz andern Ursprung haben.

Na ja, das brauchen wir nicht weiter auszuführen. Aber es sind einmal zwei recht verschiedene Dinge: das, wovon die atheistische Wissenschaft redet, und die notdürftig das theistische Element aufrechterhaltende sogenannte Gläubigkeit dieser oder jener Bekenntniskirche. Es war notwendig, dass gegenüber der früheren Anschauung über das Weltenall die jetzige eine Zeit lang in der Menschheitsentwicklung Platz gegriffen hat. Wir brauchen nicht weit zurückzugehen – man denkt heute nur nicht daran –, da hatten die Menschen noch ein Bewusstsein, dass sie nicht bloß als höhere Tiere hier unten herumwandeln auf der Erde, geboren werden und begraben werden, sondern sie brachten sich in Zusammenhang mit der Sternenwelt, in Zusammenhang mit dem ganzen Weltenall, wussten in ihrer Art, in anderer Art, als das jetzt angestrebt werden muss, aber wussten in ihrer Art von dem Zusammenhang mit dem Weltenall. Da musste man aber das Weltenall auch anders vorstellen.

Eine solche Weltanschauung, wie sie heute schon den Kindern beigebracht wird, war im 12., 13. Jahrhundert undenkbar; man konnte gar nicht daran denken, solch eine Anschauung von der Sternenwelt irgendwie zu haben. Man blickte hinauf zu den Sternen, man blickte auf, wie heute zu den Planeten, aber man rechnete nicht nur, wie heute der mathematische Astronom das tut, die Planetenbahnen aus und hatte die Vorstellung: Da oben ist eine Kugel, die da durch den Weltenraum geht –, sondern die mittelalterliche Wissenschaft sah in jeder Kugel den Leib eines geistigen Wesens. Es wäre ein einfacher Unsinn gewesen, sich eine bloße materielle Kugel vorzustellen unter einem Planeten. Lesen Sie nach bei Thomas von Aquino. Sie werden überall finden, dass er in jedem Planeten die englische Intelligenz sieht – nicht engländische, die engelische Intelligenz. Und so in den übrigen Sternen. Ein Weltenall, wie es die heutige Astronomie fabriziert, stellte man sich nicht vor. Man musste aber, um fortzuschreiten, eine Zeit lang, ich möchte sagen, die Seele aus dem Weltenall heraustreiben, um das Skelett, die reine Maschinerie des Weltenalls, vorzustellen. Die Kopernikanische, die Galilei'sche, die Kepler'sche Weltanschauung musste kommen. Aber nur Toren sehen sie als etwas letztlich Gültiges an. Sie sind ein Anfang, aber ein Anfang, der sich weiter entwickeln muss.

Manche Dinge weiß heute schon die Geisteswissenschaft, die die äußere Astronomie noch nicht weiß. Aber wichtig ist, dass gerade diese Dinge, welche die Geisteswissenschaft weiß, die äußere Astronomie noch nicht weiß, übergehen in das allgemeine Menschheitsbewusstsein. Und wenn sie auch heute noch schwierig erscheinen, diese Begriffe, sie werden so werden, dass man sie den Kindern schon beibringen kann; sie werden gerade für die Kinder ein wichtiges Gut sein, um die Seele lebendig zu erhalten. Wir müssen allerdings diese Dinge noch in schwierigen Begriffen besprechen. Denn solange die Geisteswissenschaft so genommen wird von der äußeren Welt, wie sie jetzt genommen wird, hat sie keine Gelegenheit, die Dinge in solche Begriffe, in solche Vorstellungen zu gießen, wie sie gebraucht werden, wenn sie Gegenstand der Kindererziehung werden sollen.

Von etwas zum Beispiel weiß die heutige Astronomie nichts: Sie weiß nichts davon, dass die Erde, indem sie durch das Weltenall rast, zu schnell rast. Sie rast zu schnell, die Erde. Und weil sie zu schnell rast, weil die Erde schnell sich bewegt, können wir auch unsere Kopfentwicklung schneller haben, als wir sie hätten, wenn die Erde sich so langsam bewegen würde, dass sie dem entsprechen würde, was unserer ganzen Lebensdauer entspricht. Die Schnelligkeit unserer Kopfentwicklung hängt einfach damit zusammen, dass die Erde zu schnell durch den Weltenraum rast. Unser Kopf macht mit diese Schnelligkeit der Erde, unser übriger Organismus macht sie nicht mit; unser übriger Organismus entzieht sich den kosmischen Ereignissen. Unser Kopf, welcher als eine Kugel nachgebildet ist dem Himmelsbau, der muss auch mitmachen dasjenige, was die Erde mitmacht im Himmelsraume.

Unser übriger Organismus, der nicht nachgebildet ist dem ganzen Weltenbau, macht das nicht mit, der macht seine Entwicklung langsamer. Würde unser ganzer Organismus die Schnelligkeit der Erde heute mitmachen, würde er sich so entwickeln, dass es der Schnelligkeit der Erde entsprechen würde, so würden wir alle niemals älter werden können als siebenundzwanzig Jahre. Da würden siebenundzwanzig Jahre so im Durchschnitt das Lebensalter der Menschen sein. Denn in der Tat: unser Haupt, unser Kopf, ist mit siebenundzwanzig Jahren fertig; wenn es auf ihn ankäme, könnte der Mensch mit siebenundzwanzig Jahren sterben. Nur dadurch, dass der übrige Mensch für eine längere Lebensdauer angelegt ist und dem Kopfe nach dem siebenundzwanzigsten Jahre fortwährend seine Kräfte zuführt, leben wir, so lang wir eben leben. Das ist der geistige Teil des übrigen Menschen, der dem Kopfe seine Kräfte zuführt. Es ist der Herzensteil, der mit dem Kopf seine Kräfte tauscht.

Wird die Menschheit einmal erkennen, dass sie eine Zwienatur hat, eine Kopfnatur und Herzensnatur, dann wird sie auch erkennen, dass der Kopf ganz andern Weltengesetzen gehorcht als der übrige Organismus. Dann steht der Mensch wiederum drinnen im ganzen Makrokosmos; dann kann der Mensch gar nicht anders als sich Vorstellungen bilden, die so gehen, dass er sich sagt: Ich stehe nicht bloß als ein höheres Tier hier auf der Erde, werde geboren und sterbe, sondern ich bin ein Wesen, das aus dem ganzen Weltenall heraus gebaut ist. Mein Haupt, das mir aufgebaut ist, ist aus dem ganzen Weltenall heraus; die Erde hat mir den übrigen Organismus angegliedert, der die Bewegungen des Weltenalls in dieser Weise zunächst nicht mitmacht, wie sie der Kopf in anderer Weise mitmacht.

So, wenn man den Menschen nicht abstrakt betrachtet, wie es die gegenwärtige Wissenschaft macht, sondern wenn man ihn als Bild in seiner Zweiheit betrachtet: als Kopfmenschen und Herzensmenschen im Zusammenhange mit dem Weltenall, da stellt sich der Mensch wiederum in das Weltenall hinein. Und ich weiß, und andere, die so etwas beurteilen können, wissen es auch: Wird man sich herzenswarme Vorstellungen machen können darüber, dass, wenn man hinschaut auf das menschliche Haupt, man in dem menschlichen Haupte ein Abbild des ganzen sternbesäten Weltenraumes mit seinen Wundern sieht, dann werden in die menschliche Seele hereinkommen alle Bilder über den Zusammenhang des Menschen mit dem weiten, weiten Weltenall. Und diese Bilder werden zu Erzählungsformen, die wir heute noch nicht haben; und diese Erzählungsformen werden nicht abstrakt, aber empfindungsgemäß zum Ausdruck bringen dasjenige, was wir in die Herzen der jüngsten Kinder gießen können, sodass diese Herzen der jüngsten Kinder empfinden: Hier auf der Erde stehe ich als Mensch, aber als Mensch bin ich ein Ausdruck des ganzen sternbesäten Weltenraumes; in mir spricht sich aus die ganze Welt. – Empfindungsgemäß wird der Mensch erzogen werden können zu einem Mitgliede des ganzen Kosmos. Das ist die eine Bedingung.

Die andere Bedingung ist die folgende. Wenn wir die ganze Erziehung, wenn wir alles Unterrichtsgemäße so imstande sind zu veranlagen, dass der Mensch gewahr wird: in seinem Haupte ist er ein Abbild des Weltenalls, mit seinem übrigen Organismus entzieht er sich diesem Weltenall; er hat mit seinem übrigen Organismus dasjenige, was wie ein Seelenregen herabträufelt, das ganze Weltenall zu verarbeiten, sodass es selbstständig wird hier auf der Erde im Menschen –, dann wird dieses ein besonderes inneres Erlebnis sein. Denken Sie sich diesen zwiefachen Menschen, den ich jetzt in dieser kuriosen Form zeichnen will. Wenn er wissen wird: Da kommt aus dem ganzen Weltenall in sein Haupt unbewusst dasjenige, was die Geheimnisse aller Sterne sind; dies aber, indem es die Kräfte seines Hauptes anregt, hat er sein ganzes Leben hindurch zu verarbeiten mit seinem übrigen Organismus, damit er es hier auf Erden konserviere, es durch den Tod trage und in die geistige Welt wieder zurücktrage – wenn dies eine lebendige Empfindung wird, dann wird sich der Mensch wissen als eine Zwienatur, er wird sich wissen als Kopf- und Herzensmensch. Denn verbunden ist das, was ich jetzt sage, damit, dass der Mensch lernen wird, sich selber zu enträtseln, sich zu sagen: Indem ich Herzensmensch werde immer mehr und mehr, indem ich jung bleibe, sehe ich, wenn ich altere, durch das, was mein Herz mir gibt, dasjenige an, was ich als Kind in der Jugend gelernt habe durch den Kopf. Das Herz blickt zum Kopfe auf, und das Herz wird im Kopfe sehen ein Abbild des ganzen Sternenhimmels. Der Kopf aber wird zum Herzen blicken, und wird im Herzen die Geheimnisse des Menschenrätsels finden, wird lernen, das eigentliche Wesen des Menschen im Herzen zu ergründen. [...]

Aber indem ich lebe, indem ich dem Tode entgegenlebe, der mich in die geistige Welt hineintragen soll, wird dasjenige, was ich mit dem Kopfe erlerne, dereinst von der aus dem übrigen Organismus aufsteigenden Liebe befruchtet, wird etwas ganz anderes. Es gibt etwas in mir als Menschen, das es nur in mir als Menschen gibt; ich habe etwas zu erwarten. – In diesen Worten liegt viel, und viel bedeutet es, wenn der Mensch so erzogen wird, dass er sagt: Ich habe etwas zu erwarten. Ich werde dreißig, vierzig, fünfzig, sechzig Jahre alt werden, und indem ich von Jahrzehnt zu Jahrzehnt älter werde, kommt durch das Älterwerden etwas vom Geheimnis des Menschen mir entgegen. Ich habe etwas zu erwarten von dem, dass ich lebe.

Denken Sie sich, wenn das nicht bloße Theorie ist, wenn das Lebensweisheit ist, soziale Lebensweisheit, dann wird das Kind so erzogen, dass es weiß: Ich kann etwas lernen; aber derjenige, der mich erzieht, der hat etwas in sich, was ich nicht lernen kann, wozu ich erst so alt werden muss wie er, damit ich es in mir selber finden kann. Wenn er es mir erzählt, dann gibt er mir etwas, was ein heiliges Geheimnis für mich sein muss, weil ich es aus seinem

Munde hören, in mir aber nicht finden kann. – Denken Sie sich, was daraus wiederum für ein Verhältnis zwischen den Kindern und den Alten geschaffen wird, das in unserer Zeit vollständig verwischt ist, wenn der Mensch wissen wird: Die Lebensalter bieten etwas, was zu erwarten ist. In mir kann, wenn ich noch nicht vierzig Jahre alt bin, nicht jene Summe von Geheimnissen sitzen, welche sitzen können in demjenigen, der schon vierzig Jahre alt geworden ist. Und teilt er es mir mit, so bekomme ich es eben als Mitteilung, ich kann es nicht durch mich selber wissen. – Welches Band menschlicher Gemeinschaft wird dadurch geknüpft, dass in dieser Weise ein neuer Ernst, eine neue Tiefe in das Leben hineinkommt!

Gesetzmäßigkeiten im Lebenslauf

«Alles hat seine Zeit.» Diese biblische Weisheit erscheint auf den ersten Blick wenig zeitgemäß. Doch unter Verhältnissen, da gegenüber dem Diktat einer zunehmenden Hektik im Alltag der Ruf nach Entschleunigung immer lauter erklingt und die Tugend der Achtsamkeit in Mode gekommen ist, mag es angebracht sein, daran zu erinnern, dass auch der Lebenslauf des Menschen seine eigene Zeitordnung hat. Jeder Gartenkundige weiß, dass es für die Aussaat günstigere und ungünstigere Umstände gibt. So ist es auch in der Erziehung, so im ganzen Lebenslauf. Nicht von ungefähr sind die Rhythmen im Lebenslauf in der Waldorfpädagogik wie auch in der Biografie-Arbeit von hervorragender Bedeutung.

Die folgenden Vortragspassagen wenden sich besonderen Aspekten des Zeitenlaufs im Menschenleben zu, zunächst der Periodisierung in einem Sieben-Jahr-Rhythmus.

SIE ERINNERN SICH, dass wir [...] in dem einzelnen Menschenleben einzelne Perioden unterscheiden [...], Perioden, welche von sieben zu sieben Jahren ungefähr verlaufen. Das geht ziemlich regelmäßig, diese Einteilung des Menschenlebens in solche einzelne Zeiträume, in der ersten Hälfte eines normalen Lebens. Unregelmäßig wird diese Einteilung, diese Gliederung in siebenjährige Perioden in der zweiten, in der absteigenden Lebenshälfte. Aus dem Grunde wird das so, weil wir in Bezug auf die erste Hälfte unseres Lebens eigentlich diejenigen Gesetze und Tatsachen heute ausleben, die eine Art Wiederholung des regelmäßigen Entwicklungsganges der Menschheit seit Urzeiten her sind, während wir in der zweiten Hälfte unseres Lebens noch nicht etwas ausleben, was in der äußeren Welt schon geschehen ist, sondern was erst in der Zukunft geschehen wird. Es wird daher die zweite Hälfte des Lebens in der Zukunft beim Menschen viel regelmäßiger werden, als sie heute schon ist, immer regelmäßiger und regelmäßiger.

Im ersten pädagogischen Kurs, den Rudolf Steiner im August 1919 unmittelbar vor der Eröffnung der Waldorfschule in Stuttgart gehalten hat, «Allgemeine Menschenkunde als Grundlage der Pädagogik», vermittelte er den angehenden Lehrerinnen und Lehrern elementare Einsichten in die Metamorphose des Seelischen im Verlauf der verschiedenen Lebensaltersstufen. So ist all das, was in der Kindheit geschieht, für das Leben im Greisenalter von Bedeutung. Im Laufe des Lebens wandelt sich die innere Konfiguration des Seelischen, das heißt, die inneren Verhältnisse im Denken, Fühlen und Wollen verändern sich. Beim zappelnden Kind zeigt sich eine enge Verbundenheit von Wollen und Fühlen; sie muss sich richtig lösen können. Das ist entscheidend dafür, dass Fühlen und Denken beim reifen Menschen im fortgeschrittenen Alter eine gute Verbindung eingehen können.

Betrachten Sie nämlich das erst in die Welt gekommene Kind, betrachten Sie es in seinen Formen, in seinen Bewegungen, in seinen Lebensäußerungen, im Schreien, im Lallen und so weiter, dann bekommen Sie ein Bild mehr des Menschenleibes. Aber Sie bekommen dieses Bild des Menschenleibes auch nur vollständig, wenn Sie es beziehen auf das mittlere und auf das greise Lebensalter des Menschen. Im mittleren Lebensalter ist der Mensch mehr seelisch, im Greisenalter ist er am meisten geistig. [...]

Betrachten wir dagegen den Menschen in seinen Lebensäußerungen mehr in seinem mittleren Alter, so bekommen wir die Anfangsgründe für das Beobachten des Seelischen. Daher kann auch der Mensch in seinem mittleren Lebensalter, man möchte sagen, das Seelische mehr verleugnen. Er kann seelenlos oder sehr beseelt erscheinen. Denn das Seelische steht in der Freiheit des Menschen, auch in der Erziehung. Dass manche Menschen sehr seelenlos sind in ihrer mittleren Lebenszeit, beweist daher nichts dagegen, dass die mittlere Lebenszeit die eigentlich seelische ist. Wenn man vergleicht die mehr zappelnde, unbewusst sich betätigende Leibesnatur des Kindes mit der beschaulichen, ruhigen Leibesnatur des Alters, so hat man auf der einen Seite einen Leib, der besonders seinen Leib hervorkehrt im Kinde, und einen Leib, der den Leib als solchen zurücktreten lässt, der sich gewissermaßen als Leib selbst verleugnet, im Greisenalter.

Wenn wir diese Betrachtung mehr auf das Seelische anwenden, dann werden wir sagen: Der Mensch trägt in sich denkendes Erkennen, Fühlen und Wollen. Schauen wir das Kind an, dann haben wir in dem Bilde, das uns das Kind seelisch darbietet, eine enge Verknüpfung zwischen Wollen und Fühlen. Man möchte sagen, Wollen und Fühlen sind im Kinde zusammengewachsen. Wenn das Kind zappelt, strampelt, so macht es genau die Bewegungen, die seinem Fühlen in diesem Augenblicke entsprechen; es ist nicht imstande, die Bewegungen etwa von dem Gefühl auseinanderzuhalten.

Anders wird das beim Greise. Bei ihm ist das Entgegengesetzte der Fall: denkendes Erkennen und Fühlen sind zusammengewachsen, und das Wollen tritt in einer gewissen selbstständigen Art auf. Es verläuft also der menschliche Lebensgang in der Weise, dass das Fühlen, welches zuerst an das Wollen gebunden ist, sich allmählich im Laufe des Lebens vom Wollen loslöst. Und damit haben wir es gerade vielfach im Erziehen zu tun: mit dem Loslösen des Fühlens vom Wollen. Dann verbindet sich das vom Wollen losgelöste Fühlen mit dem denkenden Erkennen. Damit hat es dann das spätere Leben zu tun. Wir haben das Kind für das spätere Leben nur dann richtig vorbereitet, wenn wir in ihm bewirken, dass das Fühlen sich gut loslösen kann von dem Wollen; dann wird es in einer späteren Lebensära als Mann oder Frau auch das losgelöste Fühlen mit dem denkenden Erkennen verbinden können und wird so dem Leben gewachsen sein. Warum hören wir dem Greise zu, auch wenn er uns von seinen Lebenserfahrungen erzählt? Weil er im Laufe seines Lebens sein persönliches Empfinden verbunden hat mit seinen Begriffen und Ideen. Er erzählt uns nicht Theorien, er erzählt uns das, was er persönlich an Gefühlen hat anknüpfen können an die Ideen und Begriffe. Bei dem Greise, der wirklich sein Fühlen mit dem denkenden Erkennen verbunden hat, klingen daher die Begriffe und Ideen warm, klingen wirklichkeitsgesättigt, konkret, persönlich; während bei dem Menschen, der mehr im Mannes- oder Frauenalter stehen geblieben ist, die Begriffe und Ideen theoretisch, abstrakt, wissenschaftlich klingen. Das gehört einmal zum menschlichen Leben, dass von den menschlichen Seelenfähigkeiten ein gewisser Gang durchgemacht wird, indem sich das fühlende Wollen des Kindes entwickelt zu dem fühlenden Denken des Greises. Dazwischen liegt das menschliche Leben, und wir werden zu diesem menschlichen Leben nur gut erziehen, wenn wir eine solche Sache psychologisch ins Auge zu fassen vermögen. […]

Sie müssen die Willens- und Fühlenssphäre beim Kinde auch in seinen Sinnen aufsuchen. Deshalb betonen wir so stark, dass wir, indem wir das Kind intellektuell erziehen, auch auf den Willen fortwährend wirken müssen; denn in allem, was das Kind anschauen muss, was es wahrnehmen muss, müssen wir auch den Willen und das Fühlen pflegen, sonst widersprechen wir ja eigentlich dem kindlichen Empfinden. Wir können erst zum Greise, erst am Lebensabend des Menschen so zu ihm sprechen, dass wir auch die Empfindungen auffassen als schon metamorphosiert. Beim Greise ist es so, dass auch schon die Empfindung übergegangen ist vom fühlenden Wollen zum fühlenden Denken oder denkenden Fühlen. Bei ihm ist die Empfindung etwas anderes geworden. Da haben die Empfindungen mehr Gedankencharakter und entbehren des unruhigen Willenscharakters, tragen größere Ruhe in sich. Beim Greise können wir erst sagen, die Empfindungen haben sich dem Begriffe, dem Ideencharakter angenähert.

Im Herbst 1918 sprach Rudolf Steiner über die Gesetzmäßigkeiten des Menschenlebens. Er wies darauf hin, dass die Rhythmen des Lebenslaufes im Zusammenhang stehen mit den kosmischen Rhythmen. Vor allem aber zeigte er, dass jede Lebensperiode «ihren Sinn und ihre Bedeutung» erst im Verhältnis zu den anderen bekommt. Erst im höheren Alter ist man mit jenen Kräften tiefer vertraut, die als Bildekräfte im ersten Jahrsiebt den Leibesaufbau bewirken. Das zeigt einmal mehr, wie Jugend und Alter aufeinander bezogen sind und dass es des Brückenschlages vom Alter zur Jugend bedarf.

In diesen ersten sieben Jahren waltet wirklich nicht geringe Weisheit im menschlichen Organismus. Wenn das Kind – wie der Bourgeoisausdruck lautet – «das Licht der Welt» erblickt hat, ist sein Gehirn noch ziemlich undifferenziert. Es differenziert sich erst im Laufe der Zeit, und dasjenige, was da an Gehirnstrukturen auftritt, das entspricht wahrhaftig, wenn man es studiert, den Einflüssen einer tieferen Weisheit als alles, was wir im späteren Leben, wenn wir Maschinen konstruieren oder irgendetwas wissenschaftlich treiben, an Weisheit aufbringen können. Wir können das natürlich nicht später in bewusster Weise, was wir unbewusst vollbringen, wenn wir eben erst, wie gesagt, das Licht der Welt erblickt haben. Da waltet kosmische Vernunft in uns, jene kosmische Vernunft, von der wir auch sprechen mussten, als wir die Entwicklung der Sprache anführten. Wahrhaftig, eine hohe kosmische Vernunft waltet in dem Menschen in den ersten sieben Lebensjahren.

Diese kosmische Vernunft richtet sich dann in den zweiten sieben Lebensjahren darauf, den Menschen zu tingieren mit dem, was zur Sexualreife führt; da waltet sie, diese kosmische Intellektualität, in einem geringen Maße schon. Man möchte sagen: Dasjenige, was da bleibt, was nicht im Inneren verwendet wird, ja, das steigt halt in den Kopf herauf. Der bekommt so etwas ab – es ist ja meistens auch danach! Aber dasjenige, was da der Kopf abbekommt, das ist eigentlich etwas, was im Inneren des Menschen, im Unbewussten des Seelenlebens, erspart wird. Und dann geht es weiter in den siebenjährigen Perioden.

Nun studiert man heute gewöhnlich das ganze Menschenleben, das sogenannte normale Menschenleben nicht; denn um dieses normale Menschenleben zu studieren, ist eine gewisse Hingabe notwendig, erst an den wahren Menschen selbst, dann aber auch an die großen kosmischen Gesetzmäßigkeiten. Und so kurios es klingt, dasjenige, was in den ersten Kinderjahren, in den ersten sieben Jahren in dem Menschen waltet, man kann es nicht verstehen, selbstverständlich nicht als Kind, auch nicht als Jüngling oder Jungfrau, auch nicht, wenn man sich schon einbildet, das ganze Leben zu fassen, in den Zwanzigerjahren. Man kann es nicht verstehen. Man kann zu einigem Verständnis kommen von dem, was sich in der Kindheit abspielt, wenn man dieses Verständnis innerlich im Menschen, in innerlichem Erleben sucht, so etwa zwischen seinem sechsundfünfzigsten und dreiundsechzigsten Lebensjahre. Das höchste Alter, das Greisenalter, gibt uns erst die Möglichkeit, einen geringen Einblick zu bekommen in dasjenige, was in uns waltet in den ersten sieben Kinderjahren. Das ist eine unbequeme Sache; denn der Mensch will heute, wenn er kaum den jungen Dachsjahren entwachsen ist, ein Vollmensch sein. Und unbequem ist es heute, sich zu gestehen, dass es hier auf der Welt etwas gibt, sogar an einem selbst etwas gibt, wozu, um es zu verstehen, man die Wende der Fünfzigerjahre erreichen muss. Und wiederum, wenn es sich um Verständnis handelt, um innerlich-menschliches Verständnis, wie wir es zunächst als Mensch erringen können, so kann man von demjenigen, was in den Jahren, in denen sich die Geschlechtsreife ausbildet, also sich vom siebenten bis zum vierzehnten Lebensjahre in der Menschennatur abspielt, einiges verstehen lernen so zwischen dem neunundvierzigsten und sechsundfünfzigsten Jahre, im Beginn der Fünfzigerjahre.

Es wäre nun gut, wenn solche Wahrheiten Geltung gewännen, denn durch solche Wahrheiten würde man eben das Leben verstehen lernen, während die andern Wahrheiten, die man gewöhnlich über den Menschen aufstellt, solche sind, wie man sie wünscht. Man merkt das nur nicht, dass unbewusste Wünsche da sind. Und wiederum, dasjenige, was sich in uns abspielt von der Geschlechtsreife bis zum einundzwanzigsten Jahre, darüber bekommt man einigen innerlichen, erlebten Aufschluss, sodass man ein gewisses Urteil darüber haben kann, zwischen dem zweiundvierzigsten und neunundvierzigsten Lebensjahr, und wiederum, was sich in den Zwanzigerjahren bis zum achtundzwanzigsten Jahre abspielt, darüber kann man einigen Aufschluss bekommen zwischen dem fünfunddreißigsten und zweiundvierzigsten Lebensjahr. Das, was ich in Bezug auf diese Dinge sage, das beruht auf wirklicher Lebensbeobachtung, die man machen muss, indem man sich in die geisteswissenschaftliche Beobachtung einarbeitet und nicht jenen Firlefanz von Selbsterkenntnis treibt, der heute oftmals Selbsterkenntnis genannt wird, sondern wirkliche Selbsterkenntnis, das heißt, Menschenerkenntnis treibt. Und just nur in der Zeit vom achtundzwanzigsten bis fünfunddreißigsten Jahre ungefähr kann man etwas erleben, was man gleichzeitig, indem man es erlebt, auch verstehen kann; da ist ein gewisses Gleichgewicht zwischen Verstehen und Denken. In der ersten Hälfte des Lebens kann man Verschiedenes denken, kann man Verschiedenes vorstellen; um das verständnisvoll zu erleben, was man in der ersten Hälfte des Lebens vorstellen kann, muss man die zweite Hälfte des Lebens abwarten. [...]

Wir leben nicht umsonst ein sich modifizierendes, ein sich metamorphosierendes Leben. Wir leben dieses Leben so, dass jede Lebensperiode im Verhältnis zu anderen ihren Sinn und ihre Bedeutung hat. Und dazu leben wir, wie wir sagen, das normale Leben, wenn uns ein solches gegönnt ist, bis in die Sechzigerjahre hinein – über das frühe Sterben werden wir auch von diesem Gesichtspunkte aus morgen noch reden –, dass sich uns in einer gewissen Weise erst in der zweiten Lebenshälfte aufklärt, was in der ersten Lebenshälfte in uns waltet. [...]

In der Jugend denkt der Mensch, im Alter begreift er. [...] Der Weiseste kann von dem kleinen Kinde lernen! – Gewiss, gerade der Weiseste wird gern und liebevoll von dem kleinen Kinde lernen. Wenn er sich auch nicht gerade unterrichten lassen will über Moral oder sonstige Lebensanschauungen von dem kleinen Kinde, so würde er sich von dem Kinde unendlich viel Weisheit holen können gerade in Bezug auf kosmische Geheimnisse, die sich in dem kleinen Kinde noch ganz anders ausleben als im späteren Menschen. Das Interesse, das von Seele zu Seele waltet, vergrößert sich ganz wesentlich, wenn solche Dinge nicht bloß abstrakte Theorien sind, sondern wenn solche Dinge Lebensweisheiten sind.

In Torquay, England, hielt Rudolf Steiner in seinem letzten Lebensjahr Vorträge über «Die wahren und falschen Wege der geistigen Forschung». Dabei kam er im Zusammenhang mit verschiedenen Bewusstseinszuständen und Einweihungserkenntnissen auch auf die einzelnen Lebensalter des Menschen zu sprechen, die in einem engen Bezug zu den Sternensphären stehen. Erfahrungen in diesen Sphären sind nicht mit Sinneserfahrungen vergleichbar. Sie sind rein geistiger Art. Steiner beschreibt die Entsprechungen der Lebensphasen zu den einzelnen Planetensphären. Er beginnt mit der Geburt und der ersten Lebenszeit in ihrem Verhältnis zum Mond und endet beim Saturn, der in Beziehung steht zu den Lebenserfahrungen des Menschen zwischen dem 56. und 63. Lebensjahr. Danach folgen die «geschenkten Jahre», die nicht mehr der Strenge der Planetengesetze unterliegen.

DIE ALTEN, die von diesen Dingen noch etwas wussten, sprachen [...] nicht vom Mond, sondern von der Mondensphäre, und sie sahen in dem, was wir heute Mond nennen, eben nur einen Punkt der äußersten Grenze. Den sieht man jeden Tag woanders. Man sieht dann innerhalb von 28 Tagen die ganze Grenze der Mondensphäre. Die Kraft, hineinzuschauen in das, was da als Mondensphäre bleibt, wenn die Erde verblasst, diese Kraft erlangt man, wenn die inneren Erlebnisse des Menschen zwischen der Geburt und dem 7. Jahre inspiratorische Kraft werden. Und wenn nun die Erlebnisse der zweiten Lebensepoche, zwischen dem Zahnwechsel und der Geschlechtsreife, inspiratorische Kraft werden, dann erlebt man die Sphäre des Merkur. Sodass man also daran die zweite Sphäre erlebt. […]

Wiederum stecken wir ja mit der Erde im Merkur darinnen. Es wird uns dasjenige, was Merkurerlebnisse sind, nur durch das Auge sichtbar, das wir uns anschaffen können, wenn wir bewusst zurückdringen, anschauend zurückdringen in die Erdenerlebnisse zwischen dem 7. und 14. Jahre. Und wenn man dann geschlechtsreif wird, das Lebensalter durchlebt vom 14. bis 21. Lebensjahre, dann lebt man sich hinein in die Venussphäre. Die Alten waren gar nicht so dumm; sie haben in ihrer traumhaften Erkenntnis über diese Dinge viel gewusst, und sie haben den Planeten, in den man sich hineinlebt, wenn man geschlechtsreif wird, mit einem Namen bezeichnet, der mit dem Liebesleben zusammenhängt, denn das beginnt in dieser Zeit.

Dann weiter, wenn man auf dasjenige bewusst zurückschaut, andeutend zurückschaut, was man zwischen dem 21. und 42. Lebensjahre erlebt, dann weiß man sich darinnen in der Sonnensphäre. Also die einzelnen Lebensalter geben einem, wenn man sie zu inneren Organen umwandelt, die Kraft, das Bewusstsein hinaus in den Kosmos zu erweitern, stückweise zu erweitern. Wiederum ist es nicht so, dass man nicht vor dem 42. Lebensjahre etwas wissen könnte über die Sonnensphäre. Da können es einem aber die Merkurwesen sagen, denn die wissen es schon. Man erfährt es also dann indirekt, sozusagen durch übersinnlichen Unterricht. Um aber im eigenen Bewusstsein etwas zu erleben auf der Sonnensphäre, um hineinzutreten in die Sonnensphäre und in ihr so zu erleben, wie man spazieren geht in Torquay, dazu muss man nicht nur zwischen dem 21. und 42. Lebensjahre leben, sondern muss über das 42. Jahr schon hinaus sein, muss zurückschauen können, denn nur in der Rückschau offenbaren sich die Geheimnisse. Und wiederum, wenn man zurückschauen kann auf das Leben bis zum 49. Lebensjahre, offenbaren sich die Marsgeheimnisse. Kann man zurückschauen auf das Leben bis zum 56. Lebensjahre, offenbaren sich die Jupitergeheimnisse. Und die ganz tief verschleierten, aber ungeheuren Aufschluss gebenden Saturngeheimnisse, diese Geheimnisse, die [...] sozusagen das Tiefste des Kosmos verhüllen, die Saturngeheimnisse, sie offenbaren sich, wenn man zurückschaut auf dasjenige, was sich zuträgt vom 56. bis 63. Jahre. Sie können daraus sehen, wie der Mensch wirklich eine kleine Welt, ein Mikrokosmos ist. [...]

Wir stecken darinnen mit der Erde in sich ineinanderschiebenden Sphären. Sieben Sphären sind ineinandergeschoben, und wir wachsen in das Ineinandergeschobene hinein im Laufe des Lebens, hängen so mit ihm zusammen. Unser Leben von der Geburt bis zum Tode wird herausevolviert aus der ursprünglichen Anlage, indem gewissermaßen die Sternensphären uns ziehen von der Geburt bis zum Tode. Wenn wir beim Saturn angekommen sind, dann haben wir alles dasjenige, was die Planetensphäre beziehungsweise die Wesen der Planetensphäre in Gnaden an uns tun können, durchgemacht und bekommen dann, im okkulten Sinne gesprochen, das frei im Weltenall sich bewegende, geschenkte Leben, das zurückschaut auf das planetarische Leben vom Initiatenstandpunkte aus, und das in gewisser Beziehung emanzipiert sein kann von dem, was in früheren Lebensaltern noch Notwendigkeiten sind.

Typische Altersgebrechen: Demenz und Sklerose

Mit dem Altern gehen Verluste von Fähigkeiten einher, die an den Körper und seine Organe gebunden sind. Man spricht von Altersschwäche. Wahrnehmungsvermögen und Gedächtniskräfte lassen nach. Der Körper verhärtet. Es handelt sich um einen Vorgang, der der Inkarnation in der Kindheit entgegengesetzt ist. Rudolf Steiner beschreibt das Altern in diesem Sinne als einen natürlichen Exkarnationsprozess. Was bei Hochbetagten äußerlich als Schwäche erscheint, kann für den betroffenen Menschen innerlich eine andere, durchaus positive Bedeutung haben. Sie befinden sich geistig bereits in anderen Welten. Was äußerlich als Abstumpfung erscheint, ist im Inneren mit einer Befreiung des Geistig-Seelischen verbunden. Der Vorgang wird hier zunächst als allgemeine Entwicklung beschrieben; wir werden sehen, dass er im Zustand der Altersdemenz seine volle Ausprägung erreicht.

INDEM DAS KIND ganz jung ist, sind Seele und Geist eben noch seelisch und geistig, und indem es heranwächst, verwandeln sich Seele und Geist allmählich ins Materielle, ins Leibliche. Seele und Geist werden nach und nach leiblich; der Mensch wird nach und nach völlig ein Abbild von Seele und Geist. Es ist sehr wichtig, dass man diesen Begriff hat. Denn wenn man ihn hat, wird man von dem, was da zweibeinig auf dem Erdboden herumläuft, nicht mehr bloß reden, dass es der Mensch sei; sondern man wird sich bewusst werden, dass es das Abbild des Menschen ist, dass der Mensch, wenn er auf übersinnliche Art geboren ist, allmählich mit dem Leibe zusammenwächst und sich im Leibe sein vollständiges Abbild schafft. Geist und Seele verschwinden in den Leib hinein, werden immer weniger und weniger in ihrer Eigenart auftretend. Also gerade die umgekehrte Vorstellung gegenüber der sonst gebräuchlichen muss man sich aneignen. Man muss wissen, warum man eigentlich zum Beispiel zwanzig Jahre alt geworden ist: weil der Geist untergegangen ist in den Leib, weil der Geist sich verwandelt hat in den Leib, weil das, was Leib ist, ein äußeres Abbild des Geistes ist. Dann wird man auch begreifen, dass allmählich, indem man alt wird, die Rückverwandelung geschieht. Der Körper verkalkt, versalzt; der Geist aber wird wieder geistig-seelischer. Nur hat dann der Mensch nicht die Möglichkeit, ihn festzuhalten, weil er hier der physischen Welt gegenübersteht und sich durch den Leib äußern will. Was da immer selbstständiger und selbstständiger wird, das tritt erst nach dem Tode vollständig in Erscheinung. Also nicht, dass das Geistig-Seelische gegen das Alter zu abstumpft, im Gegenteil: es wird immer freier und freier. Natürlich wird der materialistische Denker, wenn er vor diesen Gedanken gestellt wird, sehr häufig einwenden, dass zum Beispiel selbst Kant, der ein sehr gescheiter Mensch gewesen ist, im Alter schwach geworden ist; da könne sich also doch das Geistig-Seelische nicht frei gemacht haben. – Das wendet aber der materialistische Denker nur ein, weil er das Geistig-Seelische, wie es schon in die geistige Welt allmählich hineingewachsen war, nicht beachten kann. […]

So muss man also gewisse Vorstellungen geradezu umkehren, wenn man auf die Wirklichkeit kommt. Man muss schon recht Ernst machen mit der Meinung, dass man es in der Welt hier mit der Maya, mit der großen Täuschung zu tun hat, denn manche Begriffe muss man geradezu umkehren. Wenn man Ernst macht damit, dass man in der äußeren physischen Wirklichkeit der großen Täuschung gegenübersteht, so wird man doch auch damit Ernst machen können, dass der äußere physische Mensch, wenn er siebzig Jahre alt ist und schwach ausschaut, seinen Geist schon woanders hat als auf dem physischen Plan.

Rudolf Steiner sprach von 1922 an regelmäßig vor der Arbeiterschaft am Goetheanumbau. Er trat spontan auf ihre Fragen ein. Am 28. Juni 1923 behandelte er die Veränderungen, welche die geistigen Fähigkeiten im Laufe des Leben durchlaufen, und schilderte in diesem Zusammenhang auch die demenzielle Erkrankung. In etwas drastischer Sprache zeigte er auf, wie im Alter die Geisteskräfte scheinbar zurückgehen. Der Geist selbst kann jedoch nicht erkranken, schwächer werden. Es ist nur der Leib, der den Anforderungen des Geistigen nicht mehr genügt, weil er verkalkt ist. Das Kindisch-werden im Alter sei, so Steiner, kein Unglück. Der demente Mensch ist vielmehr in anderer Weise, in einer viel gescheiteren Art innerlich tätig. Dies kann «ein eigentliches Glück» sein.

DER MENSCH entwickelt sich. Nun, man beachtet gewöhnlich diese Entwicklung im Leben des Menschen nicht; aber wenn der Mensch noch ganz jung ist, beachtet man es. Man weiß ganz gut: Ein vierjähriges Kind kann noch nicht schreiben und rechnen und lesen, ein achtjähriges Kind kann es vielleicht. Da sieht man die Entwicklung. Aber im späteren Leben, wenn wir einmal «gemachte Menschen» sind, da sind wir ja überhaupt so hochnäsig, dass wir es nicht mehr zugeben, dass wir uns entwickeln. Aber wir entwickeln uns eigentlich durch das ganze Leben, und es ist sehr eigentümlich, wie wir uns entwickeln. Sehen Sie, unsere Entwicklung, die geht nämlich so: Nehmen Sie an, wir haben den Menschen [...] Wenn das Kind ganz jung ist, dann geht alle Entwicklung vom Kopfe aus. Wenn man dann den Zahnwechsel durchgemacht hat, also älter geworden ist, dann geht alle Entwicklung von der Brust aus. Deshalb muss man so achtgeben, wie die Kinder vom siebenten bis vierzehnten Jahre atmen; dass sie genügend atmen und so weiter. Also das ist das Alter von dem größeren Kind – heute müsste man ja eigentlich schon anders sagen, heute lassen sich das die Kinder nicht mehr gefallen; vom vierzehnten Jahr an muss man heute schon «junge Damen» und «junge Herren» sagen. Also sagen wir: Das ist das Alter der größeren Kinder. Und erst, wenn der Mensch geschlechtsreif geworden ist, geht vom ganzen Menschen, von den Gliedmaßen die Entwicklung aus. Sodass wir sagen können: Wenn der Mensch geschlechtsreif geworden ist, da erst ist der Mensch selber in voller Entwicklung. – Das bleibt jetzt. Da entwickeln wir uns durch die Zwanzigerjahre, Dreißigerjahre noch hindurch. Aber, sehen Sie, wenn man älter wird, dann geht manches wiederum zurück. Da geht wirklich manches zurück. Nun, das braucht ja nicht der Fall zu sein, wenn man sein geistiges Leben aufgenommen hat, aber so im normalen menschlichen Leben geht schon die Sache zurück, wenn man älter geworden ist. Das ist gerade die Aufgabe der Anthroposophie, dafür zu sorgen, dass die Menschen in der Zukunft mit dem Alter nicht mehr zurückgehen. Aber das muss natürlich auch langsam und allmählich geschehen.

Nun ist es ja so, dass es Menschen gibt, bei denen die geistigen Kräfte, wie man sagt, ganz furchtbar zurückgehen. Nun kann der Geist aber nicht zurückgehen, sondern es ist wieder nur der Körper, der zurückgeht. Es ist nun interessant, dass gerade sehr geistreiche Menschen oftmals im Alter furchtbar zurückgehen. So zum Beispiel werden Sie schon gehört haben, dass die Menschen ja den Kant zu den besonders großen Weisen rechnen. Kant war aber in seinem Alter blödsinnig. Also sein Körper ist so zurückgegangen, dass er seinen weisen Geist nicht mehr benützen konnte. Und so ist es bei vielen. Gerade sehr gescheite Leute sind im Alter ja richtig blödsinnig geworden. Das ist natürlich wieder nur ein starker, intensiver Ausdruck für das, was bei jedem Menschen eintritt. Allmählich kann man ja im Alter den physischen Körper nicht mehr gebrauchen. Man kann ihn ja dann schon aus dem Grunde nicht gebrauchen, weil sich ungeheuer viel Kalk einlagert, namentlich in die Adern. Und je mehr sich Kalk in die Adern einlagert, desto weniger kann man den physischen Körper gebrauchen. Aber in demselben Maße, in dem, sagen wir, zum Beispiel bis zum vierzigsten Jahre vom Kopfe herunter die Entwicklung in den ganzen Körper hineingeht, in demselben Maße geht es wiederum zurück. Kommt man von den Vierziger- in die Fünfzigerjahre hinauf, so muss man wiederum die Brust mehr gebrauchen, und im Alter muss man wieder mehr den Kopf gebrauchen. Wenn man also ganz alt geworden ist, muss man wieder mehr den Kopf gebrauchen. Aber jetzt müsste man im Alter nicht den physischen Kopf gebrauchen, sondern den feineren Kopf, den Ätherkopf da oben muss man gebrauchen. Aber das lernen die Leute in der lateinischen Erziehung nicht. Und gerade diejenigen, die in den letzten Jahrzehnten materialistische lateinische Erziehung genossen haben, die sind am meisten diesem Altersblödsinn ausgesetzt gewesen.

Man muss im Alter wiederum auf die Kindheitsstufe zurück. Es gibt ja Leute, bei denen das sehr stark eintritt. Sie werden, wie man sagt, geistig immer schwächer und schwächer. Der Geist bleibt aber ganz erhalten, der Körper wird nur immer schwächer und schwächer. Solche Leute können zuletzt das nicht mehr, was sie zuallererst fertiggebracht haben. Solche Dinge kommen durchaus vor. Sagen wir, ein Mensch ist alt geworden. Das, was er zuletzt getrieben hat, das kann er gar nicht mehr. Er kann nur noch dasjenige, was er als größeres Kind getrieben hat. Zuletzt kann er auch das nicht mehr, sondern er kann nur noch spielen und versteht auch nur noch diejenigen Begriffe, die er während des Spielens aufgenommen hat. Es hat sogar Leute gegeben, die konnten im höchsten Alter nur noch dasjenige verstehen, was ihnen die Eltern oder die Amme in den allerersten Kindheitsjahren gesagt haben. Der Ausdruck: Im Alter wird man kindisch – der hat nämlich eine sehr gute Begründung. Man gelangt wirklich wiederum in die Kindheit zurück.

Aber das ist, sobald man Geistesleben in sich hat, kein Unglück, gar kein Unglück, sondern es ist eigentlich ein Glück; denn wenn man noch Kind ist, da kann man nämlich den Ätherleib benützen. Wenn das Kind herumtobt und schreit und alles Mögliche macht, ja, das macht nicht der physische Leib – höchstens nur dann, wenn es Bauchweh hat, aber dann muss auch erst der Bauchschmerz übertragen werden auf den Ätherleib und astralischen Leib, damit das Kind sich infolge des Bauchwehs bewegt –; aber das, was da tobt, das ist eben nicht der physische Leib. Nun ist man alt und kommt wiederum auf die Kindheitsstufe zurück; dann hat man sich allmählich angewöhnt, nicht mehr zu toben, und benützt denselben Ätherleib, den man als Kind zum Toben benützt hat, dann im Alter zu etwas Gescheiterem. Also das kann ein Glück werden, dass man wiederum so zurückkommt.

In einem Vortrag für Ärzte und Therapeuten am 8. Oktober 1920 beschreibt Rudolf Steiner Erkrankungen, die mit bestimmten Lebensaltern korrespondieren. Jedes Alter hat typische Krankheitsbilder. Doch ihre Ursachen weisen oft auf frühere Entwicklungsphasen zurück. In vielen Erkrankungen kommt daher die Polarität von Jugend und Alter zum Ausdruck. Kinderkrankheiten entsprechen der Phase des Aufbaus. Da dominiert die Bewegung, das Tätigsein im Willen. Im Alter herrscht dagegen Ruhe vor. Diese Lebensphase ist vom Denken geprägt. Aufgrund der damit im menschlichen Organismus einhergehenden Abbauprozesse kommt es zu Verhärtungen, zu Sklerose.

MAN WIRD DAZU GEFÜHRT, wenn man die medizinische physiologisch-phänomenologische Forschung in der Richtung, die ich Ihnen hier in diesen kurzen Vortragszeiten nur andeuten kann, macht, einzusehen, dass es im menschlichen Organismus möglich ist, dass Kräfte, die eigentlich ins Geistig-Seelische hineingehen sollten im richtigen Lebensabschnitte, unten bleiben in der physischen Organisation. Dann ist dasjenige gegeben, wovon ich Ihnen gestern gesprochen habe, wenn das Normalmaß der Organisationskräfte sich umwandelt mit dem Zahnwechsel, dann haben wir ein solches Maß von Kräften im Organismus im späteren Lebensalter, das diesen Organismus nach seiner Normalgestalt und Normalstruktur durchorganisieren kann. Wenn wir aber das nicht haben, wenn wir zu wenig umwandeln, dann bleiben organisierende Kräfte da unten, treten irgendwo auf, und wir erhalten jene Neubildungen, jene karzinomatösen Neubildungen, von denen ich gestern gesprochen habe, und wir können auf diese Weise verfolgen den Prozess des Erkrankens oder des Kränkens, wie der Mediziner Troxler sich in der ersten Hälfte des 19. Jahrhunderts ausgedrückt hat, des Kränkens in dem späteren Lebensabschnitte. Und wir können dann vergleichen, wie es mit den Kinderkrankheiten nun steht, denn selbstverständlich können Kinderkrankheiten nicht denselben Ursprung haben, weil sie im kindlichen Lebensalter auftreten, wo durchaus noch nichts umgewandelt ist. Aber wenn man gelernt hat dasjenige, was an Krankheitsursachen im späteren Lebensalter auftritt, hat man sich ja auch eine Fähigkeit angeeignet, zu beobachten, wie es mit den Krankheitsursachen im Kindheitsalter liegt. Da findet man allerdings in einer gewissen Weise dasselbe, nur von einer anderen Seite her. Man findet, dass auch dann zu viel von geistig-seelischer Organisationskraft im menschlichen Organismus ist, wenn Kinderkrankheiten auftreten. Für denjenigen, der sich in dieser Richtung Anschauungsvermögen angeeignet hat, treten diese Dinge besonders kraftvoll hervor, wenn er das Phänomen des Scharlachs, der Masern während der kindlichen Zeit ins Auge fasst, wo er sehen kann, wie im kindlichen Organismus dasjenige, was sonst normalerweise funktionieren würde, das Geistig-Seelische, zu rumoren anfängt, wie es in einem höheren Maße wirkt, als es eigentlich wirken sollte. Der ganze Verlauf dieser Krankheiten wird verständlich in dem Augenblicke, wo man dieses Rumoren des Geistig-Seelischen im Organismus nun wirklich schauen kann als die Grundlage der Erkrankung. Und dann ist man nicht mehr weit – ich bitte, meinen Satz ganz genau ins Auge zu fassen, denn ich gehe nie einen Schritt weiter, als gerechtfertigt ist durch die vorhergehenden Erwägungen, wenn auch manches nur skizzenhaft gesagt werden kann, aber ich deute überall an, wie weit man gehen kann –, ich sage nicht, dass hier nun ein Schluss gezogen wird, sondern sage nur, man ist nicht mehr weit, etwas anzuerkennen, was außerordentlich wichtig ist anzuerkennen für ein wirkliches Wissen. Wenn wir dabei angelangt sind, zu erkennen, wie im menschlichen Organismus bei einer Erkrankung im späteren Lebensalter, die nach der Richtung der Neubildung geht, zu viel organisierende Kraft da ist, die also einen Überschuss gewissermaßen in einer Organisationsinsel ergibt, dann ist man eben auch nicht mehr weit davon, sich zu sagen: Weist so das spätere Lebensalter auf die früheste Kindheit zurück, so weist schließlich dasjenige, was sich in der Kindheit zeigt, auf die Zeit vor der Geburt oder, sagen wir, vor der Empfängnis zurück; es weist zurück auf das geistig-seelische Dasein des Menschen, das er durchlaufen hat, bevor er mit einem physischen Leibe umkleidet wurde. Ein solcher Mensch hat einfach zu viel mitgebracht an Geistig-Seelischem aus seinem vormenschlichen Leben, vorirdischen Leben, und dieser Überschuss lebt sich in den Kinderkrankheiten aus. Es wird in der Zukunft gar nicht anders gehen, als sich hineintreiben zu lassen aus den unfruchtbaren materialistischen Betrachtungen, in denen wir heute namentlich im Physiologisch-Therapeutischen stecken, in eine geistig-seelische Betrachtung. Und man wird schon sehen, dass dasjenige, was in der Geisteswissenschaft auftritt, nicht etwa aus dem Grunde auftritt, weil der Geistesforscher zu wenig drinnensteht in der physischen Forschung und weil er gewissermaßen ein Dilettant ist in der physischen Forschung, wobei ich in Parenthese durchaus sage, dass viele, die sich Geistesforscher nennen, allerdings solche Dilettanten sind, aber es ist dasjenige nicht das, was sein soll. Der Geistesforscher braucht nicht zu wenig drinnenzustecken in der physischen Forschung, um Geistesforscher zu werden, sondern er wird Geistesforscher, wenn er gerade mehr drinnensteckt als der gewöhnliche Naturforscher. Wenn er die Erscheinungen intensiver durchschaut, dann treiben ihn die Erscheinungen schon selbst ins Geistig-Seelische hinein, insbesondere, wenn wir vom Kranksein zu sprechen haben.

Und auf der anderen Seite, der Satz: Den Geist erkennen heißt den Geist zerstören – ja, das ist ja eigentlich eine ebensolche Absurdität. Aber auch dieser Satz weist auf etwas hin, was erkannt, was durchschaut werden muss. Nämlich gerade so, wie uns der Satz – die Natur erkennen heißt die Natur schaffen – auf das erste Kindheitszeitalter hinweist, eigentlich noch auf das Vorgeburtliche, wenn wir ihn in der richtigen Weise schauend ausdehnen, ebenso weist uns der Satz – den Geist erkennen heißt den Geist zerstören – auf des Menschen Lebensende hin, auf dasjenige, was das Ertötende im Menschen ist. Sie brauchen ja nur, ich möchte sagen, in paradoxer Weise sich an diesen Satz zu halten – den Geist erkennen heißt den Geist zerstören –, dann werden Sie schon finden, wie man ihm nicht folgen darf, wie er aber trotzdem im Leben als etwas, dem man sich asymptotisch fortwährend annähert, da ist.

Den Geist erkennen, das heißt für den, der nicht einfach, ich möchte sagen, daraufloserkennt, sondern der in richtiger Weise Selbstschau entwickelt: Sehen, Schauen, fortwährende Abbauprozesse, fortwährende Zerstörungsprozesse im menschlichen Organismus. So wie wir, wenn wir in das kindlich schaffende Zeitalter hineinsehen, fortwährende Aufbauprozesse sehen, Aufbauprozesse, die aber ein Eigentümliches haben, die uns eigentlich das Bewusstsein trüben. Deshalb träumen wir, schlafen wir halb im Kindheitszeitalter, deshalb ist das Bewusstsein nicht voll erwacht. Diese unsere eigene irdische Geistigkeit, nämlich die bewusste Geistigkeit zurückdrängende Wachstumstätigkeit, ist dasjenige, was uns eigentlich durchorganisiert, und in dem Momente, wo diese Kraft ins Bewusstsein hereindringt, hört sie auf, uns in demselben Maße durchzuorganisieren, wie sie uns vorher durchorganisiert hat. Ebenso, wie man da zuschaut, indem man ins Kindheitsalter hineinblickt, den aufbauenden Kräften, aber bewusstseinslähmenden Kräften, so schaut man zu, indem man den entwickelten Denkprozessen schauend sich hingibt, Abbauprozessen, die aber dazu geeignet sind, als Abbauprozesse gerade unser Bewusstsein hell und klar zu machen.

In einem Arbeitervortrag über die in den verschiedenen Lebensaltern typischen Krankheiten schildert Rudolf Steiner anschaulich die allgemeinen Altersbeschwerden, insbesondere die Verhärtungen.

WAS GESCHIEHT zum Beispiel im Alter? Die Kräfte, die wir im Alter haben, die haben wir auch in der Jugend; die haben unsere Knochengebilde sehr, sehr hart gemacht; aber die anderen Teile bleiben weich. Wenn aber im Alter die Kraft, die in den Knochen ist, in den andern Körper übergeht, so verhärten zuerst die Adern, und dann kommt, was man Arteriosklerose nennt. Das Gehirn kann auch verkalken. Das Gehirn muss immer ein bisschen von dem haben, durch das die Verkalkung eintritt. Sehen Sie, wenn das Kind nicht ein wenig Kalksand im Kopfe hat, der von der Zirbeldrüse ausgestreut wird, verteilt wird, wenn es nicht ein wenig Kalksand im Kopfe hat, dann bleibt es dumm, dann kann die Seele nicht eingreifen, denn die bildet in den Kalk hinein. Wenn aber später (im Alter) zu viel Kalk abgelagert wird, dann kommt eben die Verkalkung, und dann kann wiederum die Seele nicht eingreifen, weil das zu stark ist. Dann kommt die Lähmung, der Gehirnschlag, oder so etwas, oder man wird eben ergriffen von Altersschwachsinn, weil man das Gehirn nicht mehr ergreifen kann, nicht mehr verwenden kann. Aber wenn im übrigen Körper eine Verkalkung eintritt, ist es ebenso. Man wird wieder herausgenommen aus den Kräften der Erde. Man kann also sehen, wie der Mensch hineinwächst in die Kräfte der Erde bis zu seiner Geschlechtsreife, und wie er dann wieder herauswächst aus der Erde, wie die abgelagerten Schichten immer dicker und dicker werden und dadurch die Seele nicht mehr eingreifen kann.

Sehr exakt spricht Rudolf Steiner im August 1924 vor Medizinern über die Ursachen sklerotischer Entwicklungen. Er führt aus, dass in diesem Fall anstelle einer kräftigen, nach innen gerichteten geistigen Ausgestaltung der Seele eine solche «äußerlich» geschieht. Astralleib und Ich, die während des Schlafes aus dem Leib heraustreten, nehmen dann zu starke Wirkungen von außen auf, und die zu starke Einwirkung der außermenschlichen, kosmischen Kräfte hat Verhärtungen des Leibes zur Folge. Um sich diesen Kräften zu entziehen, reagiert der Organismus unter Umständen mit Schlaflosigkeit, eine ihrerseits pathologische Form des Widerstands.

NEHMEN WIR aber an, in der menschlichen Organisation ist eine solche Anormalität eingetreten, dass, wenn der Mensch nun in Schlaf versetzt wird oder sich in Schlaf versetzt, die Ich-Organisation und der astralische Leib zu stark sich einwurzeln in der äußeren Welt, das heißt, zu viel von der Spiritualität des außermenschlichen Kosmos aufnehmen, sodass also diese Wirkungen zu stark werden, dass der Mensch also jedes Mal, wenn er in Schlaf kommt, zu starke Wirkungen von außen bekommt, zu starke geistige Wirkungen von außen bekommt, spirituelle Wirkungen. Dann verfällt er in die Sklerose.

Das ist die wirkliche Ursache der Sklerose, dass der Mensch, statt dass er sich innerlich durchorganisieren würde, zu starke Wirkungen von außen bekommt, und zwar dann, wenn er gerade im Schlafzustande ist. Zuweilen weigert sich der menschliche Organismus, wenn er älter wird und diese Wirkungen eintreten können, durch die Schlaflosigkeit gegen dieses zu starke Wirken von außen. Aber man kann ja nicht bei der Schlaflosigkeit verbleiben. Die Folge davon ist, dass, wenn man alt wird und doch schlafen muss, der im Alter heraustretende, aus physischem Leib und ätherischem Leib heraustretende astralische Leib und die Ich-Organisation zu viel Wirkungen von außen einnehmen und zu stark zurückwirken auf den Organismus. Was finden wir nun, wenn man alt wird und doch schlafen muss und der im Alter heraustretende astralische Leib und die Ich-Organisation zu viel Wirkungen von außen einnehmen und zu stark zurückwirken auf den Organismus? Wir finden, wenn wir dem menschlichen Organismus nunmehr Blei beibringen, so tritt nicht Schwindel und Ohnmacht ein, sondern es werden nur abgehalten die sklerotisierenden Kräfte unter Umständen, indem man das Blei zu einem entsprechenden Heilmittel präpariert, es werden die astralischen Kräfte von außen und die Ich-Kräfte von außen, die sklerotisierenden Kräfte dadurch abgehalten, weil der Mensch dann auch Zustände durchmacht, in denen er nicht in den Schlaf kommt, sondern in denen nur durch das Blei sein astralischer Leib und die Ich-Organisation herausgetrieben werden, aber die zu starken Kräfte von außen abgehalten werden.

> Rudolf Steiners Erkenntnis, dass Blei den sklerotisierenden Kräften entgegenwirken kann, hat zu der Entwicklung eines Medikaments geführt, das heute als Scleron® bekannt ist. Darin sind weitere Stoffe enthalten, die auf den Organismus des alt gewordenen Menschen wie Bildekräfte wirken. Am Beispiel dieses Präparats gegen Arteriosklerose erläuterte Rudolf Steiner 1923 in einem Vortrag vor Ärztinnen und Ärzten, wie die anthroposophische Menschenerkenntnis eben auch zur Heilmittelfindung führt.

WIR MÜSSEN DAS, was den Krankheitsprozess ausmacht und was astralischer Leib und Ich-Organisation versorgen müssen, wenn eben der Krankheitsprozess ungestört wuchern kann, das müssen wir dem astralischen Leibe und der Ich-Organisation abnehmen. Was müssen wir also tun, wenn wir die Sklerose haben? Wir müssen uns ihr so nähern, dass wir dem menschlichen astralischen Leibe für das Verdauungs-Gliedmaßen-System das abnehmen, was er mit dem alternden, zerfallenden, sklerotisch werdenden Leibe zu tun hat. Und das können wir, wenn wir es dem Blei übergeben, dem Blei in einer gewissen Dosierung. Und dies hat dazu geführt, dass wir zu einem solchen Heilmittel gekommen sind, wie Sie es in unserem Verzeichnis als Heilmittel Nummer I angeführt finden, als das Heilmittel gegen Arteriosklerose. Es ist also von vornherein durch wirkliche Menschenerkenntnis klar, dass man durch die in entsprechender Weise in den Menschen hineingebrachte Bleifunktion substanziell der Sklerose beikommen kann; nur muss man jetzt das Blei zur Wirksamkeit bringen. Es ist nicht ohne Weiteres gesagt, dass ich das Blei, wenn ich es in den Organismus eingeführt habe, damit auch wirklich zur Wirksamkeit gebracht habe. Da helfen einem dann die weiteren Glieder einer wirklichen Menschenerkenntnis.

Da hilft es einem dann, dass man im menschlichen Organismus unterscheiden kann die aufbauenden und die abbauenden Kräfte. Die Letzteren sind zum Beispiel gerade in der Sklerose tätig, wo der menschliche Organismus zerfällt. Im Haupte, im Gehirn zerfällt fortwährend der menschliche Organismus, denn das Gehirn ist immerfort von einer leisen Sklerose erfüllt; das liegt in seiner Organisation. Es hängt also alles davon ab, dass man nun unterscheiden kann die Abbauprozesse und die eigentlichen Vitalisationsprozesse, die Aufbau-, die Wachstumsprozesse. Wenn man diese beiden Prozesse richtig voneinander unterscheiden kann, dann sieht man zunächst hin auf dasjenige im menschlichen Organismus, was die Aufbauprozesse im eminentesten Sinne in sich trägt: Das ist in dem ersten Kindesalter der ganze menschliche Organismus. Er ist zunächst noch nicht überlastet mit den Organen für das Denken, mit den Organen für die übrige seelische Tätigkeit; er lebt zunächst in der Organisation des Wachstums. Wenn wir nun das Verhältnis der Milchfunktion zum menschlichen kindlichen Organismus nehmen, so finden wir, dass in dieser Milchfunktion gerade die plastischen Kräfte drinnenliegen, die der Organismus im kindlichen Zeitalter braucht. Im späteren Lebensalter können wir uns nicht in derselben Weise die noch immer nötigen plastischen Kräfte verschaffen, die wir durch den Milchgenuss im kindlichen Alter haben. Wir brauchen auch noch, wenn wir uralt geworden sind, plastisch wirkende Kräfte, Bildekräfte, die die Nahrung, die wir aufnehmen, überführen in die Formen des Organismus. Nun stellt sich heraus: Dass nichts mehr fördert diese plastisch wirkenden, diese Bildekräfte, dass nichts mehr fördert die Anähnlichung der aufgenommenen Stoffe an den menschlichen Organismus als ein oftmals recht schwacher Honiggenuss. Honig wirkt in der Tat auf den alt gewordenen Menschen im Stoffwechsel-Gliedmaßen-Organismus ganz ähnlich, wie für den Gehirnorganismus des Kindes – und besonders des Kindes – die Milch wirkt. Das weist uns darauf hin, dass im Honig eben besondere Bildekräfte sind, die wir nicht dadurch auffinden, dass wir den Honig einfach chemisch analysieren, sondern die wir nur finden, wenn wir tatsächlich in aller Lebendigkeit die Beziehungen erkennen, die der Mensch hat zu den übrigen Substanzen im Weltall. Und diese Bildefähigkeit des Honigs – denn für eine genauere Interpretation stellt sich heraus, dass der Honig den menschlichen Organismus so ergreift, dass vorzugsweise der astralische Leib seine Bildekräfte ausüben kann –, diese Wirkungen des Honigs kann man dann unterstützen durch einen Zusatz von Zucker, vorausgesetzt, dass der menschliche Organismus das sonst verträgt. Daher finden Sie, dass – in einer besonderen Weise ineinandergefügt, funktional ineinandergefügt – unser erstes Heilmittel gegen Sklerose ein Präparat darstellt aus Blei, Honig und Zucker.

Pathologische Alterserscheinungen

In Vorträgen zur sozialen Erneuerung analysierte Rudolf Steiner Anfang 1920 den Wendepunkt, an dem er die Entwicklung der Menschheit stehen sah. Er beschrieb noch einmal das «Jüngerwerden der Menschheit» in Bezug auf ihre Entwicklungsfähigkeit. In alten Zeiten war es natürlich und selbstverständlich, dass mit dem Älterwerden ein Weiserwerden einherging. Heute ist das nicht mehr der Fall. Ein Reifen zur Weisheit gelingt nur, wenn Menschen sich in ihrer Entwicklung Geistiges bewusst aneignen. Wird dies vernachlässigt, greift eine pathologische Entwicklung um sich: Die Menschen werden zu «Mumien», es fehlt ihnen die geistige Regsamkeit.

Die Gefahr, die geistige Beweglichkeit zu verlieren und in einen starren «Gedankentrott» zu verfallen, schilderte Rudolf Steiner ein halbes Jahr später noch einmal. Er warnte davor, im Alter aus ‹Geistlosigkeit› zum ‹Gedankenautomaten› zu werden.

ICH HABE JA in den verschiedensten Varianten dieses vor Ihnen entwickelt. Ich wollte heute darauf hinweisen, wie eigentlich die Menschheit – was ich ja auch schon öfter auseinandergesetzt habe – in Bezug auf ihr Lebensalter immer jünger und jünger wird. Die urindischen Menschen waren bis über die Fünfzigerjahre alt geworden, dann die persischen Menschen bis in die Vierzigerjahre, die ägyptisch-chaldäischen bis zum Ende der Dreißigerjahre, die griechischen Menschen bis in die Dreißigerjahre hinein. Wir werden nicht in dieser Weise alt. Wir trotten noch fort, wenn wir nicht uns geistig innerlich beleben, aber alt werden wir nicht. Denn alt werden hieß in alten Zeitaltern zu gleicher Zeit durch dasjenige, was der Mensch leiblich-physisch heranentwickelte, weiser werden. Die heutigen Menschen werden, indem sie alt werden, bloß alt, werden nicht weiser, sie werden Mumien. Sie werden weiser nur dann, wenn sie die Mumien mit irgendetwas innerlich ausfüllen. Die Ägypter mumifizierten ihre Toten. Die Gegenwartsmenschen haben gar nicht nötig, Mumien erst zu werden, denn sie wandeln schon als Mumien herum und sind nur dann keine Mumien, wenn erfasst wird in lebendiger, unmittelbarer Gegenwart das Geistige; dann wird die Mumie belebt. Das aber ist für die Menschheit der Gegenwart notwendig, dass die Mumien belebt werden. Sonst haben wir weiter jene Weltenvereinigungen, in denen allerlei Töne aus mumifizierten Menschen kommen. Man nennt diese Vereinigungen «Parteien».

MAN KANN JA ANNEHMEN, dass jetzt in einem der Gedanke sitzt: Ja, wenn man also über fünfzig Jahre alt geworden ist, dann hat man sein Denken verloren! – In einem gewissen Sinne ist das sogar für die meisten Menschen, die sich heute für nichts Geistiges interessieren, durchaus der Fall. Ich möchte nur einmal, dass Sie wirklich darauf ausgehen, zu registrieren, wie viel ursprüngliche, originelle Gedankenkräfte durch diejenigen Menschen heute hervorgebracht werden, die über fünfzig Jahre alt geworden sind! Es sind in der Regel die automatisch sich fortbewegenden Gedanken der früheren Jahre, die sich im Leibe abgedrückt haben, und der Leib bewegt sich dann automatisch fort. Er ist ja ein Bild des Gedankenlebens, und der Mensch, der rollt so nach dem Gesetz der Trägheit, nicht wahr, in dem alten Gedankentrott weiter fort. Man kann sich heute kaum vor diesem Fortlaufen im alten Gedankentrott anders bewahren, als dass man auch während des Lebens solche Gedanken aufnimmt, welche geistiger Natur sind, welche ähnlich sind den Gedankenkräften, in die wir versetzt waren vor unserer Geburt. Sodass in der Tat immer mehr die Zeit heranrückt, wo die alten Leute bloße Automaten sein werden, wenn sie sich nicht bequemen, Gedankenkräfte aus der übersinnlichen Welt aufzunehmen. Natürlich, automatisch kann der Mensch sich weiter denkend betätigen, es kann so ausschauen, als ob er dächte. Aber es ist nur ein automatisches Fortbewegen der Organe, in die sich die Gedanken hineingelegt haben, hineinverwoben haben, wenn nicht der Mensch erfasst wird von jenem jugendlichen Element, das da kommt, wenn wir Gedanken aus der Geisteswissenschaft aufneh-

men. Dieses Aufnehmen von Gedanken aus der Geisteswissenschaft ist eben durchaus nicht irgendein Theoreti-
sieren, sondern es greift schon ganz tief im menschlichen
Leben ein.

Auch im ersten Ärztekurs, den Rudolf Steiner ebenfalls
1920 hielt, ging er auf Krankheiten ein, die mit Formen
geistiger Unbeweglichkeit einhergehen wie das Auftreten von Wahnideen oder Dickköpfigkeit. Aus medizinischer Sicht betrachtet sah er die Ursachen dieser
Erkrankungen primär in den verschiedenen Organsys-
temen, bei denen eine Therapie ansetzen müsse, und
nicht im Kopf bzw. Gehirn selbst.

DENN AUCH DER AUSDRUCK Gehirnkrankheit ist eigentlich ein nicht ganz richtiger. Wenn der Ausdruck Geistes-
krankheit ganz falsch ist, so ist der Ausdruck Gehirnkrankheit eigentlich halb falsch, denn auch dasjenige, was
an Entartungen im Gehirn auftritt, ist eigentlich immer
sekundär. Das Primäre liegt bei den Krankheiten niemals
in dem, was sich in dem oberen Menschlichen, sondern
immer in dem unteren Menschlichen abspielt. Das Primäre liegt eigentlich immer in den Organen, zu denen die
vier Organsysteme gehören, dem Leber-, Nieren-, Herz-
und Lungensystem. Und wichtiger als alles andere ist bei
jemandem, der zu denjenigen Formen des Wahnsinns
neigt, wo das Interesse am äußeren Leben abstirbt und der
Mensch innerlich brütend wird und Wahnvorstellungen
nachgeht, dass man eine Vorstellung von der Beschaffen-
heit seines Lungenprozesses bekommt. Das ist außerordentlich wichtig.

Ebenso ist es wichtig, dass man bei Leuten, bei denen
dasjenige auftritt, was man Eigensinn, Dickköpfigkeit,
Rechthaberei nennen könnte, also alles dasjenige, was eine
gewisse Unbeweglichkeit des Begriffssystems darstellt,

ein starres Stehenbleibenwollen beim Begriffssystem, dass man durch das sich dazu führen lässt, nachzusehen, wie es mit dem Leberprozess des betreffenden Menschen steht. Denn bei einem solchen Menschen ist immer der innere organische Chemismus dasjenige, was nicht ordentlich wirkt.

Veränderungen im Gefüge der Wesensglieder

An früherer Stelle wurde bereits beschrieben, wie das Ich des Menschen als ewiger Geist auf dem Weg zur Geburt in drei Hüllen einzieht. Diese drei Arten von Leiblichkeiten haben je andere Aufgaben und Funktionen. Träger der Seelenprozesse ist der Astralleib, Träger der Lebensprozesse der Ätherleib. Sinnlich greifbar ist allein der physische Leib, an dessen Widerstand sich das menschliche Selbstbewusstsein entzündet. Die sinnlich unsichtbaren Hüllen sind jedoch in ihren Wirkungen erlebbar. Rudolf Steiner schildert dies anschaulich am 20. Februar 1924 in einem Vortrag vor der Arbeiterschaft am Goetheanumbau. Er erläutert dabei die Veränderungen und Lockerungen im Gefüge dieser verschiedenen Wesensglieder, die im Alter, vor dem Tod oder bei pathologischen Zuständen eintreten können. Durch diese das ganze Menschenwesen einbeziehende Erklärung lassen sich die Alterserscheinungen und Krankheitsbilder in ihrer tieferen Bedeutung verstehen. Der sehr lange Vortragsauszug wird hier durch erläuternde Überschriften untergliedert; zu Beginn kommt Steiner, angesprochen auf Veränderungen eines Menschen kurz vor dem Tod, auf die Schrift alter Menschen zu sprechen.

DIE SCHRIFT WURDE ZITTERIG; sie konnten nicht mehr recht schreiben, und man merkte gerade an der Schrift, dass sie alt geworden sind. Sie hatten früher vielleicht eine Schrift, wobei sie schrieben, sagen wir: Lehfeld (scharf, deutlich), und dann schrieben sie: Lehfeld (zitterig). Dann aber, die letzten Tage vor ihrem Tode, stellte sich heraus, dass sie wieder in eine gewisse scharfe Schrift hineinkamen; sie konnten plötzlich wiederum gut schreiben. Ich habe viele Menschen kennengelernt, die ihre früheren scharfen Schriftzüge vor dem Tode wiederum bekommen hatten. Ebenso ist in zahlreichen Fällen beobachtet worden – ich teile Ihnen da nicht gerade eine eigene Beobachtung auf diesem Gebiete mit, aber gut beglaubigte Beobachtungen, die gemacht worden sind –, dass Menschen, die als Kind irgendeine Sprache gelernt haben – als Kind sind sie vielleicht in irgendeinem fremden Land gewesen, haben eine Sprache gelernt und haben sie wieder vergessen; das kommt ja vor; nehmen wir an, sie hätten so als vierzig-, fünfzigjähriger Mann durchaus keine Möglichkeit gehabt, in dieser Sprache sich mit irgendjemand anderem zu verständigen –, plötzlich ein paar Tage vor ihrem Tode anfangen, in dieser Sprache wiederum ganz verständlich zu reden. Es kam wiederum heraus! Ja, sehen Sie, das sind doch sehr bedeutsame Erscheinungen. Was geht denn da eigentlich vor? Dieses geht vor, dass der Mensch, wenn er stirbt, seinen physischen Leib, also das eine Glied seines Wesens, für die Erde zurücklässt; das löst sich in der Erde auf, das wird in der Erde zerstört. Vom nächsten Glied seines Wesens, dem Ätherleib, habe ich Ihnen gesagt, dass er ein paar Tage nach dem Tode sich allmählich im allgemeinen Weltenäther auflöst. Und dann bleiben vom Menschen noch zurück, um durch die geistige Welt zu gehen, der astralische Leib und das eigentliche Ich. Die gehen dann durch die geistige Welt.

Da findet ja eine vollständige Trennung der einzelnen Glieder des Menschen statt. Und derjenige, der dafür ein Auge hat, kann schon beobachten an jemandem, dessen Tod nahe ist, wie sich die verschiedenen Glieder, physischer Leib, Ätherleib, astralischer Leib, voneinander lösen. Nun, was ist das, wenn einer seine Schrift ändert ein paar Tage vor seinem Tode? Ja, mit dem physischen Leib schreiben wir nicht! Womit schreiben wir denn eigentlich? Wir schreiben mit dem Ich! Wir bedienen uns des physischen Leibes nur als Werkzeug des Ichs, wenn wir schreiben. Und unser Ich, das wird ja nicht alt! Mit Ihrem Ich sind Sie heute noch so jung, wie Sie geboren worden sind. Das Ich wird ja nicht alt. Der astralische Leib wird auch nicht in demselben Maße alt wie der physische Leib. Aber der physische Leib ist es, dessen man sich bedienen muss als Werkzeug, wenn man schreiben will. Also der physische Leib, der muss mit seiner Hand die Feder ergreifen. Nun wird der Mensch, indem er alt wird, immer schwächer und schwächer, und er kann nicht mehr recht an seinen physischen Leib heran. Aber nicht nur das, sondern im physischen Leib selber lagert sich allerlei ab. Und die Folge davon ist, dass der Mensch seine Finger nicht mehr recht gebrauchen kann. Er wird ungeschickt, zittert, statt dass er feste Striche macht, wenn er schreibt. Ist nun der Mensch dem Tode nahe, dann lockert sich schon der Ätherleib vom physischen Leib heraus. Da geschieht eine Lockerung. Das kann zuweilen ein paar Tage vor dem Tode geschehen; manchmal geschieht es im letzten Augenblick. Man darf nicht sagen, dass man etwa einen Menschen, dem man tagelang vor seinem Tode ansieht, er könnte auch sterben, nicht mehr versuchen sollte zu heilen; es kann wiederum das, was sich gelockert hat, zusammengefügt werden. Man muss immer, solange ein Mensch lebt, unter allen Umständen versuchen, ihn zu heilen. Aber die

Sache ist doch so, dass bei vielen Menschen tagelang vor dem Tode sich der Ätherleib lockert.

Nun, wenn sich der Ätherleib lockert, dann wird der Mensch stärker. Dass der Mensch stärker wird, wenn sich sein Ätherleib lockert, das können Sie auch noch aus etwas anderem sehen. Es gibt eine Sorte von Verrückten, die entwickeln eine ungeheure Stärke, eine ganz außerordentliche Stärke. Sie könnten oftmals erstaunt sein über das, was ein solcher Verrückter an Stärke leisten kann. Nicht nur, dass die Prügel, die er verabreicht, furchtbar viel stärker sind als diejenigen von andern, sondern Möbelstücke, bei denen es keinem Menschen einfällt, dass er sie heben kann, die hebt zuweilen ein Verrückter mit Leichtigkeit. Also Sie sehen, da tritt etwas Merkwürdiges ein, was einen solchen Menschen von einem normalen Menschen unterscheidet. Was tritt beim Verrückten ein? Nun, beim Verrückten ist der Ätherleib immer etwas locker, oder der Astralleib ist gelockert. Nun ist der Mensch durch den physischen Leib nicht gerade stark, sondern schwach. Er muss den physischen Leib bedienen durch den Äther- oder Astralleib. Man sagt ganz richtig im Volksmund: «Es ist eine Schraube bei ihm los» – es ist etwas gelockert. Das Volk spricht zuweilen sehr richtig, weil ein Instinkt des Übersinnlichen beim Volke vorhanden ist, und in solchen alten Volksaussprüchen sollte man nicht etwas Verächtliches sehen, sondern etwas, was durchaus stimmt. Wenn nun der Verrückte seinen Äther- oder Astralleib gelockert hat und dadurch stark wird, so ist er eben als Verrückter in derselben Lage, in der einer ist, dessen Ätherleib sich schon gelockert hat, weil er in ein paar Tagen stirbt. Und wenn er im Ätherleib stärker wird, kann er wieder besser schreiben. Wenn er im astralischen Leib stärker wird – da ist ja alles drinnen, was man vergessen hat –, da zieht er dann aus dem astralischen Leib heraus, was er vergessen hat, und kann wiederum die früher gehandhabte Sprache sprechen.

Aber nun nehmen Sie Ihren Fall. Sehen Sie, ich habe ja den Mann nicht gekannt und weiß daher nicht, wie er gelebt hat. Vielleicht haben Sie ihn gekannt? Sie können ja dann auf gewisse Fragen antworten. Haben Sie ihn gut gekannt? – Nun, sehen Sie, bei einem solchen Menschen kommt es sehr stark in Betracht, ob er vielleicht eine Frau oder jemand anders in der Umgebung gehabt hat, vielleicht könnten Sie es selber gewesen sein, der ihm fortwährend vorgeredet hat, wie schädlich es ist, so viel Alkohol zu trinken? (Das wird bestätigt.) Nun, da haben wir gleich irgendetwas, was uns auf die Spur führen wird. Er hat in seiner Umgebung Leute gehabt, die ihn immer ermahnt haben, er solle nicht so viel trinken, weil das nicht das Richtige ist und er sich damit schadet. Bei dem Mann ist das, wie man sagt, bei dem einen Ohr rein-, bei dem andern Ohr rausgegangen. Wiederum eine volkstümliche Redensart, die gar nicht so unbegründet ist. Es ist schon so, dass der Mensch für gewisse Dinge so gestimmt ist, dass sie bei dem einen Ohr rein-, bei dem andern Ohr rausgehen. Warum? Nun, weil der astralische Leib die Dinge überhört. Das Ohr ist ja nur das Werkzeug des Hörens. Der astralische Leib überhört es.

Nun kommt es aber doch vor, dass der astralische Leib die Sache hört, aber der physische Leib nicht mittut, weil der betreffende Mensch zu schwach ist. Nun denken Sie jetzt, der Mann hat meinetwillen von Herrn Erbsmehl selber gehört: Du bist ein ganz verrückter Kerl – ich sage es jetzt ganz radikal, nicht wahr –, weil du dich alle Augenblicke besäufst! Das geht nicht, das ist menschenunwürdig! – und so weiter, und der Mann hat das alles heruntergeschluckt. Das ist so geschehen, das geschieht ja schon einmal im Leben, dass die Leute die Sache herunterschlucken und dann wieder weitermachen. Aber sein astralischer

Leib hat etwas davon behalten. Vielleicht haben Sie es so stark gesagt und so oft, dass der astralische Leib und der Ätherleib gar nicht wegkommen konnten, ohne das zu behalten. Solange die im physischen Leib drinnen ganz ohne Hindernis steckten, solange haben sie nichts gehört. In dem Augenblick, wo der physische Leib so wurde, dass der Ätherleib und der astralische Leib gelockert wurden, ja, da plötzlich kam durch den Ätherleib und den Astralleib der Gedanke in den Menschen hinein: Der Herr Erbsmehl könnte doch recht gehabt haben! Vielleicht ist das ganz verrückt, dass ich das ganze Leben hindurch so viel getrunken habe. Jetzt will ich einmal – nun, das können Sie sich ja denken, wenn die Dinge gelockert sind – Buße tun! – Da sagen dann der astralische Leib und der Ätherleib: Aha, jetzt trinkt er keinen Alkohol, jetzt trinkt er Schokolade und Zuckerwasser! – Vielleicht hätte er auch Limonade getrunken, wenn welche da gewesen wäre.

Der Astralleib gräbt sich zu tief in den physischen Leib

Dadurch, dass so etwas auftreten kann, wird gerade für den, der die Dinge verständig ansieht, der Beweis geliefert, dass da im Menschen allerlei sitzen kann, was nicht herauskommt. Den gegenteiligen Fall habe ich Ihnen auch einmal erzählt. Der gegenteilige Fall war, wo die Geschichte nicht im Astralleib und Ätherleib drinnenblieb, sondern zu stark in den physischen Leib hineinging, wo man gewissermaßen viel zu viel auf die Sache hinhörte. Der gegenteilige Fall ist der: Einem ehemaligen Bekannten von mir – er war ein sehr gelehrter Herr – passierte es eines Tages, dass ihn das Bewusstsein und das Gedächtnis verließen. Er wusste nicht mehr, wer er einmal war, was er getan hat; von seiner ganzen Gelehrsamkeit wusste er nichts mehr. Alles hatte er vergessen. Er wusste nicht einmal, dass er er selbst ist, dass er er ist. Aber trotzdem, sein Verstand war klar. Der Verstand wirkte ganz klar. Er ging zum Bahnhof, löste sich ein Eisenbahnbillett und fuhr weit. Geld hatte er sich auch mitgenommen, das, was er noch gehabt hat. Er konnte weit fahren. Als er angekommen war an der Station, wohin das Billett gelautet hatte, kaufte er sich ein neues. Und das tat er mehrmals, wusste gar nichts von dem, was er tat. Der Verstand ist aber so abgesondert vom eigentlichen Menschen, dass alles ganz verständig geschah, wie die Tiere verständig handeln – wie ich Ihnen oftmals an manchem guten Beispiel gezeigt habe –, ohne dass sie ein Ich haben. Nun, da fand er sich einmal wiederum, das Gedächtnis kam wiederum. Er wusste, wer er ist. Seine Gelehrsamkeit rückte auch wiederum im Kopfe herauf; aber er befand sich in Berlin in einem Obdachlosenasyl! Da ist er zuletzt gelandet. Abgereist ist er von Stuttgart. Man konnte nachher konstatieren, dass er dort abgereist ist. In bewusstlosem Zustande ist er in Budapest und so weiter gewesen. Den Weg von Berlin nach Stuttgart hat er wiederum machen können. Dann hat ihn jemand von seiner Familie abgeholt, die furchtbar in Ängsten war. Er hat das wieder machen können. Er hat dann allerdings durch Selbstmord geendet. Das eine Mal kam es durch Bewusstlosigkeit heraus, das andere Mal durch Selbstmord.

Aber was geht denn da vor in einem solchen Fall? Ja, sehen Sie, diesen Mann, von dem ich Ihnen jetzt erzählt habe, den habe ich tatsächlich so vor mir, dass ich ihn eigentlich jederzeit malen könnte. Der Mann hatte Augen, von denen man glauben konnte, sie wollten immer mehr tiefer in den Kopf hinein. Er hatte hier vorne so etwas, wie wenn die Nase sich eingegraben hätte – das alles natürlich sehr leise angedeutet – in den physischen Leib. Er sprach mit einem in einer ganz merkwürdigen Weise. Er sprach mit einem so, dass er ganz anders überzeugt war von seinen

Worten als ein anderer Mensch. Man hatte das Gefühl, der schmeckt seine eigenen Worte immer auf der Zunge und verschluckt sie, so gern hat er sie. Es gefällt ihm so, wenn er etwas spricht, er schluckt das alles in sich hinein. Und wenn man ihm irgendwie widersprach, da wurde er recht böse. Aber er zeigte äußerlich nicht viel von diesem Bösewerden, sondern sein Gesicht verzerrte sich. Wenn irgendwo auf der Straße ein Wagen knatterte, dann fuhr er furchtbar zusammen; wenn Sie ihm irgendeine Neuigkeit erzählten, dann fuhr er ebenso zusammen, ob sie nun freudig oder traurig war.

Sehen Sie, dieser Mensch hatte zu viel zugehört, und alles drückte sich gleich in seinem physischen Leibe aus. Und dadurch hatte er die Gewohnheit, dass der astralische Leib immer ganz tief in den physischen Leib sich eingrub; er behielt nichts für sich, wie Ihr Alkoholiker, sondern alles grub sich in den physischen Leib ein, bis der physische Leib so weit war, dass er auch sein eigenes Ich eine Zeit lang verrückte.

Da haben Sie den entgegengesetzten Fall. Bei diesem Alkoholiker blieben die Ermahnungen im astralischen Leib sitzen und kamen hervor, als er sich lockerte. Bei jenem anderen, von dem ich Ihnen erzählt habe, setzte sich der astralische Leib so tief in den physischen Leib hinein, dass der physische Leib dann auch für sich fortging.

Sie sehen also, es sind im Menschen überall die Anzeichen dafür vorhanden, dass diese höheren Glieder, diese übersinnlichen Glieder mit seinem physischen Leib und mit seinem Ätherleib in einer innigen Verbindung stehen. Dieses alles zeigt Ihnen aber, dass man das Leben wirklich nur kennenlernen kann, wenn man auf solche Lebenszusammenhänge hinschaut, die einem direkt verraten: Da ist ein physischer Leib im Menschen, da ist ein Ätherleib im Menschen, da ist ein astralischer Leib, da ist ein Ich.

Wie in den vorstehenden Beispielen erläutert, werden zahlreiche Krankheitsbilder durch die Wirksamkeit der Wesensglieder verständlich, insbesondere dann, wenn diese sich in ihrem Gefüge untereinander verändern. In der Psychogeriatrie ist das Phänomen von wahnhaften Vorstellungen gut bekannt. Es treten plötzlich bedrohlich wirkende Menschen oder Wesen in Patientenzimmern auf, die von Außenstehenden nicht wahrgenommen werden können. Rudolf Steiner knüpft in seinem Vortrag vom 31. Januar 1907 an Schilderungen des Wiener Kriminalanthropologen Moritz Benedikt über Sinnestäuschungen an, die selbst den besonnenen Forscher in die Irre geleitet haben. Steiner weitet die Betrachtung auf die ganze menschliche Wesenheit aus und deutet die pathologischen Entwicklungen aus dem Feld der Psychogeriatrie als Störungen der einzelnen Wesensglieder des Menschen.

SINNESTÄUSCHUNGEN RECHNEN wir nicht zu den Geisteskrankheiten. Dazu kann uns ein Buch des Wiener Kriminalanthropologen Moritz Benedikt viel Interessantes bieten, obwohl es nicht in geisteswissenschaftlichem Sinne geschrieben ist. Benedikt erzählt darin seine eigenen Erlebnisse und Erfahrungen. Er hat im linken Auge einen partiellen Star, sodass er etwas unregelmäßig sieht. Wenn er nun im Dunkel in einer ganz bestimmten Richtung schaut, so sieht er Gespenster ganz besonderer Art. Einmal ward er davon so erschreckt, dass er zur Waffe griff. Das ist so zu erklären: Ein gesunder Mensch ist sich der inneren Bestandteile seines Auges nicht bewusst. Wer aber Unregelmäßigkeiten im Auge hat, der wird sich deren in der Weise bewusst, dass sie ihm außen im Spiegelbilde erst entgegentreten. Das wollen wir nun auf die ganze menschliche Wesenheit ausdehnen. Wir werden uns ja unseres Innern überhaupt nicht bewusst, sondern nur dessen, was uns von außen übermittelt wird. Wenn Harmonie herrscht zwischen oben und unten, so ist man sich der innern Vorgänge überhaupt nicht bewusst. Hat einer zum Beispiel ein schwerfälliges Gehirn, das der Astralleib nicht gebrauchen kann, so drückt sich diese Störung, die der Astralleib erleidet, ebenso nach außen hin aus, wie die Störung im Auge es tat. Da wird der Astralleib sich seiner selbst bewusst, weil er gestört ist; da sieht er sich nach außen projiziert, Hoffnungen, Wünsche, Begierden treten ihm in Gestalten von außen entgegen. Wahnsinn, Querulantenwahnsinn, Hysterie gehören hierher, alles das, wo der Mensch seine Gefühle nicht in Einklang bringen kann mit der Außenwelt. Aber auch der Ätherleib kann an inneren Abnormitäten leiden. Er ist der Träger der bildlichen Vorstellungen. Wenn der Ätherleib sich seiner selbst unbewusst ist, so treten die Bilder der Außenwelt ihm wahr entgegen. Spiegeln sich aber bei Störungen des Ätherleibes die Bilder nach außen, so werden es Wahnideen, Paranoia. Wenn der physische Leib, der den Einklang mit der physischen Umgebung bringen soll, selbst erkrankt, wenn der physische Leib sich seiner selbst bewusst wird, so tritt Idiotie auf. Wenn der physische Leib zu schwer ist, sodass der Astralleib ihn nicht beherrschen kann, dass er nicht herauskann, so tritt das ein, was man Dementia nennt.

Alter und Tod

Warum müssen wir sterben? In jedem Lebensalter ist diese Frage zu vernehmen. Zuweilen in leidvoller oder vorwurfsvoller Stimmung, zuweilen auch als Frage nach den Rätseln des menschlichen Daseins. In jedem Fall spricht sie ein Thema an, das uns in existenzieller Weise betrifft. Sterbeprozesse setzen mit der Geburt ein, ja schon in der Schwangerschaft. Sie sind unter anderem eine Folge von Stoffwechselvorgängen. Sterbeprozesse begleiten aber auch die Bewusstseinsentwicklung. Jeder bewusste Gedanke ist nur möglich, wenn sich gleichzeitig in unserer Nerven-Sinnes-Organisation, in den Nervenzellen, ein Todesprozess vollzieht. Das wache Tagesleben zehrt den physischen und den ätherischen Leib auf. Wir sterben, so Rudolf Steiner, «weil wir bewusst leben». Altern und Sterben gehören so nicht nur zum Leben, sondern sie machen erst seine Würde aus.

Eine anthroposophisch-geisteswissenschaftliche Betrachtung eröffnet eine Fülle von Perspektiven, die sinnstiftendes Licht auf den Tod als eine Schwellenerfahrung werfen. Der Tod ist eingebettet in eine höhere Ordnung und in kosmische Gesetzmäßigkeiten. Wenn wir das in unserer Beschäftigung mit dem Tod berücksichtigen, kann sich Leidvolles in Trostreiches wandeln.

Das Wissen um wiederholte Erdenleben erlaubt es, die jeweilige Entwicklung eines individuellen Lebens in einen größeren Kontext zu stellen, sie in ihrer Herkunft zu verstehen und im Hinblick auf Künftiges zu betrachten. Was uns im Alter widerfährt, erhält so seine Bedeutung über den Tod hinaus; der Tod selbst lässt sich in seinen Wirkungen als sinnhaft begreifen. Rätselvoll scheinen besonders die Umstände, die einen frühen

Tod begründen. Rudolf Steiners Ausführungen deuten hier in besonderer Weise auf ein Zusammenarbeiten von Menschenseelen und hohen hierarchischen Geistern hin und auf das Walten der Schicksalsgesetze, des Karmas.

Mit Luzifer und Ahriman sind schließlich die beiden Mächte benannt, die sich der gewollten Weltentwicklung entgegenstellen. Ihr Wirken ist in einer ganz speziellen Weise mit dem Alter und dem Tod, aber auch dem Nachtodlichen verbunden. Die ahrimanischen Kräfte weisen eine Nähe zu den im Alter wirksamen Prozessen auf, es sind greisenhafte Kräfte, die ein Verhärten und Verdichten bewirken wollen, während die luziferischen Mächte mit den beweglichen, jung machenden Kräften verbunden sind, sodass sie uns im pathologischen Fall auf der Stufe der Kindheit zurückhalten und so ein Reifen verhindern.

Im ersten Kapitel dieses Buches wurde bereits erwähnt, dass auch die Erde einem Alterungsprozess unterworfen ist. Dem Absterben der Erde können Lebensprozesse entgegenwirken, vergleichbar dem Altern des Menschen, mit dem ein Reifeprozess einhergeht. Rudolf Steiner lenkt hier unseren Blick auf den menschlichen Leichnam. Vor seinem Zerfall war er von menschlicher Geisteskraft durchdrungen, und genau darauf kommt es an. Weil Ich-Kräfte in ihm wirkten, ist er durch feinststoffliche Energien ‹geimpft›. Mit ihm gelangen – gleichsam in homöopathischen Dosen – belebende Menschenkräfte ins absterbende Stoffliche der Erde.

Um die belebende Kraft des Geistigen geht es auch im letzten Abschnitt des Kapitels «Alter und Tod». Denn die Verstorbenen sind nur dann abgetrennt von unseren irdischen Verhältnissen, wenn wir ihre Anwesenheit leugnen. Dann finden sie keinen Zugang zu uns

Lebenden. Insbesondere im Schlaf können wir jedoch in Verbindung zu ihnen treten und zu einem fruchtbaren Austausch kommen.

Warum wir sterben

Unser waches Leben ist wie das Hinsterben der Pflanze zur Winterzeit. Jeden Tag bringen wir Absterbekräfte in unseren Organismus hinein; die summieren sich, und weil das so ist, sterben wir. Der Grund des Todes liegt im Bewusstsein. Wir können daraus entnehmen, wie das bewusste, vom Ich durchzogene Tagesleben der Aufzehrer ist vom physischen und Ätherleib. Wir sterben, weil wir bewusst leben.

Der Leib aber des erwachsenen Menschen, oder überhaupt des Kindes von einem bestimmten Lebensalter an, bietet vom Standpunkte des Schlafes aus gesehen eigentlich fortwährend einen Prozess des Vergehens, des Zerstörens. Es werden zwar jede Nacht während des Schlafes die zerstörenden Kräfte wieder durch die Wachstumskräfte ertötet; es wird in der Nacht ausgeglichen, was der Tag zerstört, aber es ist immer ein Überschuss der zerstörenden Kräfte vorhanden. Und dass immer ein Überschuss von zerstörenden Kräften da ist, das macht es, dass wir überhaupt sterben. Es summieren sich die Differenzen, die da bleiben. Jede Nacht bleibt doch immer eine Differenz zurück. Die Kräfte, die während der Nacht ersetzt werden, sind nie genauso groß wie die, welche im Tagesleben verbraucht worden sind, sodass im normalen Leben des Menschen täglich immer ein gewisser Rest von zerstörenden Kräften zurückbleibt. Und da dieser Rest, der jeden Tag zurückbleibt, sich hinzurechnet zu dem andern, so tritt der natürliche Alterstod ein, wenn dann die Summe so groß ist, dass die zerstörenden Kräfte die aufbauenden überwiegen.

> Im zweiten Ärztekurs, 1921, spricht Rudolf Steiner über den natürlichen Tod. Er tritt ein, wenn das Verhältnis der Geistigkeit zur Leiblichkeit sich so wandelt, dass das Geistige, das Ich, die physischen Leibesprozesse nicht mehr beherrschen kann. Der Vorgang des Sterbens hängt also eng mit dem Ich-Bewusstsein des Menschen zusammen. Der Tod wird nicht begriffen, wenn nur das Physische, das Aufhören des Lebens beachtet wird.
> Ganz konkret spricht Steiner dann über den Alterstod. Der tritt dann ein, wenn der Ernährungsprozess nicht mehr in ausreichendem Maß stattfinden kann. Dann überwiegt der Abbau den Aufbau.

ALSO DASJENIGE, was da vom Menschenhaupte eingeleitet wird und von da aus durch den ganzen Organismus strahlt, das ist der rein physische Prozess, der im Moment, wo der Tod eintritt, sich in den ganzen Organismus ergießt. Dieser Moment, der ist im menschlichen Haupte, wenigstens von ihm zentralisierend ausgehend, immer vorhanden. Er wird nur paralysiert durch den Vitalisierungsprozess vom anderen Organismus aus. Der Mensch trägt tatsächlich die Kräfte, die ihn auch zum Sterben bringen, fortwährend in sich, und er wäre kein Ich, wenn er nicht die Kräfte des Sterbens in sich tragen würde. Der Mensch könnte sich nur wünschen, als physisch auf der Erde herumgehender Mensch, als physischer Mensch unsterblich zu sein, wenn er verzichten würde darauf, ein Ich-Bewusstsein zu haben. [...]
Aber sagen muss man, dass demjenigen, was im Menschen als physischer Prozess wirkt, was ihn als physischer Prozess durchsetzt, dass dem entgegengearbeitet wird so

lange wie möglich von dem Ich, das aber an diese Gegenarbeit, an diese reaktive Wirkung gebunden ist. Es wird dem so lange entgegengearbeitet, als dieser physische Prozess nicht zu stark wird. Dieser physische Prozess ist dasjenige, was das Sterben immer im menschlichen Organismus hat, was im Sterben zuletzt auch liegt. Wenn nämlich der physische Prozess gewissermaßen hypertrophiert, sodass er von dem Ich nicht mehr beherrscht werden kann, dann muss sich das Ich von dem physischen Leib trennen, was natürlich auch dadurch eintreten kann, dass eine übermäßige physische Wirkung an irgendeiner Stelle des Körpers auftaucht und die anderen im früheren Lebensalter mit sich reißt, sodass man sagen kann: Dasjenige, was menschliches Ich ist, hängt innig zusammen mit demjenigen, was der Tod ist:

Ich – Tod

Und zum treffendsten Studium über das Ich kommen Sie am besten dadurch, dass Sie den Tod studieren, aber nicht in jener allgemein nebulosen Art, wie man sich den Tod vorstellt, was einem ja verschiedene Dinge gestattet. Nicht wahr, so wie sich die Menschen heute den Tod vorstellen, so können sie sich auch das Zerstörtwerden einer Maschine vorstellen, denn sie stellen sich unter dem Tod nur vor, dass etwas aufhört. Sie stellen sich nicht den realen Prozess vor. Deshalb stellen sich dann die Menschen unter dem Tod auch das Zerstören einer Maschine vor. Aber das heißt nichts, sich die Dinge so vorzustellen, sondern man muss zu dem konkreten Tatbestande kommen. Das Aufhören des Lebens ist nicht Tod, sondern für den Menschen ist Tod das, was ich eben hier auseinandergesetzt habe. [...]

Nun, da muss ich allerdings zunächst sagen, ganz konkret angesehen tritt der Tod des Menschen dann ein, wenn seine ganze innere Organisation so ins Physische übergegangen ist, dass kein Ernährungsprozess, kein durchgreifender Ernährungsprozess mehr eingeleitet werden kann. Das ist der Alterstod. Der Alterstod ist eigentlich das Unfähigwerden, die Stoffe im Organismus aufzunehmen. Im Grunde genommen ist diese Erscheinung, die deshalb so wenig beobachtet werden kann, weil gewöhnlich durch andere Ursachen der Mensch früher stirbt, als der eigentliche Marasmus in seiner Vollblüte oder eigentlich Unblüte eintritt, noch nicht ganz beobachtet. Aber es ist tatsächlich ein Versagen der Ernährung. Der Körper kann nicht mehr die Ernährung voll durchführen; er ist dazu zu physisch geworden [...].

Im Winter 1906 sprach Rudolf Steiner zum Thema: «Wie begreift man Krankheit und Tod?» Um diese Frage zu beantworten, ging er auf die Ich-Tätigkeit ein, die sich während des Lebens und in wiederholten Erdenleben in vielfältigen Umwandlungsprozessen äußert, und zeigte, wie gerade umgekehrt das individuelle Leben aus dem Tod heraus zu begreifen ist, aus der Tatsache, dass es seine eigenen Grundlagen aufzehrt. Dieses Aufzehren hat natürliche Alterungsbeschwerden im Gefolge wie beispielsweise das Schwinden des Gedächtnisses, das Nachlassen der Sehkraft oder des Gehörs. Steiner fasst dies in der Erkenntnis zusammen: «Der Tod ist die Wurzel des bewussten Lebens.» Ausgangspunkt der nachfolgenden Passage ist die Arbeit des Ich am Astralleib und die Umwandlung von Trieben und Begierden in moralische Empfindungen.

So können wir uns sagen, dass dieser Astralleib stets zwei Teile enthält: einen, der aus der ursprünglichen Anlage herrührt, und einen, den das Ich selbst geboren hat. Nun verstehen wir die Arbeit des Ich nur dann, wenn wir uns klarmachen, dass der Mensch einer Wiederverkörperung – wiederholten Erdenleben – unterliegt; dass der Mensch, wenn er geboren wird, gleichsam in vier voneinander geteilten Leibern sich die Früchte und Ergebnisse früherer Erdenleben mitbringt, die als ein Maß für die Energie und Kraft seines Lebens da sind. Der eine Mensch wird geboren, weil er es früher dazu gebracht hat, mit viel Lebensenergie, mit starken Kräften seinen Astralleib umzugestalten. Der andere wird darin bald erlahmen. Wenn man hellsehend untersuchen kann, wie das Ich beginnt, an dem Astralleibe frei zu arbeiten, die Begierden, Triebe und Leidenschaften vom Ich aus zu beherrschen, dann könnte man, wenn man das Maß von Energie, das das Ich sich mitgebracht hat, anzugeben vermag, sagen: dieses Maß ist so groß, dass das Ich soundso lange an seiner Umgestaltung an sich arbeiten wird und nicht mehr. Und nach der Zeit der Geschlechtsreife gibt es für jeden Menschen ein solches Maß, durch das man messen kann und angeben könnte, bis wann er alles aus seinem Astralkörper herausgearbeitet hat nach den ihm in diesem Leben zugeteilten Pfunden. Was der Mensch so in seinem Gemüt an Lebenskräften umzugestalten und zu läutern vermag, erhält sich selbst. Solange dieses Maß ausreicht, lebt er auf Kosten des sich selbst erhaltenden Astralleibes. Ist er erschöpft, findet er keinen Mut mehr, neue Triebe umzugestalten, kurz, keine Energie, an sich zu arbeiten, dann reißt der Lebensfaden ab – und er muss nach einem Maße, das jedem Menschen zuerteilt ist, einmal abreißen. Dann ist die Zeit gekommen, wo der Astralleib seine Kräfte von dem Prinzip des menschlichen Lebens nehmen muss, das ihm zunächst liegt, vom Ätherleib. Und jetzt kommt die Zeit, wo der Astralleib auf Kosten der im Ätherleib aufgespeicherten Kraft lebt; der Ausdruck dafür ist für den Menschen da, wenn sein Gedächtnis, seine produktive Einbildungskraft allmählich schwindet.

Wir haben öfter hier gehört, dass der Ätherleib der Träger der produktiven Phantasie und des Gedächtnisses ist, dessen, was man Lebenshoffnung und Lebensmut nennt. Diese Gefühle, wenn sie zu seinem bleibenden Element werden, haften an dem Ätherleib. Sie werden jetzt von dem Astralleib herausgesogen; und nachdem der Astralleib so auf Kosten des Ätherleibes gelebt und alles, was dieser herzugeben hatte, ausgesogen hat, beginnt die Zeit, wo die schöpferischen Kräfte des physischen Leibes vom Astralleib aufgezehrt werden. Und sind diese herausgezehrt, dann schwindet die Lebenskraft des physischen Leibes, der Körper verhärtet sich, der Puls wird langsamer. Da zehrt der Astralleib zuletzt auch noch am physischen Leibe und nimmt ihm die Kraft weg. Und hat er die aufgezehrt, dann ist keine Möglichkeit mehr, dass aus dem physischen Prinzip heraus der physische Leib erhalten werden kann.

Soll der Astralleib es dahin bringen, dass er frei werden und zu dem Leben und der Arbeit des Ich geboren werden soll, dann ist es notwendig, dass in der zweiten Hälfte des Lebens der frei gewordene Astralleib, wenn das Maß der Arbeit erschöpft ist, seine Hüllen geradeso, wie sie gebildet worden sind, selber wieder aufzehrt. So ist das individuelle Leben vom Ich heraus geschaffen.

Zum Gleichnis diene Folgendes: Denken Sie sich ein Stück Holz, das Sie anzünden. Wäre es nicht so, wie es ist, so würden Sie es nicht anzünden können. Die Flamme quillt aus dem Holz hervor, aber sie zehrt es zu gleicher Zeit auf. Das ist das Wesen der Flamme, dass sie aus dem Holz heraus frei wird und den eigenen Mutterboden aufzehrt. So wird der Astralleib dreifach herausgeboren, so zehrt er, wie die Flamme das Holz, seine eigene Grundlage auf; und darin besteht die Möglichkeit, dass das individuelle Leben da sein kann, weil es seine Grundlage wieder aufzehrt. Der Tod ist ihm die Wurzel des Lebens, und es könnte gar kein bewusst individuelles Leben geben, wenn es nicht den Tod gäbe. Wir verstehen und begreifen den Tod allein, indem wir seinen Ursprung zu erkennen suchen, und daher begreifen wir das Leben, indem wir sein Verhältnis zum Tod erkennen.

HÄTTE DER MENSCH immer gewusst, dass der Tod der Same des Lebens ist, er wäre auch nicht zu einer selbstständigen Ichheit gekommen, denn er wäre geblieben im Zusammenhang mit der geistigen Welt. So aber trat der Tod ein, gab ihm die Illusion, dass er getrennt sei von der geistigen Welt, und erzog so den Menschen zur selbstständigen Ichheit.

> In Wirklichkeit gibt es keinen Tod. Diese radikale Äußerung mutete Rudolf Steiner seinen Hörern mitten im Krieg zu, als er in einem Vortrag über das Todeserlebnis sprach. An der Todesschwelle erwacht das Menschen-Ich, so Steiner, zu seinem wahren Wesen und erfährt den Sieg des Geistigen über das Leibliche. Diesen Moment bezeichnet Rudolf Steiner als «das befriedigendste, vollkommenste Ereignis», das man als Mensch erlebt.

DER TOD IST ETWAS, was am allermeisten zwei total voneinander verschiedene Seiten hat. Der Tod von hier aus, von der physischen Welt aus gesehen, hat gewiss viele trostlose Seiten, viele schmerzliche Seiten. Aber es ist wirklich so, dass man von hier aus den Tod von der einen Seite nur ansieht; wenn man aber gestorben ist, sieht man ihn von der anderen. Da ist er das befriedigendste, vollkommenste Ereignis, das man überhaupt erlebt, denn er ist da lebendige Tatsache. Während er hier ein Beweis dafür ist, auch für unsere Empfindung, für unser Gefühl, wie hinfällig, wie vergänglich das physische Leben des Menschen ist, ist der Tod, angeblickt von der geistigen Welt aus, gerade ein Beweis dafür, dass immerdar der Geist den Sieg über alles Ungeistige davonträgt, dass immerdar der Geist das Leben ist, das unvergängliche, das nie versiegende Leben. Er ist gerade ein Beweis dafür, dass es keinen Tod gibt in Wirklichkeit, dass der Tod eine Maya, ein Schein ist. Darin liegt auch der große Unterschied zwischen dem Leben von dem Tode bis zu einer neuen Geburt und dem Leben hier von der Geburt bis zum Tode.

Langes Leben oder früher Tod

Im Krieg gab es viele Tote zu beklagen, viele, die allzu jung gestorben sind. An zahlreichen Orten sprach Rudolf Steiner über deren Schicksal. Besonders eingehend behandelte er im Vortrag vom 5. September 1915 die Bedeutung eines frühen oder späten Todes. Denn wer früh aus dem Leben scheidet, bringt etwas ganz anderes in die Geisteswelten mit als diejenigen, die ein langes Leben hinter sich haben. Die Weltenentwicklung braucht beide. Ein früher Tod kann zu Genialität im künftigen Erdenleben führen. Ein später Tod stärkt die Kräfte, die der besonderen Ausgestaltung des leiblichen Körpers dienen. In beiden Fällen aber hat der Tod eine Wirkung für das künftige Schicksal und die Harmonie des Weltganzen.

IN JEDEM LEBENSALTER sterben die Menschen. Dies kann man, ich möchte sagen, gedankenlos so aussprechen. Und die Menschen sind am wenigsten geneigt, demgegenüber das Rätselhafte zu empfinden, das sich fortwährend wiederholt. Aber gerade in diesen alleralltäglichsten Tatsachen des Lebens sprechen sich die größten Rätsel aus. [...]

Nun ist ein großer, gewaltiger Unterschied, der Ihnen einleuchten wird, wenn Sie das, was ich eben gesagt habe, voraussetzen, ein gewaltiger Unterschied, ob man uralt stirbt oder ob man in der Jugend stirbt, vielleicht gar als Kind. Denn stirbt man in der Jugend, dann ist der Ätherleib noch nicht so jung geworden. [...]

Ja, sehen Sie, um ein neues Erdenleben zu zimmern, dazu gehört sehr viel. Und wenn es der menschlichen Weisheit so unmittelbar überlassen wäre, ein neues Erdenleben durch sich selbst zu zimmern, da käme ganz sicher nichts Ordentliches zustande. Setzen Sie sich einmal in den Fall, Sie sollten aus Ihrem Bewusstsein heraus das ganze physische Instrument des Menschen formen. Da müssten Sie es doch eben kennen, nicht wahr? Aber jeder Blick in die äußere Wissenschaft sagt einem, wie viel der Mensch von der Zusammensetzung seines physischen Leibes kennt! Zwischen Tod und neuer Geburt kann er es so weit, dass er den physischen Leib so formen kann, dass dieser physische Leib wirklich bis in seine feinsten Ziselierungen hinein geeignet ist, das zum Ausdruck zu bringen, was aus dem früheren Erdenleben veranlagt ist.

Wenn jemand Sie fragen sollte: Wie muss ich es machen mit einer bestimmten Gehirnwindung, dass ich ihr da in ihrer Linie diejenige Wendung gebe, die gerade dem entspricht, was ich mir im vorigen Leben angeeignet habe? Ja, wenn Sie die Frage entscheiden sollten, ob ich sie hier ein bisschen drehen oder vielleicht so machen soll – Sie würden es nicht entscheiden können, wenn jemand Sie examinieren würde, und nicht sagen können: Drehst du diese Gehirnwindung so herum, dann entspricht das dem Umstande, dass du in der früheren Inkarnation ein Redner warst, und das dann zur Ausarbeitung bringen kannst. Wie sollten Sie das beantworten können mit dem Bewusstsein des physischen Planes? Zwischen dem Tod und einer neuen Geburt muss der Mensch das beantworten, denn er muss sich in dem neuen Ätherleib diese feine Ausziselierung seiner Organe veranlagen. Das muss alles geschehen. – Was dazu notwendig ist, das lässt sich leicht mit einem Worte bezeichnen, aber ich wollte ein Gefühl davon hervorrufen, was dieses Wort umschließt: Weisheit ist dazu notwendig, Weisheit! Und diese Weisheit muss wirklich im Menschen sein. [...]

Aber bei denjenigen, die jung sterben, da ist es anders, da hat der Ätherleib nicht so «gejüngert», und die Folge davon ist, dass weniger Weisheit, die auf der Erde erworben ist, in diesem Ätherleib aufgespeichert ist, denn es handelt sich wirklich um die auf der Erde erworbene Weisheit. Dafür ist etwas anderes darin: In dem alten, noch nicht gejüngerten Ätherleib eines Frühverstorbenen, da ist umso mehr Wille darinnen; direktes Willenselement, Liebeselement, schöpferisches Liebeselement ist darinnen. Das ist nämlich der Unterschied zwischen dem Ätherleib eines alt gewordenen Menschen, der mehr durchdrungen ist mit dem Weisheitscharakter, und dem Ätherleib eines jung verstorbenen Menschen, der durchdrungen ist mit dem Willenselement. Der Ätherleib eines jung verstorbenen Menschen strömt Liebe aus, warme Liebe, warmes Ätherisches der Liebe. Der Ätherleib des alt gewordenen Menschen strömt aus weisheitsvolles Aurisches, Lichtvolles.

Nun können wir uns die Frage, die uns da interessiert, dadurch beantworten, dass wir die Geisteswissenschaft fragen: Was würde eintreten, wenn auf irgendeine Weise alle Menschen achtzig oder neunzig Jahre alt, also ganz alt werden könnten, wenn gar keiner jung stürbe, was würde dann eintreten? – Dann würden alle Ätherleiber, die von ihren Seelen verlassen würden, von liebevoller Weisheit durchsetzt sein. Es würden die Menschen auf der Erde in ihrem historischen Fortgang die Möglichkeit haben, während des physischen Lebens zwischen Geburt und Tod viel zu lernen auf der Erde, denn die physischen Leiber würden weisheitsvoll gestaltet werden. Die Menschen würden gewissermaßen undifferenziert geboren werden, einer wäre wie der andere, aber sie könnten sehr viel lernen auf dem physischen Plan. Ich möchte sagen, sie wären fein-weisheitsvoll gebaut und könnten sehr viel lernen hier auf dem physischen Plan. Allerdings würde ein solches Lernen verbunden sein mit einer außerordentlich labil sich haltenden Konstitution. Die Menschen würden gewissermaßen, weil alles so außerordentlich fein, ich möchte sagen, mechanistisch-weisheitsvoll in ihrem physischen Organismus gebildet wäre, ein labiles Gleichgewicht haben, aus dem sie leicht herauskommen könnten. Es würde einer viel lernen können, aber er würde furchtbar nervös werden, wie man heute im «nervösen Zeitalter» sagt. Es würde eine Menschheit sein, die immerfort zappelt und immerfort aus dem Gleichgewicht kommen würde, eine sehr für das Lernen auf dem physischen Plan begabte, aber recht zappelige Menschheit. Es ist besser, «zappelig» zu sagen als «nervös». [...] Aber ausbleiben würde in der Menschheitsentwicklung, wenn alle Menschen alt werden würden, wenn keiner jung sterben würde, ausbleiben würde die seelische Differenzierung, die wir mitbringen, wenn wir aus der geistigen Welt in eine Inkarnation hereingehen. Das Anlagen-Haben, das gewissermaßen Mit-geistigen-Gaben-ausgestattet-Sein, das würde ganz ausbleiben. Die Menschen würden sozusagen alle ziemlich gleich, undifferenziert in die Welt hereintreten, würden nur verschieden werden dadurch, dass sie auf dem physischen Plan in verschiedene Verhältnisse kommen und Verschiedenes lernen würden; sie würden sich in allen Verhältnissen ziemlich gleich zurechtfinden. Das Karma würde sie in das für sie besonders Geeignete durch die physischen Vererbungsmerkmale hereintragen. Im Übrigen würde fehlen in der Welt gerade das, was wir als Veranlagtheit für besonderes Seelisches haben. Das Innere des Menschen in seiner Differenziertheit würde nicht da sein.

Aber wie alles in der Welt nicht bloß auf Einseitigkeit

beruht, sondern, wie ich Ihnen ausgeführt habe, auf Gleichgewicht beruhen muss, so muss das Menschenleben darauf beruhen, dass der Mensch einerseits in seinen physischen Organismus das ergießen kann, was beim Jüngern des Ätherleibs als Weisheit angehäuft wird für ein weiteres physisches Leben. [Andererseits werden die Willensimpulse jung Verstorbener benötigt.] Ich habe Ihnen an vielen Beispielen schon auseinandergesetzt, wie ganz jung gestorbene Kinder ihren Ätherleib unverwendet lassen. Wir selber leben in der Aura eines Ätherleibes, wie ich ausführte, hier in diesem Bau. Aus jenem Ätherleib heraus kommen diejenigen Impulse, die künstlerisch anregen können im Bau. Ich habe angeführt, wie ein zum Bau gehöriges Kind nach seinem Tode den Ätherleib hinterlassen hat und dieser Ätherleib eine Aura bildet, in die unser Bau eingebettet ist. Und wenn man wahrnehmen kann, was für Impulse kommen können aus diesem Ätherleib, dann hat man Unterstützung für die künstlerischen Impulse, die im Bau auszuleben sind.

So ist es aber mit den Ätherleibern der jung Verstorbenen überhaupt; sie gehen zurück, sie sind noch nicht so gejüngert, dass sie ganz abgeschwächt haben das Element des Willens, sondern Wille, schöpferische Liebekraft geht mit ihnen ein in die geistige Welt. Und es muss nun eine fortwährende Wechselwirkung stattfinden zwischen den ganz gejüngerten Ätherleibern und den noch weniger gejüngerten Ätherleibern. Fortwährend findet eine gegenseitige Unterstützung statt in der geistigen Welt zwischen dem, was von der Erde heraufkommt in Ätherleibern von ganz alten Menschen und diesen Ätherleibern von jungen Menschen oder selbstverständlich auch solchen, die dazwischen liegen. Wenn ganz kleine Kinder sterben, eben wie es im «Faust» heißt: «Mitternachts-Geborne», so sind die Ätherleiber ganz alte, greisenhafte, aber stark von Wille. Solche Ätherleiber werden mit starker Kraft wirken können gerade auf solche Ätherleiber, die nun durch ein langes Leben gegangen sind, die von physisch alt gewordenen Menschen herrühren.

Denken Sie sich, was es für eine geniale Idee von Goethe war, den alt gewordenen, hundertjährigen Faust, der zum Himmel fährt, umringt sein zu lassen von den Ätherleibern ganz junger Knaben, «Mitternachts-Gebornen», andeutend, dass ein solcher Austausch stattfinden muss!

Immerfort findet diese Wechselwirkung statt. Sodass wir sagen können: Da in der geistigen Welt haben wir die Ätherleiber der physisch alt gewordenen Menschen, in denen geht Verschiedenes vor; dann haben wir die Ätherleiber physisch jung verstorbener Menschen, in denen geht auch Verschiedenes vor: Da findet eine Wechselwirkung, ein gegenseitiger Austausch statt. Und das, was wir antreffen in dem Leben zwischen dem Tod und einer neuen Geburt, finden wir dadurch, dass Tatsachen hervorgerufen werden in diesem Austausch zwischen den Ätherleibern der jung Verstorbenen und den Ätherleibern der alt Verstorbenen. Diese Wechselwirkung brauchen wir. Es könnte die Menschheitsentwicklung auf der Erde gar nicht in der richtigen Weise vor sich gehen, wenn nicht die Wechselwirkung der Ätherleiber jung Verstorbener und alt Verstorbener in der geistigen Welt stattfinden würde.

Und die Leiter dieser Betätigung sind in der Region in der Hierarchie der Angeloi zu finden, sodass wir in der geistigen Welt, in die wir unmittelbar eingebettet sind, wirklich ein solches Ineinanderwirken der einen Art von Ätherleibern mit der anderen Art von Ätherleibern anerkennen müssen. Wie wenn zwei Flüsse etwa zusammenfließen würden in einen, so fließen diese Wirkungen zusammen. Aber dann werden sie geordnet, geregelt, in der richtigen Weise geleitet. Und das geschieht von Wesen aus der Hierarchie der Angeloi. Zu den anderen Aufgaben haben diese Wesen auch noch diese Aufgabe. Wenn also ein

Mensch mit besonderen Anlagen in die Welt hereinkommen kann, dann rührt das davon her, dass sich zwischen dem Tod und einer neuen Geburt nicht bloß die Möglichkeit, dass Weisheit, materialistische, auf der Erde gesammelte Weisheit in die physischen Leiber hineingeprägt wird, sondern dass dasjenige, was noch nicht für die Erde voll ausgebildet war – von jung Verstorbenen herrührende Ätherleiber –, auch als Wirkungen da sind, als Kräfte da sind, die mit hineinverwoben werden können da, wo die menschlichen Anlagen gebildet werden.

Sie sehen, wie Geisteswissenschaft, wenn man sich wirklich in ihre Geheimnisse vertieft, ausmünden kann in lebendiges Fühlen und Empfinden. Wenn ein alter Mensch stirbt, so wissen wir durch die Geisteswissenschaft uns zu erheben zu dem Mysterium seines Todes in geistiger Beziehung. Denn wir sagen uns: Alt werden die Menschen, damit die Entwicklung der Menschheit, insofern die physischen Leibeswerkzeuge gebraucht werden können, für alle Zukunft in der richtigen Weise vor sich gehe. Was wir an Früchten in der Erdenentwicklung der Menschheit haben, wir ahnen es voraus, wir empfinden es voraus bei jedem Tode eines älteren Menschen. Wenn wir auf uns wirken lassen das andere, was einen Einblick uns geben kann, wenn wir in die Zukunft blicken, so sagen wir uns: es muss allezeit in der Fortentwicklung der Menschheit besondere Anlagen geben; der eine muss zu dem, der andere zu jenem veranlagt sein; bis hinauf zu der Genialität, bis hinauf zu den genialen Menschen müssen die Veranlagungen da sein. Niemals könnte das sein, wenn nicht auch Menschen jung sterben müssten in der Welt! Und wenn wir aufblicken zu besonders genialen Menschen, so ist die Genialität verdankt der Tatsache, dass Menschen auch jung sterben müssen. So blicken wir zu dem Mysterium des Todes jung Verstorbener, indem wir uns sagen: Weisheitsvoll eingefügt in das ganze Gewebe ist auch der frühe Tod jung Verstorbener. Denn aus dem frühen Tode jung Verstorbener erstehen die Keime für die seelischen Anlagen, welche die Menschheit in ihrer Fortentwicklung braucht.

Sobald wir uns erheben können von unserem persönlichen Empfinden dem Tode gegenüber zu dem, was die ganze Menschheit braucht, erscheint uns das Weisheitsvolle bei dem Tode junger und bei dem Tode älterer Menschen. Das ist das Bedeutungsvolle, dass wirklich echt und redlich betriebene Geisteswissenschaft uns nicht bloß Theorien gibt, sondern dass die recht verstandenen Theorien immer ausmünden in Empfindungen und Gefühle, durch die wir mehr Harmonie im Leben gewinnen können, als wir ohne die Geisteswissenschaft dem Leben gegenüber haben. Dazu sollen wir Geisteswissenschaft haben, dass dann, wenn Dissonanzen im Leben vorhanden sind, die wir als Dissonanzen nicht mehr ertragen können, wir durch einen tieferen Blick hinter diese Dissonanzen zur Auffassung vom Zusammenklang, vom harmonischen Zusammenklang kommen.

Auch die Opfer, die wir im Leben zu bringen haben, wir lernen sie verstehen durch Geisteswissenschaft. Wir lernen manches, was uns Schmerz macht, verstehen, wenn wir wissen, dass dadurch, dass wir Schmerz erleben müssen, das ganze Weltall in seiner richtigen Weisheit allein bestehen kann. Wir müssen uns nur dazu aufschwingen können, zu empfinden, dass zum Beispiel kein Homer, kein Shakespeare, kein Goethe, Michelangelo, Raffael und wie sie alle heißen, die Hunderte und Hunderte, auf denen die Fortentwicklung der Menschheit beruht, insofern die Fortentwicklung der Menschheit Genialität braucht, dass die alle nicht hätten sein können, wenn nicht der Boden dazu bereitet würde dadurch, dass auch Menschen jung sterben müssen.

Das hat nun nichts mit der einzelnen Individualität zu tun, sondern derjenige, welcher jung stirbt, gibt, indem er seinen Ätherleib hinopfert in seiner Jugend, dem ganzen Kosmos einen fruchtbaren Boden für die Ausreifung der inneren seelischen Anlagen der Menschen.

Wir wachsen zusammen mit dem Weltenall, indem wir nicht als Abstraktion die Geisteswissenschaft nehmen, sondern als ein Suchen von solchen Impulsen, die warm in unsere Seele fließen, indem sie uns mit der Welt versöhnen, die tief unsere Seele ergreifen, indem sie uns zeigen, dass wir Menschen allerdings auch Schmerz ertragen müssen, aber den Schmerz ertragen müssen um der Harmonie des ganzen Weltenalls willen.

Nicht leicht ist es zuweilen, in dieser Weise abzulenken den Blick von dem einzelnen Menschenleben zu dem Leben der ganzen Welt. Aber indem dasjenige, was wir erreichen sollen, schwierig ist, wachsen uns auch die Kräfte, und indem wir durch Schmerzen uns aneignen das Gefühl für die Gesamtheit, wird dieses Gefühl für die Gesamtheit der Weltenordnung umso intensiver, umso intimer unser Innerstes in der Seele ergreifen. Und wir werden uns dadurch bereit machen, Glieder in der Weltenordnung zu sein, welche die Götter gebrauchen können.

In welcher Weise hohe Engelwesen auf die Mitwirkung der Seelen früh verstorbener Menschen angewiesen sind, damit sie ihre Himmelstätigkeit erfüllen können, kommt im Vortrag vom 20. Februar 1913 zur Sprache: Tief materialistisch gestimmten Seelen droht das Herausfallen aus der Weltentwicklung; ihre Wiederverkörperung ist in Gefahr. Selbst Wesen der höheren Hierarchien können daran nur etwas ändern, wenn ihnen durch unverwendete Äthersubstanz früh verstorbener Seelen ein zusätzlicher Kräftestrom entgegenkommt.

Aber fragen wir uns weiter: Was ist es mit den Seelen, die hier auf Erden ein solches Schicksal erfahren, die hier auf Erden in der Blüte ihrer Jahre hinsterben, die frühzeitig von Seuchen hinweggerafft werden? Wenn diese durch die Pforte des Todes in die geistige Welt zur Unzeit gehen, was ist es mit diesen Seelen?

Das Schicksal dieser Seelen erfahren wir, wenn wir mit dem Seherauge eindringen sozusagen in die Beschäftigung der Geister, welche die Erdentwicklung oder überhaupt die Entwicklung vorwärtsgeleiten. Diese Wesenheiten der höheren Hierarchien haben gewisse Kräfte, gewisse Mächte, um die Entwicklung vorwärtszurücken; aber sie sind in diesen Kräften und Mächten in einer gewissen Weise beschränkt. So ergibt sich zum Beispiel das Folgende. Den ganz materialistischen Seelen, die alle Gesinnung für die übersinnliche Welt verlieren, denen droht eigentlich schon in diesem unserem Zeitalter eine Art von Untergang, eine Art von Abschnürung aus der fortgehenden Entwicklung. Und es ist in gewisser Weise schon in unserem Zeitalter für einen großen Teil der Menschen die Gefahr vorhanden, dass sie nicht mitkommen können, weil sie sozusagen durch ihre eigene Seelenschwere, indem sie ganz materialistische Seelen sind, festgehalten werden auf Erden und nicht mitgenommen werden zur nächsten Verkörperung. Aber diese Gefahr soll nach dem Ratschluss von höheren Hierarchien abgelenkt werden. In Wahrheit verhält es sich so, dass eigentlich erst im sechsten Zeitraum und zuletzt eigentlich gar erst während der Venus-Entwicklung die Entscheidungsstunde schlägt für die Seelen, die, sich ganz abschnürend, von der Entwicklung nicht mitgenommen werden. Es sollen im Grunde genommen die Seelen jetzt noch nicht so weit in die Schwere verfallen, dass sie zurückbleiben müssen. Das ist ja wohl so nach dem Ratschluss der höheren Hierarchien, dass dies nicht geschehen soll. Aber diese Wesenheiten der höheren Hierarchien sind in gewisser Weise beschränkt in ihren Kräften und Fähigkeiten. Unbeschränkt ist nichts, auch nicht unter den Wesenheiten der höheren Hierarchien. Und wenn es nur ankäme auf die Kräfte dieser höheren Hierarchien, so müssten ganz materialistische Seelen jetzt schon durch sich selbst in gewisser Weise von der fortlaufenden Entwicklung abgeschnürt werden. Durch sich selber können diese Wesenheiten der höheren Hierarchien eigentlich diese Seelen nicht retten; da wird ein Auskunftsmittel genommen. Die Seelen nämlich, die hier eines frühzeitigen Todes sterben, haben ja als Seelen eine Möglichkeit vor sich. Sagen wir, sie sterben durch irgendeine Katastrophe, zum Beispiel ein Schnellzug überfährt sie: dann wird ja einer solchen Seele die Hülle genommen; sie ist jetzt leib-frei, leib-entblößt, aber sie hat durchaus noch all die Kräfte in sich, die hier auf Erden im Leibe wirken könnten. Indem solche Seelen in die geistige Welt hinaufgehen, bringen sie noch ganz besondere Kräfte mit hinauf, die eigentlich noch hier auf Erden wirksam sein könnten, die hier aber vorzeitig abgelenkt worden sind. Das sind besonders verwendbare Kräfte, welche diese Frühver-storbenen hinaufbringen. Und diese Kräfte benutzen nun die Wesenheiten der höheren Hierarchien, um diejenigen Seelen zu retten, die sie durch eigene Kraft nicht retten könnten.

Materialistisch gestimmte Seelen werden dadurch in bessere Zeiten hinweggeführt und gerettet, da ihre Kräfte nur für den regelmäßigen Gang der Menschheitsentwick-lung ausgerüstet sind. Rettung geschieht dadurch, dass diesen Wesenheiten der höheren Hierarchien Zuwachs geschieht an Kraft von solchen unverwendeten Kräften, die von der Erde herkommen, die noch in sich Energie-spannungen haben, welche unverwendet blieben. Diese Kräfte wachsen den Wesenheiten der höheren Hierarchien zu. So helfen die Seelen, die frühzeitig zugrunde gehen, ihren Mitmenschen, die sonst im Morast des Materialismus versinken würden.

Drei Wochen nachdem Rudolf Steiner von diesem Weiterwirken der Kräfte jung Verstorbener berichtet hatte, sprach er in München erneut über das Zusammenwirken der Menschenseelen mit hohen Engelwesen. Wiederum betonte er, wie «bedeutungsvoll» diese Seelen für die geistige Welt sind, und berichtete von den «schönsten Verwendungen» ihrer Kräfte.

Es GIBT aber noch einen Ausgleich, der in anderer Weise da ist und der uns zeigt, wie auch das Düstere, das Finstere, das wir einverwoben sehen in das menschliche Dasein, doch auch begründet ist in der allgemeinen Weisheit der Welt. Und selbst dann, wenn wir einer Erscheinung gegenüberstehen, der gegenüber wir zunächst bedrückt uns fühlen müssen, so können wir uns ihr gegenüber doch auch wieder erheben, wenn wir sozusagen ihr Äquivalent im Gesamtzusammenhange des Daseins betrachten. Wenn wir den Blick hinlenken zum Beispiel auf Menschen, welche in der Blüte ihrer Jahre den physischen Plan durch Unglück oder Krankheit verlassen haben, dann sehen wir, wie solche Seelen, die also ihren physischen Leib, bevor er eigentlich erschöpft war, als Hülle abgelegt haben, ja noch die Kräfte in sich haben, die sonst gedient hätten, wenn sie weiter hätten leben können, der Ausgestaltung der Durchlebung des physischen Leibes und des physischen Daseins. Diese Kräfte tragen sie durch die Todespforte in eine höhere geistige Welt hinauf. Solche Seelen kommen in anderer Weise an in den übersinnlichen Welten als die Seelen, die sozusagen ausgelebt haben ihr Leben im Erdendasein.

Es ist besonders bedeutungsvoll, solche Seelen nach ihrem Durchgang durch die Pforte des Todes zu betrachten, die in der Blüte der Jahre dahingestorben sind, die durch ein Unglück ihre leibliche Hülle verloren haben, und sie dann weiterlebend zu finden. Sie tragen in die höheren Welten Kräfte hinauf, die eigentlich in normaler Weise dem physischen Erdenleben hätten dienen sollen. Was geschieht mit diesen Kräften?

Diese Kräfte haben eine der schönsten Verwendungen in der übersinnlichen Welt. Wenn wir nämlich verfolgen die Wesenheiten der höheren Hierarchien, welche den fortlaufenden Gang der Entwicklung lenken und leiten, dann finden wir diese Wesenheiten der höheren Hierarchien begabt mit den Kräften, die eben da sein müssen zu einer fortschreitenden Evolution. Aber – das ist keine Unvollkommenheit der Welt, sondern hängt mit anderen Vollkommenheiten zusammen –, aber alle Kräfte, auch die der höheren Hierarchien, sind in einer gewissen Weise begrenzt, gehen nicht ins Unermessliche, und wir finden, dass es heute schon durchaus viele Erdenmenschen gibt, die als Seelen in der geistigen Welt ankommen, wenn sie durch die Pforte des Todes gegangen sind so, dass die Geister der höheren Hierarchien, welche den gesamten Fortschritt, also auch den zwischen dem Tode und einer neuen Geburt fördern, nichts mit ihnen anzufangen wissen. Es ist durchaus richtig, was oftmals von mir betont worden ist, dass wir heute noch nicht zu verzweifeln brauchen, wenn wir gewisse Seelen finden, die durchaus nicht Verständnis finden wollen für die heutigen Vorstellungen, die der Mensch haben soll von der übersinnlichen Welt, Seelen, die durch und durch materialistisch sind, die sich ganz verschließen gegenüber der geistigen Welt. Es ist aber, wenn dann diese Seelen ankommen, nachdem sie durch die Pforte des Todes geschritten sind, in gewisser Weise schwierig für die geistigen Wesenheiten der höheren Hierarchien, mit ihnen etwas anzufangen; denn diese geistigen Wesenheiten der höheren Hierarchien haben die Kräfte für den fortschreitenden Gang der Menschheitsentwicklung – aber diese Kräfte sind eben für den *fortschreitenden Gang.* Wenn sich nun Seelen ganz und gar verschließen gegenüber diesem fortschreitenden Gang, dann haben sie gleichsam eine zu große Schwere, als dass die Geister der höheren Hierarchien diese Schwere überwinden könnten. Wie gesagt, es ist richtig, dass wir gegenüber solchen Seelen noch nicht zu verzweifeln brauchen; denn erst in der sechsten nachatlantischen Periode wird es gefährlich für solche Seelen, und erst in der Venuszeit können sie sozusagen vollständig herausgeworfen werden aus der fortschreitenden Entwicklung. Aber wenn nichts anderes eintreten würde in der Evolution, als dass die Wesenheiten der höheren Hierarchien, die den Fortschritt fördern, eben mit ihren Kräften ausgestattet sind, dann müssten solche Seelen viel früher aus der fortschreitenden Evolution herausfallen, dann könnten die Wesenheiten der höheren Hierarchien nichts mit ihnen machen.

> Der Verlust eines Menschen kann bei den Hinterbliebenen tiefe Trauer auslösen, unabhängig davon, ob der Verstorbene jung oder alt war. Aus der Perspektive des Verstorbenen zeigen sich dem Geistesforscher jedoch große Unterschiede. So sind Kinder oft noch eng mit uns verbunden, sie wollen nicht gehen und übertragen daher ihren Schmerz auf die Zurückgebliebenen. Der Schmerz, den diese empfinden, ist ein Mitgefühlsschmerz. Im hohen Alter Verstorbene hingegen empfinden die Trennung nicht so stark, sie halten auf ihre Weise Verbindungen. Der Schmerz der Zurückgebliebenen ist hier egoistischer Natur.

OB JUNGE KINDER dahinsterben, die uns gerne gehabt haben, oder ob uns als jüngeren Leuten ältere dahinsterben, ist ein großer Unterschied. Wenn man nach den Erfahrungen mit der geistigen Welt diesen Unterschied charakterisieren will, so könnte man es etwa in der folgenden Weise tun. Wenn junge Kinder dahinsterben, so ist das Geheimnis des Zusammenseins mit den Kindern, die gestorben sind, dadurch auszusprechen, dass man sagt: Geistig betrachtet verliert man eigentlich diese Kinder nicht. Sie bleiben geistig da. Kinder, die früh im Leben sterben, sind eigentlich wirklich in hohem Grade immer geistig unmittelbar da. – Wir werden gleich näher auf die Sache noch eingehen. Ich möchte als Meditationssatz vor Ihre Seelen hinstellen, den man weiter durchdenken kann, dass Kinder, wenn sie uns hinsterben, für uns nicht verloren sind; wir verlieren sie nicht, sie bleiben geistig immer da. Und bei älteren Leuten, die hinsterben, kann man das Umgekehrte sagen. Da kann man sagen: Sie verlieren uns nicht. Kinder verlieren wir nicht und ältere Leute verlieren uns nicht. Ältere Leute, wenn sie hinsterben, haben nämlich eine große Anziehungskraft zu der geistigen Welt, aber sie haben dadurch auch die Macht, so hineinzuwirken in die physische Welt, dass sie an uns leichter herankommen. Sie entfernen sich zwar viel mehr als die Kinder, die bei uns bleiben, von der physischen Welt, aber sie sind mit höheren Wahrnehmungsfähigkeiten ausgestattet als die Leute, die jünger sterben. Sie behalten uns. Wenn man mit verschiedenen Seelen in der geistigen Welt bekannt wird, ob sie jung oder alt gestorben sind: die älter Gestorbenen, die leben dadurch, dass sie die Kraft haben, in Erdenseelen leichter einzudringen, die verlieren die Erdenseelen nicht; und die Kinder, die verlieren wir nicht, die bleiben mehr oder weniger in der Sphäre des Erdenmenschen. […]

Aber man unterscheidet mit Bezug auf den Schmerz nicht danach, ob man diesen Schmerz über den Hingang jung Verstorbener oder den Hingang älterer Menschen hat. Und dennoch, geistig angesehen ist da ein großer, großer Unterschied. Man kann sagen: Derjenige, der hier als Hinterbliebener ist, hat mit Bezug auf Kinder, die ihm hinweggestorben sind, seien es seine eigenen oder solche, die er sonst geliebt hat, er hat, wenn ich es technisch sozusagen ausdrücken darf, einen gewissen Mitgefühlsschmerz. – Kinder bleiben eigentlich bei uns, und dadurch, dass wir mit ihnen verbunden waren, bleiben sie uns so nahe, übertragen sie ihren Schmerz auf unsere Seelen, und wir fühlen ihren Schmerz, dass sie noch gerne da wären. Dadurch wird ihnen der Schmerz leichter, dass wir ihn mittragen. Eigentlich fühlt das Kind in uns. Es ist gut, wenn es mit uns fühlen kann, dadurch wird ihm sein Schmerz erleichtert. Dagegen kann man den Schmerz, den wir empfinden, wenn ältere Menschen dahinsterben, seien es die Eltern oder auch Freunde, einen egoistischen Schmerz nennen. Der älter Gestorbene, der verliert uns nicht, er hat daher auch nicht das Gefühl, das der jung Verstorbene hat. Er behält uns, er verliert uns nicht. Wir hier im Leibe, wir haben das Gefühl, dass wir ihn verloren haben; daher geht der Schmerz nur uns an. Es ist ein egoistischer Schmerz. Wir fühlen nicht sein Gefühl wie bei den Kindern, sondern fühlen den Schmerz für uns.

Man kann wirklich diese zwei Arten des Schmerzes sehr genau unterscheiden: egoistischer Schmerz älteren Leuten gegenüber, Mitgefühlsschmerz für jüngere Leute. Das Kind lebt in uns weiter, und wir fühlen eigentlich, was das Kind fühlt. So richtig mit unserer eigenen Seele traurig sind wir nur den älteren Dahingestorbenen gegenüber. Dies ist nicht bedeutungslos.

Manche Erdenleben enden, bevor sie richtig begonnen haben. Auch darin kann Sinn gefunden werden. Es mag sich auf diese Weise die Unvollkommenheit eines vergangenen Lebens zur Ganzheit runden.

WAS BEDEUTET ES, wenn ein Kind nur ein paar Tage lebt und dann stirbt? – Es zeigt uns nun die okkulte Wissenschaft, dass ein so kurzes Leben doch einen Sinn hat. Oft hat das Wesen, das in diesem Kinderleibe ist, vieles ausbilden können, aber bisweilen hat es eines nicht ausbilden können, zum Beispiel ganz gesundes Sehen. Nehmen wir an, jemand ist in einer Inkarnation ein vorzüglicher Mensch gewesen, hatte aber ein schwaches Sehvermögen. Dann wird es geschehen, dass ein solcher später in einer Inkarnation nur wenige Tage lebt, nur um das, was ausgeblieben ist in dem vorigen Leben wegen seiner schwachen Augen, auszugleichen. In diesem Falle muss man diese Inkarnation zu der vorigen mitrechnen. Man unterschätzt im Allgemeinen sehr die Bedeutung des Lernvermögens von dem Kinde in den ersten Tagen. Wenn das Kind lernt, ins Licht zu sehen, so ist dazu mehr Kapazität notwendig als zu alledem, was man lernt im ersten akademischen Semester.

Karmische Gesetzmäßigkeiten

Rudolf Steiner empfand es als eine seiner wichtigsten Aufgaben, die Gesetze von Reinkarnation und Karma in der christlichen Kultur zu verankern. Karmische Gesetze zeigen die Ursachen und Wirkungen unserer Taten von einem Menschenleben zum anderen auf. Sie stehen nicht im Widerspruch zur Freiheitsveranlagung des Menschen und können daher als Chance verstanden werden, als Aufgabe, aber auch als Hürde, die den Menschen in seiner Menschwerdung befördert. Steiner hat seine Karma-Forschungen in zahlreichen Schriften und Vorträgen zur Darstellung gebracht. Hier sollen nur einige jener Aspekte angeführt werden, die einen unmittelbaren Bezug haben zur Beurteilung unseres

Erlebens und Wirkens im Alter. Einleitend eine Passage, in der Rudolf Steiner die Wirkungsweise des Karmas im Allgemeinen erläutert.

NUN WOLLEN WIR BESPRECHEN, wie Karma im Einzelnen wirkt. Fassen wir die Taten des Menschen ins Auge, so sehen wir, dass hinter den Taten immer eine bestimmte *Charakterveranlagung* steht. Was äußerlich als Tat geschieht, kann, bei verschiedenen Motiven, ein und dasselbe sein. Im äußeren günstigen oder ungünstigen Schicksal lebt sich zunächst die Tat und ihre Folgen aus. Auch der Charakter, die Neigungen und die Gewohnheiten prägen sich im Karma aus. Diese Eigenschaften des Menschen bleiben dem Ätherleib eingebildet und werden im folgenden Leben im physischen Leibe verarbeitet. Sie wandeln sich um in solche Kräfte, die als organbildende im nächsten Leben im physischen Leibe auftreten. Da also die Eigenschaften des Ätherleibes so auf den physischen Leib des nächsten Lebens einwirken, hängt die gesunde oder schwache Organisation des Menschen in dem einen Leben von seinen Neigungen und Gewohnheiten im vorigen Leben ab. Der Mensch kann auf diese Weise in diesem Leben die Art seines folgenden beeinflussen, indem er edle Neigungen und Gefühle in sich heranerzieht und so den Leib seiner nächsten Verkörperung stark und gesund macht. Die Ursachen der Krankheiten sind in der Tat moralische. […]

Da sich die sittlichen Eigenschaften in künftigen Generationen leiblich ausleben, wirkt man, wenn man sittlich lebt, nicht nur für sich selbst, sondern geradezu für die Gesundheit der kommenden Generationen.

Die möglichen karmischen Zusammenhänge, in denen unsere familiären Beziehungen zu Eltern, Geschwistern oder anderen engen Verwandten stehen, behandelte Rudolf Steiner ausführlich in einem Vortrag, den er

1912 in Wien hielt. Oft gehören diese Menschen zu einem Kreis, mit dem man in einem Vorleben um das dreißigste Lebensjahr herum gemeinsame Erfahrungen gemacht hat. Steiner ermuntert dazu, solche Schicksalszusammenhänge probehalber zu denken, allerdings dürfe man sich nicht wunsch- oder vorurteilsbeladen mit diesem Thema beschäftigen. Er geht in diesem Zusammenhang auch auf die Begegnungen ein, die wir in der zweiten Lebenshälfte haben. Gerade hier finden oftmals einschneidende Ereignisse aus früheren Leben einen Ausgleich, indem wir mit den betreffenden Menschen wieder zusammengeführt werden. «Karma, das angesponnen ist» im einen Leben, erfährt so seinen Abschluss im folgenden.

UMGEKEHRT STELLT SICH eine höchst merkwürdige Tatsache heraus. Diejenigen Menschen, mit denen wir gerade in der allerersten Kindheit zusammentrafen, Eltern, Geschwister, Spielkameraden oder sonstige Umgebung der Kindheit, sind in der Regel solche Persönlichkeiten, mit denen wir in der vorhergehenden oder irgendeiner früheren Inkarnation die Beziehungen so entwickelt haben, dass wir damals um das dreißigste Jahr diese oder jene Bekanntschaft geschlossen haben. Es stellt sich sehr häufig heraus, dass diese Menschen als unsere Eltern oder Geschwister auftreten in der gegenwärtigen Inkarnation. Wenn uns so etwas auch kurios vorkommen mag, man versuche es nur einmal auf sein Leben anzuwenden. Man wird sehen, wie lichtvoller das Leben wird, wenn wir die Sache so betrachten. Wenn das einmal nicht stimmt, so macht eine fehlerhafte Probe nicht viel aus. Aber in einsamen Stunden das Leben so betrachten, dass es einen Sinn bekommt, das gibt ungeheuer viel. Nur soll man das Leben nicht so oder so arrangieren wollen, man soll nicht aussuchen diejenigen, die einem gerade gefallen, die man einmal als Eltern gerne gehabt haben würde. Man darf sich nicht durch irgendein Vorurteil die Sache in ein falsches Licht rücken. Sie merken, dass hier eine Gefahr liegt und unzählige Vorurteile auf uns lauern. Aber es ist schon ganz gut, wenn wir uns erziehen, in diesen schwierigen Dingen vorurteilsfrei zu sein.

Sie können die Frage an mich richten: Wie ist es denn nun aber mit dem Leben in der absteigenden Linie? In einer merkwürdigen Weise hat sich herausgestellt, dass wir am Beginne des Lebens bekannt werden mit Menschen, mit denen wir früher bekannt waren in der Mitte des Lebens, während wir jetzt, in der Mitte des Lebens, unsere Bekanntschaft mit ihnen am Anfange des damaligen Lebens wiedererkennen. Wie ist es denn im absteigenden Leben? – Da ist es so, dass wir dann mit Persönlichkeiten zusammengeführt werden, die vielleicht auch mit uns im früheren Leben etwas zu tun gehabt haben, vielleicht aber auch noch nicht. Sie haben dann etwas mit uns zu tun gehabt im früheren Leben, wenn besonders charakteristische Ereignisse vorkommen, wie sie so sehr häufig im Menschenleben auftreten, wenn irgendein entscheidender Lebenspunkt – sagen wir, starke Lebensprüfung durch bittere Enttäuschung – eintritt. Dann kommt das so, dass wir in der zweiten Hälfte des Lebens wieder mit Personen zusammengeführt werden, welche in der einen oder anderen Weise mit uns schon verbunden waren. Dadurch verschieben sich die Verhältnisse, und dadurch wird manches abgetragen, was früher verursacht war.

Das macht die Dinge mannigfaltig und lässt uns erkennen, dass wir nicht allzu schablonenhaft vorgehen sollen. Namentlich aber werden in der zweiten Hälfte des Lebens solche Personen uns in den Weg geführt, bei denen das Karma, das angesponnen ist, in einem Leben sich nicht erledigen lässt. Nehmen wir an, wir haben einem Menschen in einem Leben ein Leid zugefügt. Man könnte sich nun leicht denken, wir werden in einem folgenden Leben mit diesem Menschen wieder zusammengeführt, und der Gescheitere in uns führt uns so zusammen, dass wir ausgleichen können, was wir ihm getan haben. Aber die Lebensverhältnisse müssen nicht immer so sein, dass wir alles ausgleichen können, sondern oft nur einen Teil. Dadurch werden Dinge notwendig, welche die Sache komplizieren und welche es möglich machen, dass solche zurückgebliebenen Reste des Karma in der zweiten Hälfte des Lebens ausgeglichen werden.

> Über achtzig sogenannte Karmavorträge hielt Rudolf Steiner 1924. In jenem vom 1. März sprach er unter anderem über karmische Zusammenhänge von Freundschaften. Eine zerbrechende Jugendfreundschaft kann ihre Ursache in einer zu egoistischen Altersfreundschaft des vergangenen Lebens haben.

NUN, DAMIT SICH dieser Trieb, den Menschen in der Jugend zu haben, nicht dennoch dazu auswächst, dann den Jugendfreund im Alter weiter zu haben, muss irgendetwas anderes im Leben eintreten. In all den Fällen, die mir bewusst sind, ist es dann immer so gewesen, dass, wären diese Menschen in einem späteren Leben vereinigt geblieben, wäre die Jugendfreundschaft nicht zerbrochen, so würden sie einander überdrüssig geworden sein, weil sie die Freundschaft in einem früheren Leben, die eine Altersfreundschaft war, zu egoistisch ausgebildet haben. Der Egoismus von Freundschaften in einem Erdenleben rächt sich karmisch in dem Verlust dieser Freundschaften in anderen Erdenleben. So sind die Dinge kompliziert. Aber man bekommt immer einen Leitfaden, wenn man eben sieht: Es ist in vielen Fällen dies vorhanden, dass zwei Menschen in einem Erdenleben, sagen wir, bis zu ihrem zwanzigsten Lebensjahr ihr Leben für sich und dann weiter in

Freundschaft gehen. In einem nächsten Erdenleben entspricht gewöhnlich diesem Bilde dann das andere, es entspricht diesem anderen die Jugendfreundschaft, und dann geht das Leben auseinander. Das ist sehr häufig der Fall. Wie denn überhaupt das gefunden wird, dass sich die einzelnen Erdenleben, ich möchte sagen, ihrer Konfiguration nach angesehen, gegenseitig ergänzen.

Besonders das wird häufig gefunden: Trifft man einen Menschen, der auf das Schicksal einen starken Einfluss hat – die Dinge gelten natürlich nur in der Regel, sind nicht für alle Fälle gültig –, aber trifft man einen Menschen im mittleren Lebensalter in einer Inkarnation, so hat man ihn unter Umständen am Anfange und am Ende des Lebens in einer vorigen Inkarnation schicksalsmäßig neben sich gehabt. Dann ist das Bild so: Man durchlebt Anfang und Ende in der einen Inkarnation mit dem anderen Menschen zusammen, und in einer anderen Inkarnation durchlebt man Anfang und Ende nicht, aber man trifft ihn gerade in der Mitte des Lebens.

Oder aber es stellt sich so heraus, dass man als Kind an irgendeinen Menschen gebunden ist schicksalsmäßig. In einem vorigen Erdenleben war man gerade, bevor man zu Tode ging, mit demselben Menschen verbunden. Solche Spiegelungen finden in den schicksalsmäßigen Zusammenhängen außerordentlich häufig statt.

Karmische Gesetze sind konkret. Was in die Zukunft wirken soll, tragen die Menschen in jeder Nacht schon in die Geistwelt. Da wird in Zusammenarbeit mit Wesen höherer Hierarchien veranlagt, in welcher Weise nach dem Tod am künftigen Erdenleib «gewoben» werden kann. Menschenliebe und Menschenhass zeitigen im nächsten Leben physische Auswirkungen. Die seelische Kraft des einen Lebens wirkt sich auf das Leibliche des nächsten aus.

Wenn man materialistisch denkt, so sagt man: Der Mensch ruht im Schlafe. – Aber er ruht nicht bloß. Wenn er den richtigen Idealismus während des Wachens entwickelt, so trägt er in den Schlaf hinein für den astralischen Leib die Möglichkeit, sich hinaufzuschwingen zu der Hierarchie der Archangeloi, also mit der geistigen Welt während des Schlafes so in Beziehung zu treten, dass in der richtigen Weise verlebt werden kann die Zeit vom Tode bis zu einer neuen Geburt. Natürlich tragen wir, wenn wir diese Zeit nicht richtig verleben, auch Schwächen davon in das Erdenleben hinein. Aber in der Art und Weise, wie sich der Mensch in ein richtiges Verhältnis zu den Urkräften, zu den Archai versetzt, davon hängt es dann ab, wie wir uns das nächste Leben zu zimmern verstehen. Man sieht also, dass allgemeine Menschenliebe geradezu eine schöpferische Kraft hat. Denn, wovon hängt es denn ab, dass irgendjemand stark und kräftig ist in einem Leben, um seinen physischen Leib in den Dienst der Seele zu stellen, beherrschen zu können seinen physischen Leib? Das hängt davon ab, ob er im vorhergehenden Leben Menschenliebe, etwas rein Seelisches entwickelt hat.

Sie erinnern sich, wie ich in früheren Vorträgen gesagt habe: Das Seelische des einen Erdenlebens lebt sich in dem Physischen des nächsten Erdenlebens aus, das Geistige des einen Erdenlebens in dem Seelischen des nächsten Erdenlebens. – Aber so hängen die Dinge zusammen, die ich eben auseinandergesetzt habe.

Man kann nicht bloß so im Allgemeinen behaupten, dass es so etwas wie ein Schicksal, wie ein Karma gibt. Man kann geradezu sagen: Man schaut, wie der Mensch an seinem Karma arbeitet. Er webt es während des Schlafes, aber er erntet dasjenige, was er zum Gewebe braucht, während des Wachens ein. Denn das, was er webt, sind die Fäden, die er wirken muss aus allgemeiner Menschenliebe; oder die Fäden, die fortwährend abreißen und ein schlechtes Karma für das nächste Leben bilden, das sind diejenigen, die aus Menschenhass gewoben sind. Denn für das Karma kommen als schöpferische Kräfte vor allen Dingen Menschenliebe und Menschenhass in Betracht.

> Karmische Zusammenhänge können jedoch auch innerhalb eines Erdenlebens auftreten, wie Rudolf Steiner am 22. Dezember 1909 dargestellt hat. Er beschrieb in diesem Vortrag die subtilen Folgen eines in der Jugend aufbrausenden edlen Zornes. Dieser Zorn – es mag das idealistische Aufbegehren gegenüber Ungerechtigkeiten im Leben sein – kann sich im Alter verwandelt zeigen: in liebender Milde und der Kraft des Segnens.

DIESER EDLE ZORN der Jugendjahre durchdringt die Seele und wandelt sich im Laufe des Lebens um. Und was sich so im Verlaufe des Lebens umwandelt, das tritt in einer anderen Gestalt in der zweiten Lebenshälfte wieder auf: Es tritt auf in einer Gefühlsneigung zur liebenden Milde und zum Segnen. Es wandelt sich also der edle Zorn der Jugend, der ersten Lebenshälfte um, sodass er im späteren Leben auftritt als liebende Milde, als segnende Gesinnung. Und wir werden nicht leicht finden – wenn alle anderen Dinge so stimmen, dass nichts die Sache stört –, dass in der zweiten Lebenshälfte des Menschen jene liebende, Segen spendende Milde auftritt, ohne dass sie sich nicht in den Jugendjahren ausgedrückt hat durch einen edlen Zorn, verursacht über Torheit, über Dummheit, über Hässlichkeit im Leben. So haben wir einen karmischen Zusammenhang im gewöhnlichen Leben, und wir könnten ihn in ein Bild kleiden und sagen: Jene Hand, die sich nicht einmal auch in der ersten Lebenshälfte in edlem Zorn ballen konnte, wird sich nicht leicht zum Segnen ausstrecken können in der zweiten Lebenshälfte.

«Man stirbt nicht umsonst vor dem fünfunddreißigsten Lebensjahr.» So Rudolf Steiner am 18. November 1915. Er bezeichnet diese Lebenszeit als «Brücke», nach deren Überschreitung man anders mit dem Leben verbunden ist. Wer früh stirbt, bewahrt sich unbenutzte Kräfte, die seinen künftigen Willen stärken. Ein ungestümes Temperament kann im Folgeleben die Persönlichkeit auszeichnen. Wer erst nach dieser Brückenerfahrung stirbt, neigt dazu, im künftigen Leben besonnen, bedächtig, intimer und innerlicher sich mit der Welt bekannt zu machen, und ist vielleicht bereit, Aufgaben aus Einsicht zu ergreifen, die nicht dem eigenen Behagen entspringen.

KURZ, DIE MENSCHEN sind in Bezug auf die Art und Weise, wie sie im Leben wirken, voneinander recht verschieden, und das macht ja eigentlich das Leben möglich. Es gibt zum Beispiel Menschen, die treten im Leben auf, und es liegt ihnen nicht, ich möchte sagen, in äußeren Taten viel zu wirken; aber sie brauchen nur das oder jenes Wort zu sagen, so hat das eine Wirkung auf die Menschen. Sie wirken mehr durch ihr Innerliches. Andere Menschen wirken mehr durch ihr Äußeres. Das hängt innig zusammen mit der Art und Weise, wie man in der vorhergehenden Inkarnation durch das Leben gegangen ist. Es gibt Menschen, die sterben jung, sagen wir vor dem fünfunddreißigsten Jahr, um diese Grenze zu haben. Solche Menschen sind durch diesen Tod in einer ganz anderen Lage als diejenigen Menschen, die nach dem fünfunddreißigsten Lebensjahre sterben. Stirbt man vor dem fünfunddreißigsten Lebensjahr, so ist es so, dass man noch nähersteht der Welt, aus der man bei der Geburt herausgekommen ist. Und das fünfunddreißigste Lebensjahr ist eine wichtige Grenze. Da überschreitet man gleichsam eine Brücke. Da zieht sich die Welt, aus der man herausgegangen ist, zurück, und man gebiert mehr aus dem Innern heraus eine neue geistige Welt. Das ist wichtig, dass wir das unterscheiden. Und nun stirbt ein Mensch vor dem fünfunddreißigsten Lebensjahr. Wird er dann wiederverkörpert, so wächst ihm in einer gewissen Weise die Kraft zu, die er nicht verwendet hat in der Lebenszeit, die auf das fünfunddreißigste Lebensjahr folgen würde. Solche Menschen, die in einer Inkarnation vor dem fünfunddreißigsten Jahr durch den Tod gehen und dadurch für diese Inkarnation die Kräfte sparen, die sonst aufgebraucht worden wären, wenn sie fünfzig, sechzig, siebzig Jahre alt geworden wären, bei denen summiert sich diese Kraft, die sie da erspart haben, mit den Kräften, mit denen sie sich in die nächste Inkarnation einverleiben, und dadurch werden solche Seelen in Leibern geboren, durch die sie imstande sind, zumeist in ihrer Jugend, mit starken Eindrücken dem Leben entgegenzutreten.

Mit anderen Worten, wenn solche Seelen, die in der vorhergehenden Inkarnation vor dem fünfunddreißigsten Jahr gestorben sind, sich wieder inkarnieren, so macht alles auf sie einen starken Eindruck. Es entrüstet sie etwas stark, sie freuen sich stark, sie haben lebhafte Empfindungen, und es drängt sie rasch zu Willensimpulsen. Das sind solche Menschen, die dann stark in das Leben hineingestellt werden, die ihre Mission bekommen. Man stirbt nicht umsonst vor dem fünfunddreißigsten Lebensjahr, sondern man wird dann hineingestellt in das Leben in einer ganz bestimmten Weise. Wenn man aber nach dem fünfunddreißigsten Jahr stirbt – die Dinge kreuzen sich miteinander, es kann das Sterben vor dem fünfunddreißigsten Jahr noch etwas anderes bringen, es sind nur Beispiele, es muss nicht so sein –, so kann das dazu führen, dass man im nächsten Leben von den Dingen der Weltumgebung nicht so starke Einflüsse bekommt. Man kann sich nicht rasch begeistern, man kann nicht rasch entrüstet sein. Man macht sich langsamer, aber intimer mit den Dingen bekannt und wächst dadurch in der nächsten Inkarnation in ein solches Leben hinein, durch das man mehr durch die Innerlichkeit wirkt, ohne so bestimmt hingeführt zu werden zu einer bestimmten Lebensaufgabe. Man wird im Leben stehen so, dass man eine andere Aufgabe vielleicht lieber hätte, aber dazu verwendet werden kann, etwas Besonderes auszuführen, vielleicht gar gegen seinen Willen. Weil man durch die vorhergehende Erdeninkarnation sich dazu geeignet gemacht hat, feiner zu wirken, ist man brauchbar in weiterem Umfange.

Luzifer und Ahriman

Jugend und Alter sind von gegensätzlichen Prinzipien geprägt. Hinter diesen Prinzipien stehen in der geistigen Welt wirksame Mächte. Wirken sie einseitig, erscheinen Jugend und Alter als Karikatur des Gesunden. Das Jugendhafte zeigt sich in Spontaneität und Beweglichkeit, es äußert sich mehr gefühlsmäßig. Durchdacht bis zur sturen Unbeweglichkeit kann das Alter sich verhärten. Dem Ersteren, dem Warmen, Lebhaften und – bis hin zum Fanatismus – Illusionären, ist Luzifer zugetan. Im berechnenden Verstand und äußerlichen Machtstreben fühlt sich Ahriman im Element.

Anlässlich einer Betrachtung über Luzifer und Ahriman im Hinblick auf ihre Wirkung in des Menschen leiblicher, seelischer und geistiger Wesenheit wies Rudolf Steiner Anfang 1922 darauf hin, dass beide Mächte auf jeder Altersstufe gleichermaßen wirksam sein müssen. Schaut man auf Krankheitstendenzen, sieht man im Fiebrig-Entzündlichen Luzifer, im Mineralisierend-Verdichtenden Ahriman wirken. Das Gesunde findet sich im Austarieren eines Gleichgewichtszustands.

NEHMEN WIR ZUNÄCHST eine Betrachtung, die vom Gesichtspunkte des leiblichen Wesens des Menschen ausgeht. Dieses leibliche Wesen des Menschen ist nur äußerlich scheinbar für die Sinneswahrnehmung ein Einheitliches. In Wahrheit ist der Mensch fortwährend eingespannt zwischen den Kräften, die ihn verjüngen, und den Kräften, die ihn greisenhaft machen, zwischen den Kräften der Geburt und den Kräften des Todes. In keinem einzigen Augenblicke des Lebens ist in unserem Leib bloß die eine Art von Kräften vorhanden; immer sind sie beide da.

Wenn wir Kind sind, meinetwillen ganz kleines Kind, so überwiegen in uns die jung machenden, die luziferischen Kräfte; aber tief zurückgezogen sind in der menschlichen Natur auch schon die greisenhaften Kräfte, diejenigen Kräfte, die zuletzt das Verkalken, das Sklerotisieren des Leibes hervorrufen, diejenigen Kräfte, die uns dann zum Tode führen. Und beide Arten von Kräften müssen im menschlichen Leibe sein. Durch die luziferischen Kräfte, die in ihm sind, hat er eine fortwährende Möglichkeit, ich möchte sagen, nach dem Phosphorischen hin, nach der Wärme hin sich zu entwickeln. Im extremen Fall, im Krankheitsfall, wirken diese Kräfte so, dass der Mensch in das Fieber, in die Pleuritis hineinkommt, in entzündliche Zustände. Aber diese Neigung für Fieber, für entzündliche Zustände ist immer in ihm. Sie wird nur in Schach gehalten, im Gleichgewichte gehalten durch die andern Kräfte, die ihn verfestigen wollen, die ihn verkalken, die ihn mineralisieren. Und darinnen besteht das Wesen des Menschen, dass ein Gleichgewichtszustand da ist zwischen diesen beiden polarisch einander entgegengesetzten Kräftearten.

Durch das polar entgegengesetzte Wirken der luziferischen und ahrimanischen Mächte entsteht ein Spannungsfeld von Auflösung und Verdichtung. Im Vortrag vom 29. Januar 1921 behandelt Steiner die tieferen

Absichten der beiden Widersacher: Luzifer möchte Reifeprozesse im Erdenleben verhindern, indem er den Menschen im Kindlichen zurückhält. Ahriman möchte den Menschen so verfestigen, dass er an die Erde gefesselt bleibt und der Wechsel von Erdendasein und Geistdasein abgebrochen wird.

DIE LUZIFERISCHEN MÄCHTE können uns gewissermaßen zurückhalten auf der Kindheitsstufe; sie können über uns etwas verhängen, sodass wir nicht reif werden. Diejenigen Menschen, die sich allzu sehr einer gewissen Schwärmerei, einer nebulosen Mystik hingeben, die eine gewisse Abneigung haben vor einem straffen konturierten Denken, welche es verschmähen, sich klare Vorstellungen zu machen über die Welt, auch diejenigen Menschen, welche es verschmähen, innerlichen Seelenfleiß, innerliche Regsamkeit der Seele zu entwickeln, diejenigen Menschen also, die mehr oder weniger dahinträumen, die setzen sich der Gefahr aus, in der nächsten Inkarnation nicht altern zu können, kindlich im schlimmen Sinne des Wortes zu bleiben. Es ist ein luziferischer Einschlag, der auf diese Weise in die Menschheit hineinkommen wird. Dadurch würden diese Menschen in der nächsten Inkarnation nicht voll in das irdische Leben untertauchen. Sie würden gewissermaßen aus der geistigen Welt sich nicht genügend herausbegeben, um in das irdische Leben einzutreten. Die luziferischen Mächte, welche einmal eine Verbindung eingegangen haben mit unserer Erde, die haben das Bestreben, in dem Menschen solche Instinkte zu entfachen, dass die Erdenentwicklung des Menschen einmal ankommt bei dieser Stufe, auf der die Menschen Kinder bleiben, auf der die Menschen nicht altern. Die luziferischen Mächte möchten es geradezu dahin bringen, dass einmal auf der Erde keine Greise herumgehen, sondern Menschen, die in einem gewissen Jugendwahn ihr Leben zubringen. Dadurch würden diese luziferischen Mächte die Erde dahin bringen, immer mehr und mehr als ganzer Planet ein Leib zu werden und auch eine gemeinsame Seele zu haben, in der die einzelnen Seelen verschwimmen. Eine gemeinsame Seelenhaftigkeit der Erde und eine gemeinsame Leibhaftigkeit der Erde, das ist es, was Luzifer für die Entwicklung der Menschheit anstrebt, gewissermaßen ein großes organisches Wesen aus der Erde zu machen mit einer gemeinsamen Seele, in der die einzelnen Seelen ihre Individualität verlieren. [...]

Das andere ist, dass auch ahrimanische Wesenheiten mit unserer Erde eine Verbindung eingegangen haben. Sie haben die entgegengesetzte Tendenz, sie wirken vor allen Dingen durch diejenigen Kräfte, die unseren Organismus wie an sich heranziehen zwischen der Geburt und dem Tode, die unseren Organismus ganz und gar durchsetzen mit Geistigkeit, das heißt, immer mehr und mehr uns intellektualistisch machen, immer mehr und mehr uns vom Verstande durchziehen. Denn von der Verbindung der Seele mit dem physischen Leib hängt unsere wache Intelligenz ja ab, und wenn sie hypertrophiert, wenn sie zu stark wird, dann werden wir dem physischen Dasein zu ähnlich, dann verlieren wir auch das Gleichgewicht. Dann tritt diejenige Neigung auf, welche den Menschen verhindert, in der richtigen Weise in der Zukunft abzuwechseln zwischen Erdenleben und geistigem Leben zwischen dem Tod und einer neuen Geburt.

Das ist es, was in Ahrimans Streben liegt, den Menschen gewissermaßen abzuhalten davon, in der richtigen Weise in der folgenden Erdenzeit durch Erdenleben und überirdische Leben zu gehen.

Sich die Zusammenhänge von Seelischem und Physischem und das Einwirken Luzifers wie Ahrimans auf unser Erdenleben bewusst zu machen, ist für die weitere Entwicklung der Menschheit von großer Bedeutung. In einem Vortrag 1913 wies Rudolf Steiner darauf hin, dass die meisten Menschen die Wirksamkeit Luzifers und Ahrimans nur aus dem Dasein nach dem Tode gut kennen, wo sie diesen Mächten ‹von außen› begegnen. Künftig wird es immer wichtiger werden, dass die Menschen Luzifer und Ahriman auch während des Erdendaseins wenigstens ahnend erkennen. Wo die Widersacher geleugnet werden, können sie ihre Macht zum Unheil der Menschen ungehemmt ausweiten.

So sehen wir den Menschen zwischen der Geburt und dem Tode, in seinem Verhältnis zu den fortschreitenden geistigen Wesenheiten, in einer gewissen Weise zwischen Luzifer und Ahriman stehen. Und damit die gesamte Entwicklung des Menschen in der richtigen Weise sich vollziehen kann, muss dieses Verhältnis auch zwischen dem Tod und einer neuen Geburt so bleiben, nur dass, was zwischen der Geburt und dem Tod innerlich ist, zwischen dem Tod und einer neuen Geburt äußerlich wird. Innerlich hat Luzifer von dem Momente an, bis zu dem wir uns zurückerinnern, seine Krallen mit der menschlichen Seele verbunden. Innerlich – der Mensch weiß nichts davon, wenn er nicht durch Geisteswissenschaft etwas erfährt und darüber fühlen lernt. Nach dem Tode ist die Sache anders. Da tritt in einem bestimmten Zeitpunkt Luzifer, ebenso sicher wie zwischen der Geburt und dem Tode innerlich, in dem Leben zwischen dem Tode und einer neuen Geburt äußerlich auf. So steht er dort in voller Gestalt vor uns, so steht er uns zur Seite, so wandeln wir mit ihm! Sowenig nämlich der Mensch den Luzifer kennt, bevor er durch die Pforte des Todes getreten ist, so sicher und klar kennt er ihn, wenn er an seiner Seite geht zwischen dem Tod und einer neuen Geburt. Nur dass im jetzigen Zeitenzyklus dieses Bewusstsein ein recht unangenehmes werden kann. Wir können so durch das Gebiet zwischen dem Tode und einer neuen Geburt durchgehen, dass wir den Luzifer – der ja auch nicht nur etwas Furchtbares hat, sondern auch etwas Schönes, Herrliches in Bezug auf seine äußere Gestalt –, dass wir gewissermaßen Luzifer neben uns haben und seine Notwendigkeit für die Welt einsehen. Immer mehr und mehr kommt die Zeit heran, wo die Menschen nur so das Leben nach dem Tode mit Luzifer durchschreiten können, wenn sie hier im Leben schon ordentlich die luziferischen Impulse in der Menschenseele haben ahnen- und kennengelernt. Die Menschen – und solche wird es ja auch gegen die Zukunft immer mehr und mehr geben –, die nichts wissen wollen von Luzifer, und das ist ja wohl gut die Mehrzahl, die werden umso mehr wissen von Luzifer nach dem Tode. Denn nicht nur, dass er an ihrer Seite stehen wird, sondern er wird an ihrer Seite fortwährend von ihren Seelenkräften abzapfen, er wird die Menschen vampirisieren. Das ist es, wozu man sich durch Unkenntnis vorbereitet, zum Vampirisiertwerden durch Luzifer. Dadurch entzieht man sich Kräfte für das nächste Leben, denn die gibt man an Luzifer in einer gewissen Weise ab.

In einer ganz ähnlichen Weise ist es mit Bezug auf Ahriman. Mit Bezug auf ihn steht die Sache so. Die beiden Geister sind ja immer da zwischen dem Tode und einer neuen Geburt, aber das eine Mal ist der eine mehr und der andere weniger da, das andere Mal ist es umgekehrt. Wir gehen hin, und dann wiederum zurück im Leben zwischen Tod und neuer Geburt. Bei dem Hingang ist besonders Luzifer, beim Zurückgehen gegen die neue Geburt zu besonders Ahriman an unserer Seite. Denn der führt uns wiederum zur Erde zurück, der ist bei der Rückwanderung in der zweiten Hälfte eine wichtige Persönlichkeit. Und auch er kann denjenigen Menschen, die nicht an ihn glauben wollen in ihrem Leben zwischen der Geburt und dem Tode, gewissermaßen Schlimmes zufügen. Er gibt ihnen nämlich dann zu viel von seinen Kräften. Er verleiht ihnen das, was er immer übrig hat, diejenigen Kräfte, die mit der irdischen Schwere zusammenhängen, die über die Menschen Krankheit und frühzeitigen Tod verhängen, die allerlei Unglücksfälle, die wie Zufälle aussehen, in das Erdendasein hineinbringen und so weiter. Das alles hängt zusammen mit diesen ahrimanischen Gewalten.

> Ahriman wirkt in allem, was geformt und gestaltet ist. Ihm verdanken wir unsere physische Beständigkeit. Er kann jedoch seine Fähigkeiten auch so einsetzen, dass die Menschen getäuscht werden. Das Auftreten eines Doppelgängers ist ein psychopathologisch wie literarisch bekanntes Phänomen. Steiner selbst hat eine solche Erscheinung auf die Bühne gebracht. Anlässlich einer Aufführung seiner Mysteriendramen in München erläuterte er am 30. August 1913, wie Doppelgängererlebnisse zustande kommen. Ahriman formt aus unbewussten Seelenanteilen, die sich von der menschlichen Wesenheit gelöst haben, eine Gestalt, die dem ‹Original› ganz unerwartet entgegentritt.

Es GIBT in der Menschenseele solche Teile, die man gewissermaßen loslösen kann von dem Ganzen dieser Menschenseele. Weil der Mensch nicht eine vollständige Herrschaft ausübt über solche Einschlüsse, macht sich Ahriman darüber her. Und da macht sich durch Ahrimans Tätigkeit, die unberechtigt ist, die dadurch entsteht, dass Ahriman seine Grenze überschreitet, dann die Tendenz geltend, dass solche Teile der menschlichen ätherischen Wesenheit und auch der menschlichen astralischen Wesenheit, welche die Neigung haben, sich von dem übrigen Seelenleben loszutrennen und selbstständig zu werden, von Ahriman sich formen lassen, sodass er ihnen die menschliche Gestalt gibt. Im Grunde genommen steht es mit allen möglichen

Gedanken, die in uns selber sitzen, so, dass sie die menschliche Gestalt annehmen können. Wenn der Mensch diesen Gedanken als Gedankenlebewesen gegenübertritt, wenn dann Ahriman die Gelegenheit hat, einen solchen Teil der menschlichen Seele zu verselbstständigen, ihm die menschliche Form zu geben, und man lebt sich in die elementarische Welt hinein, dann steht man diesem verselbstständigten Teil seiner Wesenheit als seinem Doppelgänger gegenüber. Es ist immer ein Teil der menschlichen Seele, dem Ahriman die Form der menschlichen Gestalt gibt. Man muss sich nur klarmachen, dass, wenn man die elementarische Welt betritt, wenn man außerhalb seines physischen Leibes ist, sich in den ganzen Verhältnissen so manches ändert. Wenn man in seinem physischen Leibe darinnensteckt, so kann man sich nicht gegenübertreten; wenn man aber in seinem ätherischen Leibe die elementarische Welt betritt, so kann man in ihm stecken und ihn dennoch von außen sehen, wie man den Doppelgänger sieht. Dies ist mit dem Doppelgänger gemeint. Er ist im Grunde genommen, wenn man substanziell spricht, ein großer Teil des ätherischen Leibes selber. Während man einen Teil desselben zurückbehält, sondert sich ein Teil ab, wird objektiv. Man schaut ihn an, es ist ein Teil der eigenen Wesenheit, dem Ahriman die Gestalt gegeben hat, die man selber hat. Denn Ahriman versucht alles sozusagen hereinzudrängen in die Gesetze der physischen Welt. In der physischen Welt herrschen die Geister der Form, und sie teilen diese Herrschaft mit Ahriman, sodass Ahriman das durchaus ausführen kann mit einem Teil der menschlichen Wesenheit, was man bezeichnen kann als das Gestalten eines Teiles der menschlichen Wesenheit zum Doppelgänger.

Es ist – verhältnismäßig – eine elementare Erscheinung, diese Begegnung mit dem Doppelgänger, und sie kann auftreten durch besondere unterbewusste Eindrücke und Impulse der menschlichen Seele, auch wenn der Mensch nicht hellsichtig ist. Es kann das Folgende vorkommen: Irgendein Mensch kann ein Intrigant sein, kann mancherlei Menschen durch seine Intrigen Böses zugefügt haben. Er kann wieder einmal ausgegangen sein und irgendeine Intrige eingefädelt haben. Er kommt zurück in seine Wohnung, tritt vielleicht in sein Schreibzimmer ein, auf seinem Schreibtisch liegen vielleicht Papiere, auf denen Dinge stehen, mit denen er die Intrigen eingefädelt hat, und es kann ihm passieren, trotzdem er in seinem Oberbewusstsein zynisch geartet sein kann, dass doch sein Unterbewusstsein erfasst wird von jenen Impulsen des Intrigierens. Er tritt ein in sein Schreibzimmer, schaut zu seinem Schreibtisch hin und siehe da: Er sitzt da selber. Das ist eine unangenehme Begegnung, wenn man durch seine eigene Türe ins Zimmer tritt und sich selbst am Schreibtisch sitzen sieht. Aber solche Dinge gehören in den Bereich dessen, was sehr oft passiert und was dann gerade leicht passieren kann, wenn solches Intrigieren stattfindet. Dasjenige, dem man da begegnet, ist durchaus der Doppelgänger, den ich wiederum mit anderen Aufgaben versucht habe, in dem «Hüter der Schwelle» und in «Der Seelen Erwachen» darzustellen. Wir wissen, dass dieser Doppelgänger von Johannes Thomasius erlebt wird, und es hängt mit der eigentümlichen Entwicklung des Johannes Thomasius zusammen, dass er an den Stellen, wo es gezeigt wird, die Begegnung mit dem Doppelgänger hat, weil durch die eigentümlichen Erlebnisse, die er gehabt hat, Ahriman einen Teil seiner Seele formgemäß so gestalten kann, dass dieser Teil der Seele substanziell als Teil des ätherischen Leibes mit selbstsüchtigen Seelenelementen erfüllt ist.

Der Leichnam als Ferment

Unmittelbar nach der Gründung der Waldorfschule in Stuttgart griff Rudolf Steiner im September 1919, nach Dornach zurückgekehrt, eine Thematik auf, die er bereits den Lehrern dort nahegebracht hatte. Er sprach von dem Menschen als dreigliedrigem Wesen und als Angehörigem der Erde wie des Weltalls. In diesem Zusammenhang kam er auf die Bedeutung zu sprechen, die das Leben des Menschen und auch sein physischer Körper über den Tod hinaus haben: Durch die menschlichen Leichname gelangen «Auffrischungskräfte» geistig-seelischer Art in den Erdorganismus; sie versorgen die Erde substanziell und hemmen den allgemeinen Todesprozess. Der Planet wäre längst verdorrt, wenn nicht Menschen auf ihm leben und sterben würden.

DENN DAS, was da der Erde mitgeteilt ist, gleichgültig ob durch das Verbrennen oder durch das Beerdigen, das hat menschliche Form gehabt, menschliche Form auch dadurch gehabt, dass vor der Geburt beziehungsweise vor der Konzeption ein geistig-seelisches Wesen heruntergestiegen ist aus den geistigen Welten, gearbeitet hat bis zum Tode hin in diesem physischen Leibe. Dann teilen Sie diesen physischen Leib der Erde mit. Da arbeitet das, was Menschenform ist, in der Erde weiter, ganz gleichgültig, ob es verbrannt oder beerdigt worden ist, es arbeitet an der Erde mit. Die Erde bekommt fortwährend dasjenige mitgeteilt, was sie nicht haben würde, wenn ihr nicht Menschenleiber nach dem Tode der Menschen mitgeteilt würden. Das ist etwas für die Erde, dass ihr Menschenleiber nach dem Tode mitgeteilt werden. Die Erde hätte sonst nur Substanzen, die irdisch sind, wenn ihr nicht Menschenleiber mitgeteilt würden.

Aber diesen Menschenleib hat bewohnt ein seelisch-geistiges Wesen, das vor der Geburt beziehungsweise vor der Konzeption herabgestiegen ist aus seelisch-geistigen Welten und die Struktur verliehen hat diesem Menschen-leibe. Diese Struktur bleibt als ein Wesentliches in jedem Stäubchen, geht in die Erde oder in die Atmosphäre beim Verbrennen, gleichgültig wie, eben über, und die Erde empfängt mit diesem Menschenleib dasjenige, was herun-tergestiegen ist aus den geistigen Welten. Das ist nicht ohne Bedeutung. Das ist nicht etwa bloß eine gewöhnliche Wahrheit, sondern das hat sogar eine sehr, sehr große Bedeutung. Denn unsere Erde ist nicht mehr in Entwick-lung, und es wäre längst so, dass kein Mensch sie heute mehr, vielleicht auch keine Tiere – die Tiere vielleicht – bewohnen könnten, wenn ihr nicht fortwährend Auffri-schungskräfte geistig-seelischer Art durch die Menschen-leiber zukämen. Dass die Erde heute noch ein für Menschen bewohnbarer Weltenort ist, das ist dem Umstande ver-dankt, dass ihr fortwährend Menschenleiber mitgeteilt werden. Diese frischen die Erdenkräfte immer wiederum auf. Seit der Mitte der atlantischen Zeit ist die Erde bereits im Verdorren. Sie hat keine Aufgangskräfte mehr; die hatte sie in der alten polarischen, lemurischen und so weiter Zeit. Aber seit der Mitte der atlantischen Zeit hat die Erde aus sich selbst nur verdorrende Kräfte und wird nur aufge-frischt für weiteres Bestehen dadurch, dass ihr die Form-kräfte der Menschenleiber mitgeteilt werden. Die wirken in der Erde weiter. Die nur machen die Erde noch für die Menschen bewohnbar.

Daraus können Sie erkennen, dass der Mensch auf der einen Seite, wie ich Ihnen erzählt habe, die inneren Kräfte des Planeten in sich wirksam hat, die Kräfte der Atmo-sphäre. Aber er gibt wiederum geistig-seelische Kräfte an die Erde zurück, er versorgt auch die Erde mit geistig-seelischen Kräften. Er trägt, indem er geboren wird, die geistig-seelischen Kräfte aus dem geistigen Weltenall in die

Erde herein, braucht sie so lange, als er sie nötig hat, bis zu seinem Tode, übergibt sie dann in Formkräften der Erde und ist so der Mitbauer der zukünftigen Erde. [...]

Derjenige Mensch, der sich als Weltenbürger weiß, der sagt sich: Indem ich durch die Geburt ins Dasein trete, trage ich herein in diese Welt ein Seelisch-Geistiges. Damit baue ich an dem künftigen Erdendasein mit, auch noch, nachdem ich mich entfernt habe durch den Tod von dieser Erde. – Der Mensch wird dadurch, dass er Weltenbürger ist, sich erst recht bewusst, wie sein Dasein mit dem irdischen Dasein zusammenhängt, wie er mit der Erde ein Wesen ist, aber ein Wesen, das der Erde im Grunde genommen erst ihre Geistigkeit gibt.

> Dass der Leichnam hier gleichsam ein Ferment ist, das die weitere Entwicklung der Erde befördert, hatte Rudolf Steiner bereits in dem pädagogischen Einführungskurs in Stuttgart mit eben diesem anschaulichen Bild entwickelt. Im Leib des Menschen werden im Laufe des Lebens Kräfte angesammelt und umgewandelt; sie können beim Tod wieder abgegeben werden und in der Erde befruchtend weiterwirken.

EBENSO ABER wäre die Erdenentwicklung längst in ihren Endzustand hineingekommen, wenn ihr nicht fortwährend die Kräfte des menschlichen Leichnams, der mit dem Tode von dem Geistig-Seelischen abgesondert ist, zugeführt würden. Durch diese Kräfte, welche die Erdenentwicklung durch die Zuführung der menschlichen Leichname fortwährend bekommt, beziehungsweise der Kräfte, die in den Leichnamen sind, dadurch wird die Evolution der Erde unterhalten. Dadurch werden Mineralien dazu veranlasst, ihre Kristallisationskräfte noch heute zu entfalten, die sie längst nicht mehr entfalten würden ohne diese Kräfte; sie wären längst zerbröckelt, hätten sich aufgelöst.

Dadurch werden Pflanzen, die längst nicht mehr wachsen würden, veranlasst, heute noch zu wachsen. Und auch mit Bezug auf die niederen Tierformen ist es so. Der Mensch übergibt der Erde in seinem Leibe das Ferment, gleichsam die Hefe für die Weiterentwicklung.

Daher ist es nicht bedeutungslos, ob der Mensch auf der Erde lebt oder nicht. Es ist einfach nicht wahr, dass die Erdenentwicklung in Bezug auf das Mineralreich, Pflanzenreich und Tierreich auch dann vorwärtsgehen würde, wenn der Mensch nicht dabei wäre! Der Naturprozess ist ein einheitlicher, ein geschlossener, zu dem der Mensch dazugehört. Der Mensch wird nur richtig vorgestellt, wenn er selbst noch mit seinem Tode als drinnenstehend in dem kosmischen Prozess gedacht wird.

Wenn Sie dies bedenken, dann werden Sie sich kaum mehr wundern, wenn ich auch noch das Folgende sage: Der Mensch bekommt, indem er aus der geistigen Welt heruntersteigt in die physische, die Umkleidung seines physischen Leibes. Aber natürlich ist der physische Leib anders, wenn man ihn als Kind bekommt, als wenn man ihn in irgendeinem Lebensalter durch den Tod ablegt. Da ist etwas geschehen mit dem physischen Leibe. Was da mit ihm geschehen ist, das kann nur dadurch geschehen, dass dieser Leib durchdrungen ist von den geistig-seelischen Kräften des Menschen. Nicht wahr, schließlich essen wir alle dasselbe, was die Tiere auch essen, das heißt, wir verwandeln die äußeren Stoffe so, wie die Tiere sie verwandeln, aber wir verwandeln sie unter der Mittätigkeit von etwas, was die Tiere nicht haben, von etwas, was aus der geistigen Welt heruntersteigt, um sich mit dem physischen Menschenleib zu vereinigen. Wir machen dadurch mit den Stoffen etwas anderes, als die Tiere oder Pflanzen mit ihnen machen. Und die Stoffe, welche im menschlichen Leichnam der Erde übergeben werden, sind verwandelte Stoffe, sind etwas anderes, als was der Mensch empfangen hat, als er geboren worden ist. Daher können wir sagen: Die Stoffe, welche der Mensch empfängt, und auch die Kräfte, welche er mit der Geburt empfängt, die erneuert er während seines Lebens und gibt sie in verwandelter Form an den Erdenprozess ab. Es sind nicht dieselben Stoffe und Kräfte, die er bei seinem Tode an den Erdenprozess abgibt, als diejenigen waren, die er bei seiner Geburt empfangen hat. Er übergibt damit also dem Erdenprozess etwas, was durch ihn fortwährend aus der übersinnlichen Welt in den physisch-sinnlichen Erdenprozess einfließt. Er trägt bei seiner Geburt aus der übersinnlichen Welt etwas herunter; das bekommt dann, indem er es einverleibt hat den Stoffen und Kräften, die während seines Lebens seinen Leib zusammensetzen, mit seinem Tode die Erde. Dadurch vermittelt der Mensch fortwährend das Herunterträufeln von Übersinnlichem an Sinnliches, an Physisches. Sie können sich vorstellen, dass gleichsam fortwährend etwas herunterregnet aus dem Übersinnlichen ins Sinnliche, dass aber diese Tropfen ganz unfruchtbar blieben für die Erde, wenn der Mensch sie nicht aufnehmen würde und sie durch sich der Erde vermitteln würde. Diese Tropfen, die der Mensch aufnimmt bei der Geburt, die er abgibt bei seinem Tode, die sind ein fortwährendes Befruchten der Erde durch übersinnliche Kräfte, und durch diese befruchtenden, übersinnlichen Kräfte wird der Evolutionsprozess der Erde erhalten. Ohne menschliche Leichname wäre daher die Erde längst tot.

Leben mit Verstorbenen

«Jeder von uns verkehrt fortwährend mit den sogenannten Toten», so Rudolf Steiner am 14. Februar 1918. Allerdings geschieht dies meist im Unbewussten. Es braucht eine besondere Achtsamkeit für die Zeit des

Einschlafens oder des Aufwachens, wenn man diesen Verkehr bewusst pflegen will. Wird eine verstorbene Persönlichkeit inniglich vergegenwärtigt, kommt der Kontakt leichter zustande.

Und der Verkehr des Menschen mit den Toten ist da, und er ist insbesondere rege im Moment des Einschlafens und des Aufwachens. Im Grunde genommen stellt jeder Mensch im Momente des Einschlafens unzählige Fragen und gibt unzählige Mitteilungen an geliebte Tote, und empfängt Kundschaften und Antworten im Momente des Aufwachens von den Toten. Man kann aber in einer gewissen Weise, ich möchte sagen, kultivieren diesen Verkehr mit den Toten. Mancherlei Arten, den Verkehr mit den Toten zu kultivieren, haben wir ja öfter besprochen, aber wir wollen noch das Folgende heute sagen. [...]

Derjenige, welcher sich nicht einzig und allein in sinnlich-egoistischer Weise in das Leben hineinstellt, wird ja schon aus einem gesunden Empfinden heraus das Bedürfnis haben, den Verkehr nicht zu unterbrechen, den das Karma ihm gebracht hat mit gewissen Persönlichkeiten, die nun durch die Pforte des Todes vor kurzer oder vor längerer Zeit gegangen sind, und er wird wohl seine Gedanken öfter verbinden mit solchen hingegangenen Persönlichkeiten. Es kann durchaus sein, dass solche Gedanken, die wir anknüpfen an die Vorstellung dahingegangener Persönlichkeiten, einen richtigen Verkehr mit den Toten ergeben, auch wenn wir sie nicht kennen, auch wenn wir nicht achten können auf das, was im Momente des Einschlafens vor sich geht. Aber gewisse Gedanken sind günstiger für einen solchen Verkehr, andere Gedanken sind ungünstiger. Abstrakte Gedanken, Gedanken, die wir in einer gewissen Gleichgültigkeit, vielleicht gar nur aus Pflichtgefühl hegen, die sind wenig geeignet, im Momente des Einschlafens zu dem Toten hinüberzugehen. Dagegen

Gedanken, Vorstellungen, welche hervorgehen aus dem Erfühlen eines besonderen Interesses, das uns vereinigt hat im Leben mit dem Toten, diese Gedanken sind geeignet, zum Toten hinüberzugehen. Erinnern wir uns an den Toten so, dass wir nicht bloß mit abstrakten Gedanken, mit kalten Vorstellungen an ihn denken, sondern einen Moment in unsere Seele rufen, wo wir an seiner Seite warm geworden sind, wo uns das, was er sagte, nicht nur Mitteilung war, sondern etwas Liebes war, erinnern wir uns eben derjenigen Momente, die wir mit dem Toten verbracht haben in einer Gefühlsgemeinschaft, in einer Gemeinschaft auch der Willensimpulse, erinnern wir uns solcher Momente, wo wir mit dem Toten zusammen dies oder jenes unternommen, beschlossen haben, was uns beiden wert ist, was uns beide geführt hat zu einer gemeinsamen Handlung, kurz, an irgendetwas, was die Herzen zusammenklingen ließ, machen wir dieses Zusammenklingen der Herzen lebendig, dann färbt das den Gedanken an den Toten so, dass der Gedanke zu ihm hinüberströmt im Momente des nächsten Einschlafens. Ob man diesen Gedanken um neun Uhr, um zwölf Uhr, um zwei Uhr hat, der ganze Tag kann uns irgendwelche Zeit geben, um diesen Gedanken zu haben, er bleibt und geht im Momente des Einschlafens zum Toten.

Im Momente des Aufwachens können wir von dem Toten wieder Antwort, Mitteilung, Botschaften bekommen. Das braucht nicht gerade im Moment des Aufwachens, wenn man nicht darauf achten kann, an unsere Seele heranzutreten, sondern es kann im Laufe des Tages irgendwie aus unserer Seele heraufkommen in Form irgendeines Einfalles, wie wir glauben, wenn wir überhaupt an solche Dinge glauben. Aber auch da wiederum ist einiges günstiger, einiges ungünstiger. Unter gewissen Verhältnissen finden die Toten eher den Zugang zu unserer Seele, um uns dieses oder jenes in unsere Seele hereinzusprechen, sodass es in unserer Seele selbst spricht; in anderen Fällen sind die Verhältnisse für so etwas ungünstiger. Günstiger sind insbesondere die Verhältnisse, wenn wir eine gute, treffsichere Vorstellung von dem Wesen der Toten uns angeeignet haben, wenn wir so starkes Interesse an dem Wesen der Toten haben, dass uns dieses Wesen vor dem geistigen Auge wirklich gestanden hat. Sie werden sich fragen: Warum sagt er denn das eigentlich? Wenn einem jemand nahegestanden hat, so hat man doch eine Vorstellung von seinem Wesen! – Das glaube ich gar nicht, insbesondere nicht in unserer Zeit! In unserer Zeit gehen die Menschen aneinander vorüber und kennen einander sehr, sehr wenig. Das entfremdet einen vielleicht gar nicht für hier, für die physische Welt; das entfremdet einen aber gar sehr für die Welt, die der Tote durchlebt. Sehen Sie, für hier, für die physische Welt, sind zahlreiche unbewusste oder unterbewusste Kräfte und Impulse, welche die Menschen einander nahebringen, auch wenn sie sich nicht kennenlernen wollen. Es soll ja vorkommen im Leben, wie vielleicht manche von Ihnen schon gelesen haben, dass man schon Jahrzehnte verheiratet sein kann und sich sehr wenig wirklich kennenlernt. Aber da gibt es eben andere Impulse, die nicht auf der gegenseitigen Erkenntnis beruhen, die die Menschen zusammenführen. Das Leben ist überall durchsetzt von unterbewussten und unbewussten Impulsen. Aber wie gesagt, diese unterbewussten Impulse, sie binden uns hier, sie binden uns nicht mit den Wesen zusammen, die durch den Tod uns vorangegangen sind. Da ist es schon notwendig, dass wir wirklich etwas in die Seele aufnehmen, wodurch das Wesen des anderen lebendig in uns lebt. Und je lebendiger es in uns lebt, desto leichter hat es zu unserer Seele den Zugang, desto leichter kann es sich mit uns verständigen.

Das ist es, was ich Ihnen charakterisieren möchte über den fortdauernden, immer und immer vorkommenden

Verkehr der sogenannten Lebenden mit den sogenannten Toten. Jeder von uns verkehrt fortwährend mit den sogenannten Toten, und dass es nicht gewusst wird, kommt nur daher, weil man nicht in genügender Weise beachten kann den Moment des Einschlafens, den Moment des Aufwachens. Ich sagte dieses, um Ihnen konkreter dieses Zusammensein mit der übersinnlichen Welt, in der die Toten sind, zu gestalten.

> Die Beziehung der Schlafenden zu den Toten ist für beide Seiten von großer Bedeutung. Auch und gerade die Seelen der Toten suchen diesen Kontakt. Dies schildert Rudolf Steiner im Vortrag vom 10. Oktober 1913.

WIE ES einer Tatsache entspricht, dass wir Menschen auf der Erde – ich darf diesen Vergleich gebrauchen – unsere Saatfelder haben müssen, auf denen die Früchte gedeihen, von denen wir auf Erden physisch leben, so müssen die Seelen der Toten Saatfelder haben, auf denen sie gewisse Früchte ernten können, die sie brauchen in der Zeit zwischen dem Tode und einer neuen Geburt. Wenn der hellsichtige Blick die toten Seelen verfolgt, so sieht er, wie die schlafenden Menschenseelen das Saatfeld sind für die Toten, für die Dahingegangenen. Es ist gewiss nicht nur überraschend, sondern für den, der das zum ersten Male sieht in der geistigen Welt, sogar im höchsten Grade erschütternd, zu sehen, wie die Menschenseelen, die zwischen dem Tode und einer neuen Geburt leben, gleichsam hineilen zu den schlafenden Menschenseelen und nach den Gedanken und Ideen suchen, welche in den schlafenden Menschenseelen sind: denn von diesen nähren sie sich, und sie brauchen diese Nahrung. Wenn wir nämlich des Abends einschlafen, können wir schon sagen: Da beginnen die Ideen, die Gedanken, die während unseres Wachzustandes durch unser Bewusstsein gegangen sind, zu leben, werden gleichsam lebendige Wesen. Und die toten Seelen kommen herbei und nehmen Anteil an diesen Ideen. In dem Anblick dieser Ideen fühlen sie sich genährt. Oh, es hat etwas Erschütterndes, wenn man den hellsichtigen Blick richtet auf hingestorbene Menschen, die allnächtlich zu den schlafenden Zurückgebliebenen kommen [...].

Alt werden – eine Herausforderung für die Pädagogik

Wann beginnt ein Erdenleben, wann endet es? Der Mensch befindet sich in einem fortwährenden Entwicklungs- oder Verwandlungsprozess. Das ist hier bereits nach vielen Seiten hin ausgeführt worden. Aus der Perspektive der wiederholten Erdenleben ergibt sich ein beständiger Wechsel, dem Atemrhythmus vergleichbar oder dem Wasserkreislauf. So dichtete Johann Wolfgang Goethe, ein Denker, der mit der Wiedergeburt rechnete: «Des Menschen Seele / Gleicht dem Wasser: / Vom Himmel kommt es, / Zum Himmel steigt es, / Und wieder nieder / Zur Erde muss es. / Ewig wechselnd.»

Das Erdenleben ist also eingebunden in einen größeren Prozess, und mit ihm die Entwicklung, die mit der Erziehung des Kindes ihren Ausgangspunkt nimmt und die in der Lebensweise der Alten einen nur vorläufigen Kulminationspunkt findet. Dennoch oder gerade deshalb hat die Pädagogik eine immense Bedeutung. Es geht darum, zu vermitteln, was als Einbettung in einen größeren kosmischen und geistigen Zusammenhang diesem Erdenleben Sinn und Aufgabe verleiht und was sich vollständig erst im Alter entfalten wird. Dieses Kapitel, das von den pädagogischen Aufgaben im Hinblick auf das gute Altern handelt, wirft daher zuerst einen Blick auf die Herkunft des Menschen und beschäftigt sich mit der Präexistenz, für die Rudolf Steiner den Begriff der «Ungeborenheit» eingeführt hat. Es geht dabei um die Werdeprozesse im Vorgeburtlichen.

Erziehungskunst muss ihre Kraft aus der umfassenden Entwicklungsperspektive schöpfen: Besinnung auf die Herkunft aus dem Vorgeburtlichen ist ein Gesundbrunnen im Hinblick auf alle Alterungsprozesse. Einer

in diesem Sinne verstandenen ‹Pädagogik für das Altwerden› wendet sich der zweite Teil des Kapitels zu.
Wird in der Jugend etwas veranlagt, das die Herkunft
aus geistigem Dasein erahnen lässt und dieses Ahnen
im Laufe des Lebens zu immer größerer Gewissheit zu
führen erlaubt, gibt dies dem ganzen Leben einen inneren Zug. Wem diese Schwungkraft fehlt, dem fällt es
schwerer, Sinn im Leben zu finden. Dem äußeren Kräf-
teabbau im Alter kann nichts Substanzielles entgegen-
gehalten werden. Resilienz ist ein Zauberwort gegenwärtiger Altersforschung. Gemeint ist eine seelische
Widerstandsfähigkeit, mit der sich Krisen aus eigenem
Vermögen bewältigen lassen, um so dem Alter zuver-
sichtlich entgegenzuleben. Der anthroposophische Psychologe und Pädagoge Johannes W. Schneider bringt
dies im Untertitel seines Buches über das Altern auf
den Punkt: «Alt werden ist nichts für Feiglinge».

Mit der Begründung der Waldorfpädagogik gab
Rudolf Steiner einen Anstoß zu neuen Formen des Lehrens und Lernens, der noch lange nicht ausgeschöpft
ist. Bei einer Pädagogik im Hinblick auf das Altwerden
geht es zudem immer auch um einen wechselseitigen
Prozess. Denn gerade aus dem Alter heraus lassen sich
Erkenntnisse für die Erziehung ableiten; die Bedeutung
der Lebensweise des Kindes und deren Förderung
ergibt sich oft erst aus dem späteren Leben heraus.

Ungeborenheit: Der Weg im Vorgeburtlichen

Es wäre falsch, nur in Richtung Zukunft zu blicken und
das Alter allein aus dem verstehen zu wollen, was ihm
folgt, sich dabei möglicherweise auf den Wunsch nach
weiterem Erdenleben zu fixieren. Vieles, was unsere
Gewordenheit und Zukunft betrifft, lässt sich erst und

besser aus seiner Herkunft ermessen. So plädierte Rudolf Steiner 1921 in einem in Dornach gehaltenen Vortrag für die Umkehrung der Blickrichtung, um den Menschen in seiner Existenz unvoreingenommen und ohne Egoismus zu betrachten. Nicht von Unsterblichkeit sei dann zu reden, sondern von «Ungeborenheit» – ein Begriff, für den Steiner sich starkmacht. Denn es sei von hoher sozialethischer Bedeutung, gedanklich und gefühlsmäßig in des Menschen Präexistenz zu dringen und dadurch zur Erkenntnis des Menschenlebens zu gelangen.

ALS DIE PRÄEXISTENZ hinausgeworfen wurde aus der abendländischen Kulturentwicklung, da war eigentlich das selbstlose Forschen aus dieser Kulturentwicklung herausgeworfen. Wenn heute die Prediger von Unsterblichkeit predigen: bitte, nehmen Sie alle Predigten, ich habe ja schon öfter darauf aufmerksam gemacht, sie appellieren im Grunde genommen an den menschlichen Egoismus. Man weiß, der Mensch fühlt sich unbehaglich, er hat Furcht vor dem Aufhören des Lebens. Gewiss, es hört nicht auf. Aber man appelliert nicht an seine Erkenntniskräfte, wenn man davon spricht, sondern man appelliert an seine Todesfurcht, an seinen Willen, fortleben zu wollen, wenn der Leib ihm genommen ist; man appelliert an seinen Egoismus mit andern Worten. Das kann man nicht, wenn man von der Präexistenz spricht. Eigentlich ist es insbesondere den Leuten der Gegenwart zunächst höchst einerlei, wenn sie auf ihren Egoismus schauen, ob sie vorher, bevor sie geboren oder konzipiert worden sind, gelebt haben. Sie leben jetzt, dessen sind sie gewiss. Deshalb sind sie nicht sehr besorgt um die Präexistenz, sie sind um die Postexistenz besorgt; denn wenn sie auch jetzt leben, so wissen sie nicht, ob sie nach dem Tode leben werden. Das hängt mit ihrem Egoismus zusammen. Aber da sie schon einmal leben, so sagen sie sich, wenn auch unbewusst oder instinktiv, wenn sie nicht Erkenntnis getrieben haben: Nun, ich lebe, und wenn ich auch vor meiner Geburt oder Konzeption nicht gelebt habe, so macht mir das nichts aus, wenn ich nur jetzt angefangen habe zu leben und nicht wieder aufhöre!

Das ist die Stimmung, aus der heraus im Grunde heute die Gefühle geholt werden, durch welche die Menschen für die Unsterblichkeit begeistert werden. Deshalb haben wir in den bekannten Sprachen ein Wort für Unsterblichkeit als Anweisung zur Ewigkeit an dem Ende des Lebens, aber nicht, wie ich Ihnen ja auch schon öfter gesagt habe, in den gebräuchlichen Kultursprachen ein Wort für Ungeborenheit. Das müssen wir natürlich nach und nach ebenso erobern. Das spricht mehr zu der Erkenntnis, das spricht mehr zu der Unegoität, zu dem egoismusfreien Erkennen des Menschen. An das muss wiederum appelliert werden. Und überhaupt muss die Erkenntnis mit der Moral, mit der Ethik durchzogen werden.

> Schlagen wir daher bei unseren Erkundungen zum Altern den Weg in umgekehrter Richtung ein und schreiten rückwärts in die vorgeburtliche Zeit. Wir begegnen so dem künftigen Menschen, wie er sich um die dritte Schwangerschaftswoche mit dem Ätherleib umgibt. Er erlebt dabei etwas, das vergleichbar ist dem, was ihm widerfährt, wenn er durch die Pforte des Todes geht. So wie sich im Tode ein Panoramabild des vergangenen Lebens auftut, zeigt sich der ankommenden Seele vor der Geburt ein umfassendes «Bild der Lebensmöglichkeiten». Dieser Ausblick kann zu einem das Leben prägenden Ereignis werden, wie Rudolf Steiner am 6. Juni 1909 ausgeführt hat.

Bei der Geburt, bei dem Wiedererscheinen auf der Erde macht der Mensch den umgekehrten Weg zurück wie nach dem Tod. Zuerst gliedert sich jetzt der Astralleib an, dann der Ätherleib und zuletzt der physische Leib. Beim Tode legt er zuerst den physischen Leib, dann den Ätherleib und zuletzt den Astralleib ab.

Und wenn der Mensch den Ätherleib erhält, geschieht mit ihm etwas Ähnliches, wie wenn er durch die Pforte des Todes geht. Da hat er einen Rückblick auf sein vergangenes Leben gehabt, jetzt hat er eine Vorschau, eine prophetische, auf das Leben, das er nun betreten will. Das ist sehr bedeutungsvoll für ihn. Es geschieht in dem Augenblick, wo der Ätherleib sich eingliedert. Der Moment verschwindet ihm dann wieder aus dem Gedächtnis. Es sind nicht Einzelheiten, die er da sieht, sondern es ist ein Bild der Lebensmöglichkeiten. Diese Vorschau kann ihm nur insofern verhängnisvoll werden, als er dadurch einen sogenannten Schock erhält, das heißt, er sträubt sich, in das physische Leben einzutreten. Beim regulären Eintritt deckt sich der Ätherleib und der physische Leib; in solchen Fällen, wie bei einem Schock, nicht. Da geht dann der Ätherleib nicht ganz in den physischen Leib hinein, besonders am Kopf bleibt er herausragend, und daher kann er dann die Verstandesorgane nicht richtig herausarbeiten. Ein Teil der Fälle, wo Idiotie auftritt, rührt davon her, aber durchaus nicht alle; das sei extra betont.

Im Sommer 1919 schilderte Rudolf Steiner eine eigentümliche Beobachtung. Ihm war aufgefallen, dass sich in den Jahren vor Kriegsbeginn die Stimmung auf den Antlitzen der ankommenden Seelen verändert hatte. Bei vielen war sie trüber geworden, es schien ihnen schwer, ins Leben einzutreten. Ein Hindernis stand da. Es war, als wüssten sie, so charakterisierte es Steiner, dass ihnen «das ‹geistige Gefieder› zerzaust» werde durch die «materialistische Gesinnung», die sie erwartete.

Ich möchte ausgehen von einer solchen Erscheinung, die heute unter den mannigfachen stürmischen Ereignissen kaum bemerkt wird. Sie wird als etwas Unbedeutendes und Unbeträchtliches angesehen, aber sie ist da für denjenigen, der sich aus geistigen Untergründen heraus die Möglichkeit erworben hat, das Leben wirklichkeitsgemäß zu betrachten.

Es sind jetzt etwa sieben, acht, zehn Jahre her – es mag paradox klingen, aber es ist wahr –, seit für den wirklichen Beobachter des Lebens die Kinder, die geboren werden, mit einem ganz anderen Antlitz geboren werden als früher. Gewiss, man bemerkt es nicht, weil man auf solche Dinge nicht achtet, weil man heute überhaupt auf die wichtigsten Dinge des Lebens nicht achtgibt. Aber wer sich einen Blick für solche Dinge erworben hat, der weiß, dass über dem Antlitz der vielen, seit sieben bis acht oder zehn Jahren geborenen Kinder etwas lagert wie Trübe, wie Zurückhaltung gegenüber der Welt. Man möchte sagen, schon von den ersten Tagen, von den ersten Wochen an merkt man es an der Physiognomie der Kindergesichter: Da ist etwas anders, als es früher war. Und geht man dieser merkwürdigen, dem heutigen Menschen noch paradox klingenden Tatsache nach, dann bemerkt man, dass die Kinderseelen, die sich durch die Geburt in die Welt bringen, bereits, indem sie durch Empfängnis und Geburt durchgehen, schon dasjenige in sich tragen, was dann ihrem Antlitz fast von der Geburt ab den melancholischen, vielleicht oftmals hinter allem Lächeln verborgenen melancholischen Ausdruck gibt, der früher nicht so auf den Kindergesichtern lagerte. Und in den Seelen, ganz unbewusst selbstverständlich, lebt etwas von der Stimmung des Nicht-herein-Wollens ins Leben. Die Seelen, die heute durch die Geburt gehen – wie gesagt, es ist das schon seit fast zehn Jahren –, fühlen etwas wie ein Hindernis und Hemmnis, in diese physische Welt hereinzukommen.

Es ist ja so, dass der Mensch, bevor er durch Empfängnis und Geburt in die physische Welt hereinkommt, in der geistigen Welt ein wichtiges Ereignis durchmacht, das dann seine Strahlen wirft, seine Wirkungen betätigt in dem kommenden Leben. Die Menschen sterben hier auf der Erde, sie gehen durch die Todespforte, sie legen den physischen Leib ab, bringen ihre Seele hinein in die geistige Welt. Diese Seele trägt in sich noch die Wirkungen alles desjenigen, was sie hier in der physischen Welt durchlebt und erfahren hat. Sie sieht im Grunde genommen aus, indem sie durch die Todespforte gegangen ist, wie die Wirkungen selbst, desjenigen, was unmittelbar hier im Erdenleben durchgemacht wird. Solche Seelen, welche nun durch die Todespforte gegangen sind, begegnen – das ist ein Ereignis, das eben Tatsache ist, ich kann es Ihnen nur erzählen, weil diese Dinge ja nur durch Erfahrung aus der geistigen Welt herausgeholt werden können –, sie begegnen jenen Seelen, die sich anschicken, in der kommenden Zeit herunterzusteigen in einen physischen Leib. Und das ist ein wichtiges Ereignis, diese Begegnung der Seelen, die eben durch die Todespforte gegangen sind, mit jenen Seelen, die demnächst durch die Geburtspforte in die physische Welt hereintreten werden. Dieses Ereignis hat etwas Ausschlaggebendes. Es ist gewissermaßen da, um den heruntersteigenden Seelen so etwas einzuimpfen wie eine Vorstellung von dem, was sie hier antreffen werden. Und von dieser Begegnung her stammt der Impuls, welcher die eigentümliche Melancholie den Kindern aufdrückt, die heute in die Welt hereingehen. Sie wollen in diese Welt nicht herein, von der sie durch diese Begegnung erfahren haben. Denn sie wissen, wie ihnen gewissermaßen das «geistige Gefieder» zerzaust wird durch dasjenige, was die in materialistische Gesinnung und materialistische Weltanschauung und auch in materialistisches Tun getauchte Menschheit auf der Erde heute durchmacht. Dieses Ereignis, das natürlich nur geistig konstatierbar ist, wirft neben anderem eine stark wirkende Beleuchtung auf unsere ganze Gegenwart, die man aus solchen Untergründen heraus nur verstehen kann, aber auch verstehen sollte.

> In einem Vortragszyklus über Schicksalsbildung und Leben nach dem Tode, den Rudolf Steiner 1915 in Berlin hielt, schilderte er eine weitere Beobachtung bezüglich der Begegnung gerade verstorbener und sich verkörpernder Seelen. Sie betrifft Seelen, die im Alter zwischen elf und vierzehn Jahren früh verstorben sind.

WENN WIR eine solche Seele verfolgen, so finden wir sie in der geistigen Welt in einer bestimmten Zeit zwischen dem Tod und einer neuen Geburt verhältnismäßig sehr bald in einer, ich möchte sagen, höchst bemerkenswerten Gesellschaft: Wir finden sie mitten unter denjenigen Seelen, die sich vorbereiten für ein nächstes Leben so, dass sie schon bald auf diese Erde herunterkommen müssen, also unter Seelen, die sich bald verkörpern. Unter denen leben dann solche Seelen, die durch die Pforte des Todes gegangen sind im elften, zwölften, dreizehnten, vierzehnten Jahre, die werden da hineinversetzt. Und wenn man sich genauer umsieht in diesen Zusammenhängen, da stellt es sich eigentümlicherweise heraus, dass diese Seelen, die nun bald in ihr Erdenleben heruntergehen, das brauchen, was ihnen diese anderen Seelen hinauftragen können von der Erde, um sich ihrerseits wiederum an Kraft zu erstarken, die sie brauchen, um sich zu verleiblichen. Also die jugendlichen Seelen bilden eine starke Hilfe für diejenigen Seelen, die nun bald herunterkommen müssen auf die Erde.

Solche Hilfe, wie unter normalen Verhältnissen junge

Kinder, die ganz normal waren, das heißt, kein hervorragendes geistiges Leben hatten, sondern nur aufgeweckte Kinder waren, solche Hilfe, wie die leisten, kann man zum Beispiel nicht mehr leisten, wenn man im späteren Alter stirbt.

> Der Weg zur Geburt wird über Jahrhunderte gezielt vorbereitet. Im Gang durch das Nachtodliche wandelt sich das Bewusstsein, bis am Ort der größten Erdferne eine Umkehr eintritt. Die Seele, besser das ewige Selbst des Menschen, erfährt sich in intuitivem Bewusstsein als im anderen lebend. Mit der Umkehr und dem Weg hin zu einem neuen Erdenleben fängt die Seele an, sich mit dem künftigen Generationenstrom verwandt zu fühlen. Darüber sprach Rudolf Steiner am 2. April 1918 in Berlin. Das intuitive Bewusstsein hilft aufzugehen «in dem, was durch die Generationen lebt». Wenn man dann geboren wird, klingt noch etwas Charakteristisches aus der Vorgeburtszeit nach. Es ist die Kraft der Nachahmung, die als Grundstimmung das erste Lebensalter auf der Erde prägt.

DIE SEELE FÄNGT schon zwischen Tod und neuer Geburt in einem bestimmten Punkte des Lebens an, sich verwandt zu fühlen mit der Generationenfolge, die dann zu Vater und Mutter führt. Zu den Ahnen, wie die zueinandergeführt werden in den Ehen, wie sie Kinder haben und so weiter, fühlt sich die Seele nach und nach verwandt. [...] Man lernt allmählich das sechsunddreißigste, fünfunddreißigste Vorfahrenpaar erkennen, dann das vierunddreißigste, dann das dreiunddreißigste, zweiunddreißigste Paar, bis hinunter zu Vater und Mutter. Das lernt man erkennen, einverwoben in die Imaginationen. Und dahinein prägt sich die Intuition, bis man zu Vater und Mutter kommt. Dieses Einprägen ist wirklich ein Aufgehen in dem, was durch die Generationen lebt. Die zweite Hälfte des Lebens zwischen Tod und neuer Geburt ist so, dass der Mensch in dieser Zeit sich intensiv daran gewöhnt, in dem andern zu leben, was da unten ist, schon voraus in diesem andern zu leben, in dem, was dann die nächste und fernere Umgebung wird, nicht in sich, sondern in dem andern zu leben. Man fängt das Leben zwischen Tod und neuer Geburt an, indem man in dem andern lebt; man hört dieses Leben so auf, dass man vorzugsweise in dem andern leben kann. Dann wird man geboren, und man behält zunächst noch etwas zurück von diesem andern Leben. Aus diesem Grunde muss man sagen: In den ersten sieben Jahren ist der Mensch ein Nachahmer; er ahmt alles nach, was er wahrnimmt. Lesen Sie, was darüber in der Schrift «Die Erziehung des Kindes vom Gesichtspunkte der Geisteswissenschaft» dargestellt ist. Es ist ein letzter Abklatsch dieses In-dem-andern-Leben, das setzt sich noch fort in das physische Leben hinein. Das ist die vorzüglichste Eigenschaft, ins Geistige umgesetzt, zwischen Tod und neuer Geburt, und es ist die erste Eigenschaft, die beim Kinde auftritt: nachahmen alles dessen, was da ist. Man wird dieses Nachahmen des Kindes nicht verstehen, wenn man nicht weiß, dass es aus dem großartigen intuitiven Leben des Geistig-Seelischen in der letzten Zeit zwischen Tod und neuer Geburt herkommt.

Anlässlich der Gründung der Norwegischen Anthroposophischen Gesellschaft weilte Rudolf Steiner in der Pfingstzeit 1923 in Kristiania, dem heutigen Oslo. An keinem Ort hat er differenzierter über den vorgeburtlichen Weg gesprochen. Im folgenden Auszug aus dem Vortrag vom 17. Mai 1923 schildert er in begeisterten Worten das erhabene Ereignis, wenn die Menschenseelen zusammen mit Götterwesen an der Entstehung ihres künftigen Leibes arbeiten.

ABER DASJENIGE, was geleistet wird, ich möchte sagen, an Himmelszivilisation zwischen dem Tod und einer neuen Geburt, indem der Menschenleib im Geiste vorbereitet wird, zuerst im Geist gewoben wird, das ist eine viel umfassendere, eine viel erhabenere, eine viel großartigere Arbeit als alle Kulturarbeit auf Erden. Denn es gibt nichts Erhabeneres in der Weltenordnung, als eben gerade aus allen Ingredienzien der Welt den Menschen zu weben. Mit Göttern zusammen wird der Mensch gewoben in der wichtigsten Zeit zwischen dem Tode und einer neuen Geburt.

Und wenn ich gestern sagen musste: In einem gewissen Sinne ist dasjenige, was wir hier auf Erden an Erfahrungen, an Erlebnissen uns aneignen, eine Nahrung für den Kosmos, so müssen wir nun sagen: Nachdem wir das, was wir hier in einem Erdenleben als für den Kosmos brauchbar – als Nahrung oder als Heizmaterial – bewahrt haben, an den Kosmos hingegeben haben, da bekommen wir aus der Fülle des Kosmos heraus all diejenigen Substanzen, aus denen wir den neuen Menschen, den wir später beziehen werden, wiederum weben. Da lebt der Mensch, indem er wirklich ganz hingegeben ist an eine geistige Welt, als Geist. Sein ganzes Weben und Wesen ist ein geistiges Arbeiten und ein geistiges Sein. Das dauert eine lange Zeit. Denn wirklich – man muss es immer wieder betonen –, dasjenige zu weben, was der Mensch ist, ist etwas ganz Gewaltiges und Großartiges. Und in alten Mysterien hat man nicht mit Unrecht den menschlichen physischen Leib einen «Tempel der Götter» genannt. Dieses Wort hat schon eine tiefe Bedeutung. Man lernt die ganze tiefe Bedeutung dieses Wortes immer mehr und mehr fühlen, je mehr man Einblick in die ganze Initiationswissenschaft gewinnt, in dasjenige, was als das Leben des Menschen selber zwischen dem Tode und einer neuen Geburt vor sich geht. Da lebt man aber auch so, dass man, ich möchte sagen, unmittelbar ansichtig wird der Geistwesen als Geistwesen. Das dauert längere Zeit. Dann tritt ein anderer Zustand ein.

Eine ähnlich lautende Vortragsstelle betont den Ausgleich des Karmas:

DENN ALLES, was Sie zusammen auf der Erde vollbringen können, ist nicht von der Größe und Mannigfaltigkeit dessen, was Sie vollbringen, wenn Sie aus den Sternenwelten heraus den menschlichen Leib, den «Tempel der Götter» formen. Das ist eine viel mannigfaltigere, großartigere Arbeit. Und Sie formen ja nicht nur einfach Ihren Leib, Sie formen ihn, wie Sie gleich sehen werden, so, dass dieser Leib eigentlich der ganzen Menschheit angehört, indem Sie, je nachdem Ihr Karma Sie mit dem oder jenem Menschen zusammengebracht hat, wiederum den neuen Leib so formen, dass er die Tendenz bekommt, in richtiger Weise mit diesen Menschen wieder zusammenzukommen, um mit ihnen das Karma auszugleichen. Also Sie arbeiten ja da in einem viel höheren Maße für die ganze Menschheit, als Sie es auf der Erde jetzt tun könnten.

Ist der neue Leib geformt, kann auch individuell ein neues Erdenleben beginnen. Der unsterbliche geistige Wesenskern des Menschen, sein wahres Selbst, allerdings macht die Wanderung im Erdenleib nicht mit. Im Vortrag vom 19. Dezember 1915 sprach Rudolf Steiner über diesen schwer zu fassenden Umstand, über den er acht Jahre später ein tiefsinniges Mantram schuf: Das Ich bleibt stehen, es verbleibt in der geistigen Welt.

UND DAS IST das schwer zu fassende Geheimnis, dass das Ich eigentlich in dem Zeitpunkte, bis zu dem wir uns zurückerinnern, stehen bleibt. Es wird nicht mit dem Leibe geändert, es bleibt stehen. Gerade dadurch haben wir es immer vor uns, dass es uns, indem wir hinschauen, unsere Erlebnisse entgegenspiegelt. Das Ich macht unsere Erdenwanderung nicht mit. Erst wenn wir durch die Pforte des Todes gegangen sind, müssen wir den Weg, den wir Kamaloka nennen, wiederum zurück machen bis zu unserer Geburt, um unser Ich wieder anzutreffen und es dann auf unserer weiteren Wanderung mitzunehmen. Der Körper schiebt sich in den Jahren vor – das Ich bleibt zurück, das Ich bleibt stehen. Schwierig zu begreifen ist es aus dem Grunde, weil man sich nicht vorstellen kann, dass in der Zeit etwas stehen bleibt, während die Zeit weiterrückt. Aber es ist doch so. Das Ich bleibt stehen, und zwar bleibt es aus dem Grunde stehen, weil dieses Ich eigentlich sich nicht verbindet mit dem, was vom Erdendasein an den Menschen herankommt, sondern weil es verbunden bleibt mit denjenigen Kräften, die wir in der geistigen Welt die unsrigen nennen. Das Ich bleibt da, das Ich bleibt im Grunde in der Form, wie es uns verliehen ist, wie wir wissen, von den Geistern der Form. Dieses Ich wird in der geistigen Welt gehalten. Es muss in der geistigen Welt gehalten werden, sonst könnten wir niemals als Menschen während unserer Erdenentwicklung der Erde ursprüngliche Aufgabe und ursprüngliches Ziel wieder erreichen. Was der Mensch hier auf der Erde durch seine Adamsnatur durchgemacht hat, wovon er eine Abprägung in das Grab trägt, wenn er als Adam stirbt, das ist haftend am physischen Leibe, Ätherleib und Astralleib, kommt von diesen. Das Ich wartet, wartet mit alledem, was in ihm ist, die ganze Zeit, die der Mensch auf der Erde durchmacht, sieht nur hin auf die weitere Entwicklung des Menschen – wie der Mensch es sich wieder holt, wenn er durch die Pforte des Todes gegangen ist, indem er den Weg zurück macht. Das heißt, wir bleiben – in einem gewissen Sinne ist das gemeint – mit unserem Ich gewissermaßen in der geistigen Welt zurück. Dessen soll sich die Menschheit bewusst werden. Und sie konnte sich dessen nur dadurch bewusst werden, dass in einer gewissen Zeit aus jenen Welten, denen der Mensch angehört, aus den geistigen Welten, der Christus herunterkam und sich in dem Leibe des Jesus vorbereitete, in der Weise, wie wir es wissen – doppelt –, das, was als Leib ihm auf der Erde dienen sollte.

Wenn wir uns recht verstehen, so schauen wir durch unser ganzes Erdenleben hindurch immer auf unsere Kindheit hin. Da in unserer Kindheit ist zurückgeblieben das, was gerade unser Geistiges ist. Wir schauen immer darauf hin, wenn wir die Sache richtig verstehen. Und dazu sollte die Menschheit erzogen werden, hinzusehen auf das, zu dem der Geist aus den Höhen sagen kann: «Lasset die Kindlein zu mir kommen!»

Meditation zur Gewinnung des Ich

Ich schaue in die Finsternis:
In ihr ersteht Licht,
Lebendes Licht.
Wer ist dies Licht in der Finsternis?
Ich bin es selbst in meiner Wirklichkeit.
Diese Wirklichkeit des Ich
Tritt nicht ein in mein Erdendasein.
Ich bin nur Bild davon.
Ich werde es aber wieder finden,
Wenn ich,
Guten Willens für den Geist,
Durch des Todes Pforte gegangen.

Mit dem Wissen um die Präexistenz der Seele erlangt auch das Erdenleben in seinem Verlauf eine andere Bedeutung, vor allem aber erhalten Geburt und erste Lebensjahre einen anderen Stellenwert. Das Verständnis der geistigen Herkunft des Menschen ist insbesondere für die Erziehung relevant. Es bedarf einer Pädagogik, die dies berücksichtigt und durch die sich junge Menschen als Glied in einem sinnerfüllten Weltzusammenhang erleben können. Nur wenn sie seelisch gesättigt sind, so Rudolf Steiner am 21. Januar 1921, wächst in ihnen eine Kompetenz, die sie befähigt, der Ohnmacht der Gegenwart mit «sozial wirksamer Kraft» zu begegnen. Keime, die auf einem solchen Boden gedeihen, bringen im Alter reiche Ernte.

DIESES BEWUSSTE HINBLICKEN auf die Präexistenz der Seele würde gar nicht bloß, wenn es richtig verstanden würde, eine theoretische Ansicht bleiben, sondern es würde Gefühl und Wille ergreifen und damit unmittelbar eine Lebenskraft werden.

Wir können es ja sehen an den Menschen der Gegenwart. Sie zeigen uns alle etwas von Mangel an Initiative im Großen. Dieser Mangel an Initiative im Großen, der so lähmend wirkt auf alle Kräfte, die notwendig sind, um das absteigende Leben wiederum zu einem Aufstieg zu bringen, diese Lähmung kann nur gebessert werden dadurch, dass der Mensch sich bewusst wird seiner Zugehörigkeit zur geistigen Welt.

Würden die Kinder unter dem Einfluss einer solchen Anschauung aufwachsen, dann würden sie sich so in die Welt hineinstellen, dass sie sich als ein Glied des Kosmos empfinden und dadurch Lebensgefühle haben würden aus jenen Kräften, die sie mit dem Erkennen des Kosmos in sich einsaugen. Ja, sie würden, indem sie zum Handeln erzogen werden, wissen, dass das, was sie tun, eingeprägt wäre in das Weltenganze. Wenn das Gefühl wäre, wie anders würden die Menschen leben als heute, wo es möglich ist, dass der Mensch, der sich frägt: Was bin ich eigentlich hier auf dieser Welt?, sich einsam stehend hier sieht, entsprungen aus unbestimmten Naturkräften, mit moralischen Idealen durchsetzt wie mit Seifenblasen. Solch ein Mensch kann gelähmt werden in Bezug auf sein Lebensgefühl. Wenn er hinaufsieht in die Sternenweiten, sieht er die Sterne durch den Weltenraum gehen, hat aber keine Beziehung dazu; sie sind ja selber nur natürlich entstehende, in sich zerfallende Welten ohne Sinn und ohne innerliche Geistigkeit. [...]

Anthroposophie will eine geisterfüllte Naturwissenschaft geben, eine den Menschen belebende Naturwissenschaft, und was da hereinträufelt als Erkenntnis des Geistes in der Natur, das verwandelt sich im Menschen, genauso wie sich die Nahrungsmittel in physischer Beziehung im Menschen verwandeln, in soziale Kraft. Man würde es erleben, wenn man ernsthaftig auf diese Dinge eingehen wollte, dass Geist-Erkenntnis als Nahrung der Seele aufgenommen, verdaut würde – wenn ich mich dieses Ausdruckes bedienen darf –, um als sozial wirksame Kraft aufzutreten. Wir werden auf keine andere Weise soziale Impulse gewinnen als dadurch, dass wir geistige Erkenntnisse aus der uns umgebenden Natur aufnehmen. Wer heute glaubt, soziale Reformen aus irgendeinem anderen Impuls heraus nehmen zu können, denkt über die Dinge der Welt so nach, wie ungefähr der nachdenkt über den Menschen, der ihm, um ihn möglichst gut zu ernähren, das Essen verbietet. Wer heute von sozialen Gestaltungen spricht und nicht mitspricht von geistiger Erkenntnis, will dasselbe tun mit Bezug auf die soziale Ordnung in der Menschheit wie einer, der den Menschen ernähren will und ihm eine Hungerkur vorschreibt. Das steckt als tiefe Absurdität in den heutigen Anschauungen der Menschheit, und diese kann es durchaus nicht durchschauen.

Dass Rudolf Steiner den Waldorfimpuls als Antwort auf den kulturellen Alterungs- und Sterbeprozess verstand, der sich Anfang des 20. Jahrhunderts abzeichnete, wird in der ersten Passage dieses Kapitels deutlich. Viele Menschen fühlten damals, dass eine Zeitenwende nahte. Die großen kulturellen Umbrüche deuteten dies an. Rudolf Steiner hat stets darauf hingewiesen und sah sein Wirken im Dienst des neuen, im Entstehen begriffenen Zeitalters.

Dass Altes dafür absterben muss, liegt auf der Hand. In allen Bereichen des sozialen Lebens wurde dies zu Beginn des 20. Jahrhunderts deutlich. Rudolf Steiner sprach mitten in den Kriegsjahren am 10. Oktober 1916 in Zürich zum Thema «Wie kann die seelische Not überwunden werden?»

IMMER SCHWIERIGER und schwieriger werden es die Menschen haben, indem dieser fünfte nachatlantische Zeitraum abläuft, sich in ein rechtes Verhältnis zueinander zu bringen, weil dieses Sich-in-ein-rechtes-Verhältnis-Bringen eben Aufwendung innerer Entwicklung, innerer Betätigung fordert. Es hat schon begonnen; aber das, was begonnen hat, wird immer weiter und weiter sich verbreiten, intensiver und intensiver werden. Wie ist es heute schon für Menschen, die durch das Karma zusammengeführt werden, schwierig geworden, sich unmittelbar zu verstehen, weil sie vielleicht wiederum durch andere karmische Verhältnisse nicht die Kraft finden, alle Beziehungen sich instinktiv zu vergegenwärtigen, die aus früheren Inkarnationen bestehen! Menschen werden zusammengeführt, lieben sich; das rührt her von gewissen Wirkungen aus früheren Inkarnationen. Aber andere Kräfte wirken dem entgegen, wenn solch eine Reminiszenz aufsteigt;

sie kommen wieder auseinander. Und nicht nur Menschen, die sich so im Leben getroffen haben, müssen probieren, ob das, was in ihnen aufsteigt, wirklich ausreicht, um ein dauerndes Verhältnis zu begründen, sondern immer schwieriger wird es, dass die Söhne, die Töchter die Väter und Mütter verstehen, immer schwieriger und schwieriger wird es, dass die Eltern ihre Kinder verstehen, immer schwieriger wird es, dass die Geschwister einander verstehen. Das gegenseitige Verständnis wird immer schwieriger und schwieriger, weil immer mehr und mehr es notwendig wird, dass die Menschen dasjenige, was karmisch in ihnen sitzt, erst wirklich aus dem Inneren aufsteigen lassen.

Sie sehen, welche Perspektive negativer Art sich da über den fünften nachatlantischen Zeitraum hin eröffnet – Schwierigkeit im gegenseitigen Verständnis der Menschen. Das aber erfordert, dass wir dieser Entwicklungsbedingung klar ins Auge schauen, dass wir nicht träumerisch im Dunkeln hinleben wollen; denn diese Entwicklungsbedingung ist durchaus notwendig. Würde das nicht über die fünfte nachatlantische Menschheit verhängt sein, dass das gegenseitige Kennenlernen schwierig ist, so würde sich nicht die Bewusstseinsseele ausbilden können, so würden die Menschen mehr im Gemeinsamen aus natürlichen Anlagen leben müssen. Dann würde sich nicht das Individuelle der Bewusstseinsseele ausbilden können. Also es muss so sein, die Menschen müssen diese Prüfung durchmachen. Aber auf der anderen Seite muss dem klar ins Auge geschaut werden, denn selbstverständlich würde, wenn nur diese negative Seite der Entwicklungsbedingungen des fünften nachatlantischen Zeitraumes herauskommen würde, Krieg und Streit bis in die kleinsten Verhältnisse hinein in der fünften nachatlantischen Menschheit entstehen müssen. Daher sehen wir instinktiv heraufkommen eine gewisse Summe von Bedürfnissen in dieser fünften nachatlantischen Zeit, die sich aber immer bewusster und bewusster gestalten müssen. Und sie bewusster und bewusster zu gestalten, ist eine der Aufgaben der Geisteswissenschaft für die fünfte nachatlantische Menschheit.

Es gibt heute schon genug Menschen, die diesen zwar notwendigen, aber eben nur richtig wirkenden, wenn mit Verständnis durchdrungenen Verhältnissen blutenden Herzens gegenüberstehen. Denn aus dem Herzblut heraus müssen bewusst die Impulse für dies neue Weltenwirken gewonnen werden. Was von selbst entstehen wird, wird Entfremdung der Einzelnen untereinander sein. Was aus dem menschlichen Herzen herausquellen wird müssen, das wird bewusst anzustreben sein. Schwierigkeiten geht jede einzelne Seele im fünften nachatlantischen Zeitraum entgegen. Denn nur in der Überwindung dieser Schwierigkeiten werden sich die Prüfungen ergeben, unter denen die Bewusstseinsseele entwickelt werden kann.

> Damit die Entfremdung, insbesondere zwischen den Generationen, überwunden werden kann, ist Verständnis für die Eigentümlichkeit des kindlichen Wesens nötig. Dem kommt umso mehr Bedeutung zu, als unser Verhalten im Alter und die Art, wie wir reifen, in der Kindheit geprägt werden. Was in der Kindheit durch Erziehung angelegt wird, wirkt weiter; ja, es wirkt oft erst im Alter, sei es in positiver, sei es in negativer Weise. Rudolf Steiner sprach am Michaelitag des Jahres 1923 von der großen Verantwortung, die Eltern und Erziehern in die Hand gelegt wird.

ES IST EINE WAHRHEIT, dass dasjenige, was unter Umständen an einem Menschen sich offenbart, sagen wir, im zartesten Kindesalter, in einer besonderen Gestalt erst im höchsten Alter, nachdem es lange im Innern des Menschen verborgen geblieben ist, sich entweder als gesundend oder krank machend offenbart. Wir haben als Erzieher nicht nur das unmittelbare kindliche Alter in der Hand, wir haben als Erzieher das ganze menschliche Erdenleben in der Hand. [...] Es wirkt das, was sich die Seele da im Kindesalter angeeignet hat, hinunter in die Tiefen der Seele, äußert sich erst im hohen Alter und wird dann zu etwas wie Segen ausstrahlender Kraft.

Aller Unterricht sollte daher so eingerichtet werden, dass er zu einem Quell der Verjüngung für das ganze Leben wird, so Rudolf Steiner während eines Vortragszyklus, der sich mit dem «Erdensterben und Weltenleben» beschäftigte, am 29. Januar 1918 in Berlin. Damit trifft er den Nerv dessen, worum es bei der Frage des richtigen Altwerdens geht. Der Reifeprozess, der in der Jugend einsetzt, muss bis ins höchste Lebensalter in Gang gehalten werden. Hier die richtigen Grundlagen und eine anhaltende Förderung zu geben, ist nicht nur ein Bemühen anthroposophischer Pädagogik, sondern etwas, das auch in der heutigen Altersforschung immer stärker ins Blickfeld rückt (siehe dazu das letzte Kapitel «Gerontologie heute», S. 255).

Damit die ‹Nahrung›, die die jungen Menschen durch Erziehung und im Unterricht aufnehmen, für das ganze Leben reicht, bedarf es, so Steiner, eines «vollsaftigeren Kopfwissens», als es die Pädagogik für gewöhnlich vermittelt. Nur so könne vermieden werden, Sauertöpfe zu erziehen, die frühzeitig vergreisen.

Denken Sie, wie man, wenn man so anschaut, dass der Mensch wirklich ganz hineingestellt ist in kosmische Zusammenhänge, dann darauf kommt, dass er wirklich nicht bloß in dem Zeitenteil und Raumesteil entsteht und sich bildet, den man im äußeren physischen Anschauen vor sich hat, sondern dass er in einem ungeheuer großen Zusammenhange drinnensteht. Es ist außerordentlich reizvoll, nicht nur so, wie es schon Goethe gemacht hat, hinzuschauen auf einen Knochen der Wirbelsäule und dann auf die Kopfknochen, um sich zu sagen, die Kopfknochen sind nur umgeformte Wirbelknochen, sondern es ist außerordentlich reizvoll zu sehen, wie alles, was am Haupte ist, auch am übrigen Organismus ist. Nur gehört eine außerordentlich vorurteilslose Betrachtung dazu, um nicht nur beispielsweise die Nase und alles, was am Haupte ist, als eine solche Umbildung zu erkennen, sondern auch alles, was am übrigen Organismus, nur in einer jüngeren Metamorphose, ist; das alles wird umgebildet in einer älteren Metamorphose zu dem, was uns dann am Haupte entgegentritt.

Ich sagte: Pädagogisch sind die Konsequenzen einer solchen Anschauung außerordentlich wichtig, und wird sich einmal das Denken der Menschen dieser geisteswissenschaftlichen Erkenntnis zuwenden, dann werden ungeheuer bedeutungsvolle Forderungen für so etwas, wie es zum Beispiel die praktische Pädagogik ist, hervorgehen.

Vor allen Dingen ist eines bedeutsam: Wir werden alt in unserem Leben. Aber eigentlich können wir nur sagen, unser physischer Leib wird alt. Denn so sonderbar es ist – ich habe das auch schon erwähnt –, unser Ätherleib, der nächste geistige Teil unseres Wesens, wird immer jünger. Je älter wir werden, desto jünger wird unser ätherischer Leib. Und während wir Runzeln bekommen und kahlköpfig werden dem physischen Leibe nach, werden wir, oder können wir wenigstens dem ätherischen Leibe nach immer pausbackiger und blühender werden. Aber wir müssen allerdings – so wie schon die äußere Natur dafür sorgt, dass der physische Leib älter wird – dafür sorgen, dass unser Ätherleib Jugendkräfte zugeführt erhält. Das können wir aber nur, wenn wir durch den Kopf solche geistige Vorstellungsnahrung einführen, dass sie ausreicht, um im ganzen Leben verarbeitet zu werden.

Es kann einem geisteswissenschaftlichen Betrachter vorschweben, wie man Kinder in frühester Jugend darüber unterrichtet, wie der Mensch ein Abbild ist des gesamten Universums, ein Abbild der göttlichen weisen Weltenordnung, aber einer solchen göttlichen Weltenordnung, dass es unmittelbar, elementar ergriffen wird, und nicht indem man dem Menschen unverstandene Bibelworte vorsagt. Das alles aber muss aus dem Geiste der Geisteswissenschaft geschaffen werden, dann wird es ein vollsaftigeres Kopfwissen geben als heute. Das aber wird für den Menschen zeit seines Lebens ein Quell der Verjüngung sein, während unser gegenwärtiger Unterricht nicht ein solcher Quell der Verjüngung ist, sondern das Gegenteil. Und wenn wir heute in der glücklichen Lage sind, wegen unseres früheren Unterrichtes nicht die fürchterlichsten Sauertöpfe zu sein, so ist das nur deshalb, weil die heutige Art, für den Kopf zu sorgen – die sich seit ungefähr vier Jahrhunderten vorbereitet hat und die heute auf ihren Gipfelpunkt gelangt ist –, noch nicht so viel hat ruinieren können von dem, was doch aus alten Zeiten als Erbkultur vorhanden ist. Aber wenn wir so fortfahren, dass wir bloß für den Kopf unterrichten, dann sind wir auf dem besten Wege, wirklich Sauertöpfe zu erziehen.

1922 baten Jugendliche und Studenten Rudolf Steiner, mit ihnen über das Jungsein und über die Kluft zwischen den Generationen zu diskutieren. Während zwei Wochen hielt er in Stuttgart vor etwa achtzig jungen Menschen Vorträge und führte Einzel- und Gruppengespräche mit ihnen. In der intensiven und intimen Auseinandersetzung ging es auch um das, was in Jugendseelen entfacht werden muss, um ihnen Perspektiven zu vermitteln und das Alter erstrebenswert zu machen.

Im Rahmen des pädagogischen Jugendkurses schilderte Rudolf Steiner am 12. Oktober 1922, wie er ein starkes seelisches Bedürfnis der jungen Menschen wahrnahm, eine Sehnsucht nach der Zuwendung durch Ältere. Denn erst solche Begegnungen zwischen Jung und Alt führten dazu, dass ihr erwachendes Ich gefestigt werde. Erfahrenen Menschen müsse man glauben können, ohne diesen Glauben «eingebläut» zu bekommen. Das Empfinden, dass man vom Alter etwas erfahren könne, was dem eigenen inneren Suchen weiterhelfe, müsse wieder erweckt werden.

DAS GEHT in die Intimitäten der pädagogischen Kunst, was heute gesagt werden muss, wenn man die Jugend gegenüber dem Alter verstehen will. Nicht mit Phrasen, sondern aus einer pädagogischen Kunst heraus, die sich nicht scheut, sich auf wirkliche geisteswissenschaftliche Erkenntnis zu stützen, muss man die Kluft zwischen dem Alter und der Jugend überbrücken. Daher sagte ich vor einigen Tagen: Worauf geht diese Kunst? Sie geht auf ein Erleben des realen Geistigen. Und worauf geht dasjenige, was das Zeitalter allmählich so entwickelt hat, dass es glaubt, es selbstverständlicherweise an die Jugend heranbringen zu müssen? Nicht auf den Geist, sondern auf das Geistlose! Da wird es als eine Sünde betrachtet, den Geist heranzutragen an das, was man Wissen und Wissenschaft nennt.

Diese Wissenschaft lässt ja die Menschen schon in der ersten Kindheit nicht ungeschoren. Es kann ja auch nicht viel anders sein; denn wenn man so dressiert wird in botanischer Systematik und es Bücher gibt, die nur in botanischer Systematik leben, dann glaubt der Lehrer, dass er eine Sünde begeht, wenn er in einer andern Weise zu den

Kindern spricht, als wie es in der wissenschaftlichen Botanik steht. Aber das, was in einer Botanik steht, kommt für ein Kind vor dem zehnten Jahre nicht infrage; ein Verhältnis dazu kann man höchstens nach dem achtzehnten, neunzehnten Jahre gewinnen.

Nun soll durch dasjenige, was ich sagte, nicht wieder eine intellektuelle Theorie über Erziehung geschaffen werden, sondern es soll eine künstlerische Atmosphäre geschaffen werden zwischen Älteren und Jüngeren. Nur wenn das geschieht, tritt ein, was eintreten muss, damit der heutige junge Mensch in gesunder Weise in die Welt hineinwachsen kann. In was die heutigen Menschen hineinwachsen, kann ganz konkret beschrieben werden. Zwischen dem neunten und zehnten Jahre lebt in der Seele eines jeden Menschen, der nicht Psychopath ist, ein unbestimmtes Gefühl. Es braucht kein deutlicher, nicht einmal ein undeutlicher Begriff davon vorhanden zu sein, aber es beginnt vom neunten, zehnten Lebensjahre an im Menschen zu leben. Bis dahin hat das, was man Astralleib nennt, im Menschen allein sein Seelenleben besorgt. Von da ab regt sich die Ichkraftnatur im Menschen. Dieses Sichregen der Ichkraftnatur im Menschen lebt nicht in Begriffen formuliert; aber in der Empfindung, tief unbewusst in der Seele, lebt sich eine Frage in das Gemüt des heranwachsenden Menschen ein. Sie lautet bei dem einen so und bei dem anderen anders. In einen Begriff gefasst, würde sie vielleicht so lauten: Bisher hat der astralische Leib an die anderen Menschen geglaubt; jetzt brauche ich irgendetwas, was mir einer sagt, sodass ich an ihn oder mehrere in meiner Umgebung glauben kann. Diejenigen, die sich als Kinder am meisten gegen so etwas auflehnen, die brauchen es am allermeisten. Zwischen dem neunten und zehnten Jahre beginnt man, darauf angewiesen zu sein, sein Ich durch den Glauben an einen älteren Menschen befestigen zu können. An diesen Menschen muss man glauben können, ohne dass einem dieser Glaube eingebläut zu werden braucht; man muss an ihn glauben können durch die künstlerische Atmosphäre, die geschaffen worden ist. Und wehe, wenn nichts vonseiten eines Älteren geschieht, um diese Frage, die sich bei manchen Kindern bis zum sechzehnten, siebzehnten Jahre, ja bei manchen sogar bis zu dem achtzehnten, neunzehnten Jahr erhalten kann, in richtiger Weise zu beantworten, damit der Junge sich sagen kann: Ich bin dankbar dafür, dass ich von dem Alten habe erfahren können, was nur von ihm erfahren werden kann. Was er mir sagen kann, kann nur er mir sagen, denn wenn ich es in meinem Alter erfahren werde, wird es schon anders sein.

Dadurch kann in pädagogischer Weise wiederum etwas geschaffen werden, was, in richtiger Weise angewendet, für das Bewusstseinsseelenzeitalter von größter Bedeutung werden kann und was im urältesten Patriarchenzeitalter schon webte zwischen Jung und Alt. Da sagte sich jeder junge Mensch: Der Alte mit seinem Schnee auf dem Haupte hat Erfahrungen, die man nur dann machen kann, wenn man so alt geworden ist wie er. Vorher hat man nicht die Organe dazu. Daher muss er einem seine Erfahrungen mitteilen. Daher ist man mit seinen Angaben verknüpft, weil nur er sie einem sagen kann. Gewiss werde ich ebenso alt werden wie er. Aber ich werde es erst fünfunddreißig bis vierzig Jahre später erfahren. Da ist die Zeit weitergeschritten und da werde ich etwas anderes erfahren.

In den Untergründen des Geisteslebens der Welt liegt gleichsam eine Kette, die von der Vergangenheit in die Zukunft hinüberreicht und welche die Generationen aufnehmen, forttragen, schmieden, fortbilden müssen. Diese Kette ist im intellektualistischen Zeitalter unterbrochen worden. Das ist im weitesten Umfange von dem heranwachsenden Menschen um die Wende des 19., 20. Jahrhunderts gefühlt worden. Fühlen Sie, dass Sie so etwas gefühlt haben, wenn Sie es damals auch nicht haben ausdrücken können! Fühlen Sie, dass, indem Sie das so fühlen, Sie in der richtigen Weise darüber fühlen! Und wenn Sie das fühlen, werden Sie die richtige Bedeutung der heutigen Jugendbewegung erleben, die einen Januskopf hat und haben muss, weil sie hingewiesen wird auf das Erleben des Geistigen, ein Erleben des Geistigen, das den Gedanken so weit verfolgt, dass er zum Willen, zum innersten Menschenimpulse wird.

> Der Dialog zwischen den Generationen eröffnet der Jugend die Chance, sich ganzheitlich als Mensch zu verstehen. Im Unbewussten ist vielen Jugendlichen ihre Herkunft aus geistigen Welten durchaus vertraut. Darüber müssen sie nicht belehrt werden, so Steiner im Vortrag vom 22. Januar 1921. Aufgabe der älteren Generation, der Lehrerinnen und Lehrer sei nicht, den Kindern Wissen einzutrichtern, sondern Hindernisse hinwegzuschaffen, die deren Erkenntnis im Wege stehen. Dazu ist allerdings ein tieferes Verständnis des Kindes selber nötig; die Erziehenden müssten sich gewissermaßen als Geburtshelfer verstehen.
>
> Manche der heutigen Kinder werden mit anderen geistigen Fähigkeiten geboren. Der Begriff Indigo- oder Regenbogenkinder ist nur ein anschaulicher Ausdruck für bestimmte Eigenschaften, die diese Kinder bei ihrer Geburt mitbringen und die Rudolf Steiner damals schon erkannte.

WIR LEBEN EBEN nach jenem Wendepunkt der Menschheitsentwicklung, in dem die Sache anders geworden ist. Dasselbe, was dazumal der Mensch zwischen der Geburt und dem Tode durch die Mysterien gelernt hatte, das lernt er heute, bevor er durch die Empfängnis oder Geburt in einen physischen Leib herabsteigt. Er lernt es nach seinem

Karma, nach den Vorbereitungen in einem früheren Erdenleben. Also das, was der Mensch zwischen der großen Mitternachtsstunde des Daseins und der Geburt durchmacht, das ist etwas, was diese Belehrung zugleich einschließt. [...]

So etwas muss man heute voraussetzen, wenn man dem Kinde gegenübertritt. Man hat heute nicht mehr die Aufgabe, in das Kind gewissermaßen hineinzugießen, was in alten Zeiten in es hineingegossen werden musste. Man hat heute die Aufgabe, sich zu sagen: Das Kind ist belehrt, es hat nur seinen physischen Leib um die belehrte Seele herumgelegt, und es muss durch die Hülle durchgedrungen werden, es muss das herausgeholt werden, was vorgeburtliche Götterbelehrung ist. So müssen wir heute pädagogisch denken. Wenn wir im Sinne wirklicher anthroposophisch orientierter Geisteswissenschaft denken, so ist uns klar, dass wir im Grunde durch allen Unterricht nichts anderes tun können, als die Hindernisse hinwegräumen, die sich vorlagern vor dem Herauskommen dessen, was das Kind sich hier in die Welt aus dem vorgeburtlichen Leben mitbringt. Deshalb wird ja in unserer Waldorfschul-Pädagogik so unendlich großer Wert darauf gelegt, dass der Lehrer wirklich das Kind betrachtet als etwas, was vor ihm steht wie ein Rätsel, das er zu enträtseln hat, bei dem er darauf zu kommen hat, was es in sich birgt. Er hat durchaus nicht den Hauptwert darauf zu legen, irgendetwas, was er sich vorgenommen hat, in das Kind hineinzutrichtern, er hat niemals in irgendeiner Weise dogmatisch vorzugehen, sondern er hat das Kind selber als seinen Lehrmeister zu betrachten [...].

Rudolf Steiner betonte immer wieder, wie wichtig eine ausreichende Gemütsbildung in der Schulzeit ist. «Wer sich in der Jugend so dem Leben aufschließt, vor dem schließt sich in späteren Epochen das Leben immer mehr auf.» Diese Worte Rudolf Steiners, am 7. Januar

1911, Jahre vor der Gründung der Waldorfschule, ge-
äußert, können ebenso als Leitbild für den schulischen
Unterricht gelten wie als Leitgedanke der Altersprävention, oder besser gesagt als Beitrag zum gesunden Reifen im Alter. Im Gegensatz zur belebenden Wirkung
der jugendlichen Gemütsbildung fördert allzu große
«Verstandeshaftigkeit» der jungen Seele eine «frühe
Greisenhaftigkeit». Ein Unterricht, der sich um Bildhaftigkeit bemüht, entwickelt das Gemüt. Heute wird der
Ruf nach emotionaler Intelligenz und nach Empathie-
fähigkeit immer lauter. In der Waldorf-Pädagogik sind
deren Veranlagung und Pflege unverzichtbar.

BEMERKEN WIR eine derartige breite Gemütsanlage bei
einem Menschen, so finden wir, dass solche Menschen
lange jung bleiben, überhaupt jung bleiben, dass in ihnen
ein junges Herz schlägt, auch wenn die Haare längst grau
geworden sind. Sie behalten eine gewisse Beweglichkeit im
Leben. Namentlich behalten sie das ganze Leben hindurch
die Fähigkeit, rasch sich hineinzufinden in Situationen,
geschickt zu sein in allen Verhältnissen. Wer sich in der
Jugend so dem Leben aufschließt, vor dem schließt sich in
späteren Epochen das Leben immer mehr auf. Er ist immer
mehr imstande, in die Dinge hineinzuschauen, erreicht auf
leichtere Weise die Möglichkeit, das Geistige zu fühlen
hinter den Dingen; er wird immer spiritueller. Anders ein
Mensch, der die Verstandesseite in der Jugend besonders
entwickelt hat. Solche Menschen neigen sehr zu frühzeiti-
ger Greisenhaftigkeit. Das ist nicht Schuld des Einzelnen,
sondern das Karma der Gemeinschaft. Derjenige, der ein
Verstandesmensch ist, sondert sich immer mehr von der
Welt ab, sie wird ihm immer unverständlicher. Daher das
Kritisieren vieler Menschen über alles, was in ihrer Umgebung ist. In meiner Jugend – sagen sie – war alles schön,
jetzt ist alles verdorben. – Dieses Mürrische, dieses Mit-

nichts-zufrieden-Sein, dieses Sich-Zurückziehen, nur in den Kindheitserinnerungen leben, ist etwas, was zusammenhängt mit der Verstandeshaftigkeit der Seele in der Jugend. Daher können wir nicht genug tun, auf der breiten Basis des Gemütes, namentlich auf der Bildhaftigkeit die Erziehung aufzubauen.

In unserer Zeit segelt die Menschheit im Allgemeinen nach der entgegengesetzten Seite. Die Kinder werden zum Beispiel nicht angelogen durch das Storchenmärchen. Es ist da nur ein Bild gebraucht, das wahrer ist als das, was die heutigen Menschen den Kindern beibringen wollen, dass nämlich das Kind nur von Vater und Mutter stammt. Das Storchenbild – oder irgendein anderes – weist darauf hin, dass im Kinde etwas ist, was aus Wolkenhöhen herabkommt. Das Kind schaut da in Regionen, die jenseits der Trivialität sind, und baut sich das auf, woraus künftig erst das herauswachsen soll, was spätere Wahrheit ist. Das Storchenbild für etwas Unwahres zu halten, ist nur eine Phantasielosigkeit, eine Ohnmacht, für den Vorgang, der als Reinkarnation den Kindern nicht zu schildern ist, ein passendes Bild zu finden, diesen Vorgang in ein entsprechendes Bild zu kleiden. Aber – wird eingewendet – die Kinder glauben heute nicht daran. – Das kommt daher, weil die Menschen, die den Kindern so etwas sagen, selbst nicht daran glauben. Sobald man selber nicht an das glaubt, was das Bild ausdrückt, können auch die Kinder nicht daran glauben. Ist es uns selber aber ein Bild für das Reale, Wahre, das dahintersteht, wenn wir Phantasie genug haben, die Wahrheit umzusetzen in ein Bild, so werden die Kinder es auch glauben. Und es ist eigentlich schön, dem Kinde zu sagen: Da wird gegeben ein Teil vom Vater und ein Teil von der Mutter, ein Drittes aber tragen aus Himmelshöhen andere Wesenheiten herunter, die in ihren Schwingen es tragen, es Vater und Mutter zutragend. – Wenn wir das sagen, so ist das Bild sehr zutreffend, und wir reden von einer Wahrheit. Ein Kind, dem wir reiche, bildhafte Vorstellungen beibringen, wird in Bezug auf die Verhältnisse des astralischen Lebens gefördert, und wir geben ihm den Segen einer weit in das Alter reichenden Jugendlichkeit mit. Dieses Bildhafte in der Erziehungstätigkeit, das vor allen Dingen auch dem Spiel zugrunde liegt, ist so unendlich wichtig. Auch hier ist schon in einem Leben zu sehen, wie Karma wirkt.

So wird Geisteswissenschaft, wenn sie eingreift in die Kultur, in der Art und Weise, wie das Leben gedeiht, heranblüht, ihre Wahrheit zeigen, während der Materialismus seine Unwahrheit daran zeigt, dass das Leben verödet, frühzeitig greisenhaft wird.

Das Stichwort *Achtsamkeit* hat Konjunktur. Millionen Menschen sind dafür empfänglich, und eine moderne Achtsamkeitspädagogik ist in so manches Schulzimmer eingezogen. Es ist zu hoffen, dass dies nicht nur ein oberflächlicher Modetrend ist. Denn das, worum es dabei geht, ist eine alte und wichtige Forderung in der Erziehung. Bereits Goethe hat in seiner «Pädagogischen Provinz», jenem in «Wilhelm Meisters Wanderjahren» entworfenen Landerziehungsheim, auf die dreifache Ehrfurcht hingewiesen, die es zu pflegen gilt. Auch Rudolf Steiner betonte 1921 in seinem «Einführungskurs in die anthroposophische Pädagogik und Didaktik», dem sogenannten Weihnachtskurs für Lehrer, welche Bedeutung die Ehrfurcht als Grundhaltung in der Begegnung zwischen Kind und älterem Menschen hat. Wird sie dem Kind mitgegeben und lebt sie «in den Untergründen des Lebenslaufes» fort, dann tritt im reifen Alter eine besondere Gabe hervor: die des Segnens.

GERADE FÜR DENJENIGEN, der Erziehungs- und Unterrichtskunst üben will, ist dieses Sich-Einleben in den zeitlichen Verlauf von ganz besonderer Wichtigkeit. Das sieht man aus solchen Beispielen.

Man nehme an, ein Kind entwickle eine ganz besondere Ehrfurcht für Erwachsene. Ein gesundes Empfinden wird gerade das beim Kind als etwas Gesundes ansehen, was eben das Kind zu einer solchen selbstverständlichen Ehrfurcht vor dem Erwachsenen führt, wenn diese Ehrfurcht durch die Eigenschaft des Erwachsenen berechtigt ist, und das soll ja so sein. Wir werden davon in den weiteren Vorträgen gerade im Sinne einer Erziehungs- und Unterrichtskunst zu sprechen haben. Jetzt will ich das nur als Beispiel anführen.

Nun beschränkt man sich gewöhnlich darauf, dass man sagt: Es gibt Kinder, die entwickeln eine solche Ehrfurcht. – Man schreibt das gewissen Eigentümlichkeiten gewisser kindlicher Wesen zu, und man begnügt sich mit dem Augenblick. Man gelangt niemals zu einer Erkenntnis der ganzen Bedeutung dieser Ehrfurcht, wenn man nicht das ganze menschliche Leben betrachtet. Man wird dann allmählich in die Lage kommen, den oder jenen Menschen in einem späten, vielleicht sehr späten Lebensalter zu beobachten, und man wird finden, dass es Menschen gibt, welche die Eigentümlichkeit haben, in selbstverständlicher Art andere, die einen Trost brauchen, zu trösten, anderen, die eine Erbauung brauchen aus der Not des Lebens heraus, eine solche Erbauung zu geben. Oftmals ist es wahrhaftig nicht einmal der Inhalt desjenigen, was solche tröstenden, erhebenden Menschen sagen; es liegt im Timbre, im Klang der Stimme; es ist die Art und Weise, wie sie sprechen. Geht man dann im Lebenslaufe solcher Menschen auf das Kindesalter zurück, dann findet man: Das sind Menschen, die in ihrem Kindesalter ganz besonders der Ehrfurcht beflissen waren, der Hochachtung vor dem

Erwachsenen. Dieses ehrfürchtige Sich-Verhalten zu den Erwachsenen, das verschwindet dann im Laufe der Zeit, lebt in den Untergründen des Lebenslaufes und tritt im reifen Alter in der Gabe, Erbauung, Erhebung zu bieten, wiederum auf.

Man kann das in einer gewissen Weise Geschilderte auch in der folgenden Art aussprechen. Man kann sagen: Wenn ein Kind so richtig aus dem Inneren heraus hat beten lernen, die Betstimmung hat entwickeln lernen, so geht diese Betstimmung in der angedeuteten Weise während des mittleren Stadiums des Lebens in die Untergründe des Lebens hinein und kommt in sehr späten Lebensaltern wieder heraus und äußert sich dann als eine gewisse Gabe des Segnens, die von anderen Menschen empfunden wird. Aber gerade bei solchen Menschen, deren Dasein im späteren Alter segnend wirkt für den Mitmenschen, wird man wiederum finden: Sie haben die betende Stimmung in ihrer Kindheit zu eigen gehabt. – Solche Dinge findet man nur, wenn man ebenso mit der Zeit leben lernt, wie wir das mit dem Raume gewohnt geworden sind. Und es muss schon ein Wissen geben, das in der Zeit ebenso lebt wie im Raume, nämlich unmittelbar, nicht durch Schlussfolgerungen aus dem Räumlichen, wie wir es mit der Uhr machen.

Wie das konkret zu verstehen ist, schildert Steiner in zwei anderen Vorträgen.

BRINGEN WIR ES auf diese Weise dahin, selbstverständliche Autorität für das Kind zu sein, dann treten für den Menschen – zum Beispiel für etwas, was man mit acht oder neun Jahren auf die Autorität des geliebten Lehrers oder der Lehrerin hin aufgenommen hat – im späteren Leben, vielleicht im fünfundvierzigsten oder fünfzigsten Jahre diejenigen Augenblicke ein, wo dann aus einem gereiften Leben heraus das wieder auftaucht, was man damals in der

Jugend aufgenommen hatte. Es hat durch Jahrzehnte unten in der Seele geschlummert, jetzt taucht es wieder herauf, und man tritt ihm mit der gereiften Erfahrung gegenüber. Und das bedeutet dann etwas ungeheuer Fruchtendes: es ist die Erregung von inneren Lebenskräften.

EIN GANZ ANDERES muss Platz greifen: Erfüllen müssen wir unsere Seelen, namentlich als Erzieher, mit der Empfindung, mit dem Bewusstsein, dass in dem Kinde ein geheimnisvoll Verinnerlichtes waltet, und dass man heranbringen muss an das kindliche Gemüt vieles von dem, was erst im späteren Leben, nicht schon im kindlichen Alter, verständlich ist, was man dann im späteren Leben herausholt aus der Erinnerung und sich sagt: Das hast du dort gehört, das hast du da aufgenommen; jetzt bist du erst so gescheit, manches zu verstehen. – Durch nichts wird in der Zukunft das Leben der Menschen gesünder werden als dadurch, dass sie viel aus den Mitteilungen, aus den Offenbarungen des Kindheitslebens herausholen können in der Erinnerung und es dann erst verstehen können.

Wenn sie so mit sich leben können, die Menschen, dass sie heraufholen aus der Erinnerung, was sie damals noch nicht verstehen konnten, dann wird das eine Quelle gesunden inneren Lebens werden. Jene Verödung wird von den Menschen fernbleiben, die heute so vielfach die Gemüter ergreift und sie leer macht und in die Sanatorien leitet, damit sie dort von außen irgendetwas in die Seelen hineinbekommen, die von innen leer verblieben sind, weil gerade die Erziehung es daran hat fehlen lassen, irgendetwas in diese Seelen hineinzubringen, an das später erinnert werden kann.

In einem Vortragskurs über «Die Methodik des Lehrens und die Lebensbedingungen des Erziehens» in Stuttgart wies Rudolf Steiner darauf hin, dass die Erziehung

den Menschen als einen «an der Menschheit Mit-
bauenden» im weitesten Sinn verstehen müsse. Erst
wenn es gelinge, den Menschen als Mikrokosmos in
seinem Verhältnis zum Makrokosmos zu begreifen,
erhalte der Erzieherberuf seine Weihe. Es werde dann
ein soziales Leben «im echten Sinne des Wortes»
begründet. Rudolf Steiner hat diese pädagogischen
Grundlagen in seinem Vortrag vom 11. April 1924 ausgeführt und am Ende in einem Meditationsspruch konzentriert.

WENN DER MENSCH richtig erzogen wird auf der Erde,
dann wird auch der Himmelsmensch richtig erzogen, denn
im Erdenmenschen lebt der Himmelsmensch. Erziehen
wir den irdischen Menschen in der richtigen Weise, so
bringen wir durch das Stückchen, das er vorwärtsgebracht
werden muss zwischen Geburt und Tod, auch den himmlischen Menschen in der richtigen Weise weiter.

Damit aber ist einer Anschauung Rechnung getragen,
welche in der richtigen Weise nach Weltenerkenntnis geht,
nach jener Weltenerkenntnis, die da weiß: Der Mensch
muss mitbauen an dem großen geistigen Weltenbau, der
dann auch im Sinnlichen sich offenbart. Als ein an der
Menschheit Mitbauender muss der Mensch erkannt werden in einem richtigen Erziehen. [...]

Denn so wie sich im Auge die sichtbare Welt spiegelt,
so ist der ganze Mensch ein geistig-seelisch-leibliches
Auge, in dem sich die ganze Welt spiegelt. Dieses Spiegelbild kann man nicht von außen anschauen, das muss man
von innen erleben. Dann wird es aber auch nicht Schein
bleiben wie ein äußeres Spiegelbild, dann wird es innerliche
Realität. Dann wird in der Erziehung die Welt Mensch,
und der Mensch entdeckt in sich die Welt. Arbeitet man so
erzieherisch, dann empfindet man recht, wie die Menschheit zersplittert wird, wenn alles menschliche Erleben dem

Stoffe verschrieben wird, weil die Seelen aneinander sich nicht gewinnen, sondern sich verlieren, wenn sie sich selber verneinen. Geht man über zum Geiste, dann findet man durch dasjenige, was im Geiste gefunden werden kann, den anderen Menschen. Soziales Leben im echten Sinne des Wortes, es muss vom Geiste aus begründet werden. Es muss die menschliche Wesenheit im Geist sich finden, dann wird sich Mensch mit Mensch verbinden können, und es muss die Welt im Menschen geschaut werden, wenn Welten erbaut werden aus Menschentaten. […]

Jetzt am Schluss erlauben Sie mir, dass ich den Titel metamorphosiere […]. Sodass zusammenschlagen soll dasjenige, was ich eigentlich gemeint habe, in die Worte:

Dem Stoff sich verschreiben,
Heißt Seelen zerreiben.

Im Geiste sich finden,
Heißt Menschen verbinden.

Im Menschen sich schauen,
Heißt Welten erbauen.

Die kosmologische Dimension des Alterns

Das Altern des Menschen, wie es in dieser Textzusammenstellung in seinen verschiedenen Facetten behandelt worden ist, ist Teil eines umfassenderen Prozesses: dem Altern der Welt, ja aller Weltenzustände. Das wurde bereits im ersten Kapitel angedeutet. Diese Zusammenhänge, die kosmologische Dimension des Alterns soll nun noch einmal ausführlicher behandelt werden. Denn so wie der Mensch altert und stirbt, altert auch die Erde. Und wie das Ewige des Menschen, seine Entelechie, den Tod überdauert, überdauert auch die Erde und geht in einem neuen Zustand einer Zukunft entgegen. Doch dazu muss das Vergehende durchsetzt werden von neuen, lebendigen Keimen, von Auferstehungskräften. Hier ist der Mensch ganz individuell gefragt. Denn es ist jedem selbst anheimgestellt, ob er die in der Jugend gelegten Keime zum Reifen bringt und ob er dem Kosmos durch seine wache Geisttätigkeit Nahrung zuführt. Dies ist in die Freiheit des Menschen gestellt, seit sein Ich mit Denk-Kraft ausgerüstet ist. Damit ist aber auch die Zukunft des Kosmos in die Verantwortung des Menschen gestellt.

In früheren Zeiten gab es Menschen, «Himmelskundige», die die Sprache der Sterne verstanden. Sie konnten in den Sternenbewegungen lesen, in denen sich die Weisheit der Götter unmittelbar ausdrückte. Um der Freiheit des Menschen willen musste diese Verbindung zur Götterwelt gekappt werden. Gleichzeitig erwachte der göttliche Funke des menschlichen Ich. Das wahrhaft lebendige Denken wurzelt im Menschen und reicht hinauf bis zur göttlichen Weisheit. Hier ersteht eine neue Kommunion des Menschen mit der geistigen Welt, wie sie zuvor nicht möglich war.

Rudolf Steiner fasste das in einem Spruch, den er in der Weihnachtszeit 1922 für seine Frau, Marie Steiner-von Sivers, verfasste. Er sei diesem Kapitel vorangestellt.

Am Ende steht, gewissermaßen als Ausblick, ein Hinweis auf die enge Verbindung, in der diese Menschwerdung mit der Christus-Erkenntnis steht. Wie die Sonne ihr strahlendes Licht in alle Erdteile, zu allen Menschen hinleuchten lässt, so durchdringt der Christus mit seiner Kraft alles Werdende und Vergehende im Menschen wie im Kosmos. Durch Geisteswissenschaft können wir ein nicht nur gläubiges, sondern ein erkennendes Verhältnis zu dieser Christuskraft gewinnen. Das eröffnet uns ein tiefes Verständnis für das Sein und ermöglicht so eine zuversichtliche Lebensperspektive weit über Altern und Tod hinaus.

Das Altern der Erde und die Aufgaben des Menschen

Sterne sprachen einst zu Menschen,
Ihr Verstummen ist Weltenschicksal;
Des Verstummens Wahrnehmung
Kann Leid sein des Erdenmenschen;

In der stummen Stille aber reift,
Was Menschen sprechen zu Sternen;
Ihres Sprechens Wahrnehmung
Kann Kraft werden des Geistesmenschen.

Über das Zusammenwirken der Menschen mit dem Göttlich-Geistigen sprach Rudolf Steiner an Silvester 1922 im Goetheanum. Sein Vortrag vor den Mitgliedern der Anthroposophischen Gesellschaft gipfelte in dem Hinweis auf die Erneuerung, die aus einer solchen

Kommunion hervorgeht. Er bezeichnete diese spirituelle Erfahrung auch als «kosmischen Kultus».

Das, was nicht von selbst da ist auf der Erde, das sind die wirksamen Gedanken des Menschen, die in seinem durch den Gleichgewichtszustand von der äußeren Natur unabhängigen Organismus leben und weben. Verwirklicht er diese selbstständigen Gedanken, dann gibt er der Erde Zukunft. Aber dazu muss er sie erst selber haben, diese selbstständigen Gedanken, denn alle Gedanken, die wir uns machen über das, was ersterbend in der gewöhnlichen Naturerkenntnis ist, sind Spiegelgedanken, sind keine Wirklichkeiten. Die Gedanken, die wir aufnehmen aus der Geistesforschung, werden belebt in Imagination, Inspiration, Intuition. Nehmen wir sie auf, dann sind sie selbstständig im Erdenleben existierende Gebilde.

Von diesen schöpferischen Gedanken konnte ich einstmals in meinem kleinen Büchelchen über die Erkenntnistheorie der Goethe'schen Weltanschauung sagen: Dieses Denken stellt dar die geistige Form des Kommunizierens der Menschheit. – Denn indem der Mensch sich überlässt seinen Spiegelgedanken über die äußere Natur, wiederholt er nur die Vergangenheit, lebt er in Leichnamen des Göttlichen. Indem er seine Gedanken selber belebt, verbindet er sich durch seine eigene Wesenheit, kommunizierend, die Kommunion empfangend, mit dem die Welt durchdringenden, ihre Zukunft sichernden Göttlich-Geistigen.

So ist spirituelle Erkenntnis eine wirkliche Kommunion, der Beginn eines der Menschheit der Gegenwart gemäßen kosmischen Kultus, der dann wachsen kann dadurch, dass der Mensch nun gewahr wird, wie er seinen physisch-mineralischen und seinen vegetabilischen Organismus mit seinem astralischen und Ich-Organismus durchzieht, wie er dadurch, dass er in sich selber den Geist lebendig macht, nun auch in das, was sonst als Totes, als Ersterbendes ihn umgibt, den Geist hineinbannt.

> Würde nicht ein fortwährender Strom aus menschlichen Lebensfrüchten dem Kosmos als Nahrung gereicht, «wären die Sterne längst im Weltenraum nach allen Richtungen zerstreut worden», so Rudolf Steiner am 16. Mai 1923 in Kristiania.

Es ist, als ob der Mensch sein eigenes Wesen in den Kosmos nun hineintrüge. Das, was er während des Tagwachens, während des nächtlichen unbewussten Erdenlebens durchgemacht hat, trägt er in den Kosmos hinein, das braucht der Kosmos.

Wir stehen hier als Menschen im Erdenleben, beurteilend dasjenige, was uns als Kosmos umgibt, Sonne und Mond und Sterne, nur vom irdischen Gesichtspunkte aus. Wir rechnen da als Astronomen aus, wie sich die Sterne bewegen, wie sich die Planeten bewegen, wie sie an den Fixsternen vorübergehen und dergleichen. [...]

So ungefähr benimmt sich der Mensch als Astronom gegenüber der Welt. Er achtet gar nicht darauf, dass diese Welt ein gewaltiger Geistorganismus ist, der Nahrung braucht, sonst wären die Sterne längst im Weltenraum nach allen Richtungen zerstreut worden. Die Planeten wären ihre Bahn gegangen. Dieser Riesenorganismus braucht Nahrung, dasjenige, was er immer wiederum und wiederum aufnehmen muss, damit er richtig fortbestehen kann.

> Wie dies genau geschieht, schilderte Steiner tags darauf. Der Kosmos empfängt die Früchte der Menschentaten. Sie sind ihm Nahrung. Die Sternenwelten sind darauf angewiesen, damit «der Weltenlauf weitergehen kann». Präzise beschrieb Steiner dabei den

Übergang in den Sonnenbereich, den wir als rein geistige Wesen betreten.

DA IST ES NUN, wo wir alles dasjenige, was jetzt nicht zu unseren moralischen Werten gehört, sondern zu demjenigen, was die Götter uns auf Erden haben erfahren lassen und was brauchbar ist für das Weltenall, wo wir das dem Weltenall wie eine Nahrung übergeben, sodass der Weltenlauf weitergehen kann. Ja, es ist wirklich so, wenn wir den Weltenlauf – Sie wissen, ich gebrauche das nur als einen Vergleich, ich definiere den Weltenlauf wirklich nicht als Maschine – vergleichsweise wie eine Maschine ansehen würden, so wäre dasjenige, was wir da mitbringen, nachdem wir unser Päckchen im Mondenbereiche abgelegt haben, das würde im Sonnenbereiche wie ein Heizmaterial sein, das wir dem Laufe des Kosmos reichen, wie das Heizmaterial einer Maschine gereicht wird.

Und so treten wir ein in den Bereich der geistigen Welt. Denn es ist einerlei, ob wir sagen: Wir treten ein in den Sonnenbereich, geistig, oder ob wir sagen: Wir treten ein in die geistige Welt.

Verschiedentlich ging Rudolf Steiner in seinen Vorträgen auf den Alterungsprozess der Menschheit wie auch der Erde ein und wies darauf hin, dass die Geisteswissenschaft hier verjüngend wirken kann.

ZWEIFELLOS HAT unsere Menschheit in unserer Epoche im Ganzen etwas, was man nennen kann: Sie ist alt geworden, sie hat nicht mehr im Ganzen jene Jugendlichkeit, die sie in den mythischen Zeiten hatte. Die Geisteswissenschaft muss wieder ein Verjüngungstrank werden für die Menschen, sodass sie sich fühlen können ihr ganzes Leben hindurch als Schüler des Daseins.

Von Geist reden heute viele Menschen. Sie aber, die Sie Geisteswissenschaft aufnehmen, sollten Menschen sein, die sich nicht betören lassen durch das bloße Geistgerede, sondern die einsehen sollten, dass ein Unterschied besteht zwischen diesem bloßen Geistgerede und den Schilderungen der geistigen Welt, wie sie versucht werden auf anthroposophischem Boden, wo die geistige Welt ebenso geschildert wird, wie die physisch-sinnliche Welt auf äußere Weise geschildert wird. [...]

Das wollte ich heute zu Ihnen sprechen zur Bekräftigung des Ernstes, der durchdringen sollte unsere ganze Stellung zum anthroposophisch erfassten Geistesleben. Denn davon, wie die Menschheit der Gegenwart diese Stellung auffasst, wird die reale Entwicklung der Menschheit nach der Zukunft abhängen. Wird das, was ich heute charakterisiert habe, so genommen, wie es heute noch von den weitaus meisten Menschen der Erde genommen wird, dann wird Ahriman für die Menschen ein schlimmer Gast werden, wenn er kommt. Können die Menschen sich aufraffen, diese Dinge, die wir heute betrachtet haben, in ihr Bewusstsein aufzunehmen, sie zu lenken und zu leiten so, wie es sein soll für eine freie Stellung der Menschheit gegenüber der ahrimanischen Macht, dann wird die Menschheit durch Ahriman, wenn er auftritt, gerade das Richtige lernen, um einzusehen, wie allerdings die Erde in ihren Verfall hineinkommen muss, wie aber die Menschheit gerade dadurch sich hinaushebt über das irdische Dasein. Wenn der Mensch ein gewisses Alter im physischen Leben erlangt hat, dann verfällt sein physischer Leib, und er klagt nicht, wenn er vernünftig ist, dass dieser physische Leib verfällt, sondern er weiß, dass er mit seiner Seele einem Leben entgegengeht, das nicht parallel etwa ist dem Verfall dieses physischen Leibes. In der Menschheit lebt etwas, was nicht zusammenhängt mit dem Verfall der physischen Erde, der schon eingetreten ist, sondern was gerade immer geistiger und geistiger wird dadurch, dass die Erde physisch in ihre Dekadenz kommt. Lernen wir es unbefangen sagen: Jawohl, die Erde ist in der Dekadenz, auch das Menschenleben in Bezug auf seine physische Erscheinung. Aber fassen wir gerade dadurch die Kraft, dasjenige in unsere Zivilisation hereinzubekommen, was als Unsterbliches der ganzen Erdenentwicklung aus der Menschheit heraus weiterleben muss, wenn die Erde ihrem Untergange entgegengeht.

> Dass es Rudolf Steiner bei dem angekündigten Wandel um ein ganz neues Paradigma geht, das ähnlich dem an der Wende vom Mittelalter zur Neuzeit mit einem radikalen Bewusstseinsumschwung einhergeht, wird aus dem Vortrag vom 12. Oktober 1919 deutlich. Die dominierende Wertvorstellung «Geld regiert die Welt» ist an eine Grenze gekommen, und es wird immer klarer, dass das materialistische Denken nicht das Potenzial hat, die notwendigen sozialen Erneuerungen einzuleiten.

Es ist nicht mit kleinen Kulturmetamorphosen zu machen. Es handelt sich darum, dass wir uns ernst der notwendigen Erkenntnis gegenüberstellen sollten, dass nur mit großen Kulturimpulsen dasjenige zu machen ist, was notwendiger Menschheitsfortschritt gegen die Zukunft ist. Mit uns sollten wir zurate gehen, um stark zu werden, die neuen Impulse wirklich aufzunehmen. Wir müssen den Mut haben, so viel wir können, den Menschen klarzumachen, was es heißt: Die Erde ist in der Dekadenz, und dasjenige, was sich als Zivilisation bis in unsere Tage herein erhalten hat, worin wir eingewöhnt sind, das geht mit dem Verfall. Man soll aber aus dem Verfall heraus eine neue Geistigkeit retten, die hinübergenommen werden kann in andere Welten […].

Wir kommen nicht zurecht, wenn wir uns auch ferner nur an kleine Mittel halten, wenn wir nicht daran arbeiten, mit Bewusstsein vor die Menschheit die Notwendigkeit einer neuen Geisteskultur hinzustellen. Denn die allein wird der wahre Ausgangspunkt sein für eine neue soziale Kultur. Das Soziale wird nicht mehr aus dem Wirtschaftlichen herausgeholt, sondern allein aus dem Geistigen in das Wirtschaftliche hineingesenkt werden können. Und wir müssen uns bewusst werden, dass der ökonomische Typus Mensch ausgespielt hat, dass ein anderer Typus Mensch kommen muss, der Weltmensch ist, der sich bewusst ist, nicht nur dasjenige lebe in ihm, was Erdenvererbung ist, sondern der sich bewusst ist, dasjenige lebe in ihm, was Kräfte der Sonne und des Mondes und des Sternenhimmels sind, was Kräfte der übersinnlichen Welt sind. In den Formen, in denen es die Menschen verstehen können, sollten wir ihnen das zum Bewusstsein bringen, dann allein können wir etwas zum wirklichen Fortschritt der Menschheit beitragen. Durch bloßes Übertragen von mystischen Lehren nützen wir gar nichts. Dasjenige, was unsere Mystik ist, muss wirkliches Geistesleben sein, tätiges Geistesleben.

Es geht darum, dass der Mensch zum «Mitschöpfer am Weltenall» wird. Das illustriert Rudolf Steiner im Vortrag vom 23. März 1923 noch einmal.

DAS IST EIGENTLICH das Charakteristische für unser gegenwärtiges Menschsein, dass wir mit der Erde in unserem innersten Seelenwesen gerade durch unser Denken zusammenwachsen. Dadurch aber haben wir andererseits auch erst jetzt, in der fünften nachatlantischen Kulturperiode, die Möglichkeit, dem Kosmos die Gedanken zurückzusenden, die wir auf die gestern am Schlusse erwähnte Weise in uns lebendig machen durch unser Erdenleben. […]

Es ist ein Hinunterbewegen des Menschen von dem Himmlischen zu dem Irdischen, bis der Mensch ganz auf der Erde ist. Aber wie ist es mit dem Menschen? Ja, es ist so, wie wenn die Erde für den Menschen ein Spiegel wäre. Der Mensch soll nicht bloß bis unter die Erde hineinwachsen. Die Gedanken in ihrem toten Elemente dringen in die Erde hinein, begreifen das Tote, das nur dem Erdenelemente angehört. Aber der Mensch selbst ist so, dass er, wenn er seine Gedanken belebt, sie wie Spiegelbilder hinaussendet in den Kosmos. Sodass alles, was an lebendigen Gedanken in dem Menschen entsteht, dasjenige ist, was die Götter zurückglänzen sehen von dem sich entwickelnden Menschen. Der Mensch wird aufgerufen zum Mitschöpfer am Weltenall, indem ihm zugemutet wird, dass er seine Gedanken belebt. Denn diese Gedanken spiegeln sich an der Erde und gehen wiederum in das Weltenall hinaus, müssen den Weg wiederum nehmen in das Weltenall hinaus.

Daher ist es ja so, wenn wir den ganzen Sinn der Menschen- und Weltenentwicklung in uns aufnehmen, dass wir schon fühlen: In einer Art kommen wir wiederum zu den Epochen zurück, die durchgemacht worden sind. In der ägyptisch-chaldäischen Zeit hat man gerechnet, wie es mit dem Menschen ist auf der Erde; man hat immerhin durch die Rechnung den Menschen in Zusammenhang gebracht mit der umliegenden Sternenwelt. Heute machen wir es historisch, indem wir vom Menschen ausgehen und der Mensch uns der Ausgangspunkt wird für eine Betrachtung, wie Sie sie angestellt finden in meiner «Geheimwissenschaft», wo wir tatsächlich die belebten menschlichen Gedanken wiederum hinaussenden und achtgeben, wie sie werden, wenn wir sie in der kosmischen Umgebung als von uns wegeilend verfolgen, wenn wir lernen, mit den lebendigen Gedanken in den kosmischen Weiten zu leben.

Mitschöpfer am Weltenall kann heute jeder Mensch werden. Die alten Formen hierfür haben sich allerdings überlebt. Alle alten Kulturen wurzelten in Werthaltungen, die sich aus einem unmittelbaren Zusammenwirken von Menschen und Göttern ableiteten. Menschheitsführer nahmen das Wissen, die göttliche Botschaft durch Inspiration auf; die Menschen lebten unmittelbar in dieser ‹Urweisheit›. Erst als diese Verbindung abzureißen drohte, wurden die heiligen Lehren aufgeschrieben und in den entsprechenden Weisheitsbüchern tradiert.

Heute verlieren auch diese Überlieferungen der antiken Kulturen an Wertschätzung; die klassische Bildung mit Latein und Griechisch etwa verschwindet aus dem Bildungskanon. Rudolf Steiner kommt in Vorträgen wiederholt auf den Niedergang jener unmittelbaren Verbundenheit mit der geistigen Welt zu sprechen und darauf, dass übersinnliche Erkenntnis auf andere Weise gewonnen werden muss. Im Ableben keimt bereits das Neue.

DAS NIEDERGEHENDE ist naturgemäß. Denn geradeso wie der Mensch, wenn er ins Alter kommt, nicht ein Kind bleiben kann, sondern mit seinem Leib in eine absteigende Entwicklung eintritt, so trat auch die ganze Menschheit in eine absteigende Entwicklung ein. Wir haben den vierten Zeitraum überschritten, wir sind im fünften darinnen; der sechste und der siebente werden mit dem fünften zusammen das Alter der gegenwärtigen Weltentwicklung sein. Zu glauben, dass die alten Ideale fortleben können, ist geradeso gescheit, wie zu glauben, dass der Mensch sein ganzes Leben hindurch buchstabieren lernen soll, weil es dem Kinde gut ist, buchstabieren zu lernen.

Nur muss eben nach und nach dasjenige, was diese Urweisheit ist, versiegen, und Neues, in Form von Einsichten in die geistige Welt, muss errungen werden. Es bedarf dazu einer gewissen Willigkeit der Menschen, diejenigen Dinge hinzunehmen, die unmittelbar losarbeiten auf wirkliche neue Ideen. Und neue Ideen braucht die gegenwärtige Menschheit namentlich in Bezug auf das Seelische. Was vom Seelischen heute wissenschaftlich an die Menschen herangebracht wird, das sind ja im Grunde genommen nur noch Worte.

Heute ist notwendig, dass der Mensch sich zu dem Bekenntnis aufschwingt: Er bekommt auf der einen Seite das Naturwissen, auf der anderen Seite das übersinnliche Wissen. Das Naturwissen für sich wird bar sein der moralischen Antriebe. Die moralischen Antriebe werden durch ein übersinnliches Wissen gewonnen werden müssen. Und da schließlich auch die sozialen Antriebe letzten Endes moralische Antriebe sein müssen, so ist eine wirkliche Sozialerkenntnis, ja nicht einmal eine Summe von Sozialimpulsen denkbar, ohne dass sich die Menschen zu übersinnlicher Erkenntnis erheben.

Die Geisteswissenschaft, wie sie Rudolf Steiner vermittelt hat, ermöglicht eine neue Form der übersinnlichen Erkenntnis. Wir können mit ihr ein erkennendes Verhältnis zum religiösen Leben gewinnen. Dies sei hier nur an einem Beispiel erläutert, das einen besonderen Bezug zum Thema «Alt werden» hat. Am 29. April 1923 sprach Rudolf Steiner in Prag über die Anthroposophie als Weg zu einem vertieften Verständnis des Ostermysteriums. Ausgehend von den erdhistorischen Forschungen des Wiener Geologen Eduard Sueß stellte er einen Vergleich an zwischen der naturwissenschaftlichen und der geisteswissenschaftlichen Erkenntnis und zeigte auf, dass gerade die Religion, und zwar die christliche, den Weg zu einer wirklichen geistigen Erneuerung weist.

DER WIENER GEOLOGE Eduard Sueß, ein ausgezeichneter Forscher, spricht in seinem Buche über «Das Antlitz der Erde» davon, dass das Antlitz der Erde ganz anders gewesen sein muss, die Steine viel lebendiger als heute, dass man heute eigentlich schon auf einer toten Erde geht. Die Schollen, auf denen wir gehen, gehören einer absterbenden Welt an. Der Geologe nimmt an, die Erde war einmal lebendiger und ist allmählich in den toten Zustand übergegangen. Da sagt Sueß für ein ganz anderes Gebiet etwas ganz Ähnliches, wie der Christus gesagt hat für das geistige Leben der Erde. Wenn nur das da wäre, dass die Erde zerfiele in einer fernen Zukunft, in der die Erde in der Welt zerstäubt, wenn es nicht mit der Erde geradeso wäre wie mit dem Menschen – der Leib zerfällt in Staub, sein Geist aber lebt weiter –, dann würden wir alle in diese Zerstreuung mit hineingehen. Mit dieser Erde schauen wir auf das, was in das Jupiterdasein hinaufführt. Wir schauen da schon eine neue Erde.

Für das Physische ist diese Anschauung vom Zerfall der Erde richtig, für das Geistig-Seelische gilt ein anderes. Für die alten Eingeweihten der Zeit des Mysteriums von Golgatha war es klar: Mit der alten Zivilisation, mit den alten Mysterien ist es zu Ende. So, wie die alten Menschen mit ihren Göttern gelebt haben, ist es zu Ende. So, wie sie mit den Naturerscheinungen zusammengelebt haben, ist es zu Ende. Aber die Götter schicken den Menschen die Möglichkeit, einer Zukunft entgegenzugehen mit dem Geiste. Was in alter Zeit an Erkenntnis aus der Erde herausgesogen worden ist, das ist Vergangenheit. Eine neue Zeit muss kommen, wo der Mensch durch seinen eigenen Willen ein Reich beginnen muss, wo der Mensch aus eigener Kraft das tote Denken wieder beleben kann. Das war eine Prophetie zur Zeit des Mysteriums von Golgatha. Äußerlich kam auch dieses Reich heran. Begriffen werden, aufgenommen werden kann es erst von den Menschen der Gegenwart. Jetzt müssen wir fühlen, dass das Gottesreich, von dem der Christus spricht, von uns gesehen werden muss auf der Erde, indem der Christus auf der Erde wirkt. Das muss Erfüllung werden auf der Erde, und die Erfüllung dieses Gottesreiches muss mit Ernst erfasst werden gerade in dieser unserer Gegenwart. Wir erleben es auf allen Gebieten, wie der Mensch beginnt, vor der Gefahr zu stehen, abgeschnitten zu werden von den geistigen Welten und von seinem eigentlichen Wesen, wenn er nicht den Zugang findet zur spirituellen Welt. Der Mensch kommt mit der Naturwissenschaft nicht an den Menschen heran. [...]

Das Ich-Bewusstsein haben wir uns errungen durch das unlebendige Denken. Mit dem alten, lebendigen Denken hätte dieses nicht errungen werden können. Wir haben es nun, dieses Ich-Bewusstsein, aber es muss innerlich durchglüht und durchgeistigt werden, indem wir diese Worte richtig aussprechen lernen: «Nicht ich, sondern der Christus in mir.» Wir müssen in dieses unser innerstes Wesen, das wir uns aneignen müssen durch geistige Erkenntnis, den Christus aufnehmen können. Das ist etwas, das wir als Menschen heute nur erreichen können, wenn wir uns durchdringen können mit dem eigentlichen Willen des anthroposophischen Lebens. Und im Grunde genommen wird Anthroposophie nicht eine neue Religion sein wollen. Die christliche Religion ist ja schon da. Indem der Mensch zum Christus geführt wird, gründet er nicht eine neue Religion, aber er braucht einen neuen Weg zum Christentum. Und ein neuer Weg zum Christentum eröffnet sich durch Anthroposophie. Sie ist es, die den neuen, heute so notwendigen Weg zum Verständnis des Mysteriums von Golgatha eröffnet.

Ein Schlüsselmoment für dieses neue Christusverständnis ist das Erscheinen des Gotteswesens unter den Menschen. Rudolf Steiner bezeichnet Geburt und Tod des Christus im Vortrag vom 15. April 1922 als «eine Götterangelegenheit». Götter schickten den Christus auf die Erde, «damit ein Gott den Menschentod kennenlerne und mit seiner Götterkraft den Menschentod besiege». In dieser Einbindung ins kosmische Geschehen findet der individuelle Reife- und Wandlungsprozess der Menschen sein Urbild.

UND ES WURDE BESCHLOSSEN im Reiche der Götter, einen Gott herunterzuschicken auf die Erde, damit er als Gott durch den Tod ginge und in Götterweisheit das Erlebnis von dem Tode aufnehme. Das ist dasjenige, was sich enthüllt durch das intuitive Anschauen des Mysteriums von Golgatha, durch das nicht nur etwas geschehen ist für die Menschen, durch das etwas geschehen ist für die Götter. Die Götter sahen gewissermaßen, während sie früher nur sprechen konnten von dem Mysterium der Geburt zu den Erdenmenschen, wie die Erde allmählich entwuchs denjenigen Kräften, die sie selber hineingelegt hatten, und wie der Tod die Seele ergreifen würde. Und so schickten sie den Christus auf die Erde, damit ein Gott den Menschentod kennenlerne und mit seiner Götterkraft den Menschentod besiege. Das ist das göttliche Ereignis: Die Götter haben um ihrer eigenen Schicksale willen das Mysterium von Golgatha als ein göttliches Ereignis eingeleitet in die Evolution des Kosmos, die Götter haben auch um der Götter willen dieses Mysterium von Golgatha geschehen lassen. Während früher alle Ereignisse in geistig-göttlichen Welten geschehen sind, stieg jetzt ein Gott herunter und es wurde auf der Erde vollzogen ein überirdisches Ereignis in einer irdischen Gestalt selber. Dasjenige, was sich auf Golgatha vollzog, war also ein auf die Erde versetztes geistiges Ereignis. Das ist das Wichtige, was man durch die moderne anthroposophische Geisteswissenschaft über das Christentum erfährt.

Gerontologie heute. Eine Umschau

Abschließend soll nun noch ein Bogen in die Gegenwart geschlagen werden, um aufzuzeigen, welche zentralen Fragen und Anliegen heute – vornehmlich in Europa und konzentriert auf den deutschsprachigen Raum – im Hinblick auf das Altern formuliert werden. In diesem Zusammenhang kann die Frage erörtert werden, inwieweit Rudolf Steiners Sichtweise noch aktuell ist und was sie zur Diskussion beitragen kann.

Um einen Einblick in den heutigen Forschungsstand zu erhalten, werden im Folgenden einige aktuelle gerontologische Studien vorgestellt; ferner wird auf die jüngsten Trends im gesellschaftlichen Umgang mit Alten und Hochbetagten eingegangen. Die hier vorgestellten Projekte und Organisationsformen sollen aufzeigen, welche Wege möglich sind und wo ein Umdenken eingesetzt hat oder noch einsetzen muss. Die dabei präsentierte Auswahl ist subjektiv und hat nichts damit zu tun, wie diese Studien beziehungsweise Projekte in der Öffentlichkeit und Politik aufgenommen wurden. Wegleitend für die nachfolgend gegebenen Hinweise war gleichwohl die Frage ihrer gesellschaftlichen Relevanz. Es interessieren hier vor allem solche Studien, deren Forschungsansatz sich durch eine ethische Haltung der Wertschätzung gegenüber dem Menschen als individuellem, schöpferischem Wesen auszeichnet. Dies ist nicht selbstverständlich. Das Altwerden als wichtige gesellschaftliche ‹Randerscheinung› wird von mächtigen rationellen Haltungen, die quer durch alle Lebensverhältnisse und Altersstufen hervortreten, bedrängt und bedroht. Zunehmend werden sogenannte gesellschaftliche Zwänge geltend gemacht, die Wirtschaftlichkeit und Effizienz prioritär setzen. Allein der äußere Nutzen zählt, der Gewinn. Das Argument Mensch wird zur ‹Nebensache› degradiert. Gesundheitsstatistiken entwickeln sich zu einem Bollwerk des Widerstands gegen das natürliche Altern. Sie lassen nur das Zählbare gelten, ausufernde Regel- und Verordnungswerke verstellen den Blick auf den einzelnen, lebendigen Menschen, den es zu begleiten gilt. Unter dem Diktat von Pflegeversicherungen, Krankenkassen und ihren politischen Verbündeten bleibt kaum Raum zum Altwerden.

Demgegenüber gibt es vielerorts Forschungsinstitute, Berufsverbände, Einrichtungen der Altenbetreuung und -pflege sowie Vertreter der betroffenen Seniorinnen und Senioren selbst, die sich als Anwälte der Betagten profilieren. Zunehmend entstehen zivilgesellschaftliche Gruppen und Bewegungen, die sich um ein gutes und gelingendes Leben in der generationendurchmischten Gemeinschaft kümmern. Ihr Engagement verbessert die konkrete Lebensgestaltung im Alltag, ergreift aber auch die wissenschaftliche Forschung. Es geht dabei immer um das tatsächlich gelebte Leben.

Ganz allgemein kann festgestellt werden, dass angesichts des demografischen Wandels das Altwerden in unserer Gesellschaft immer mehr Aufmerksamkeit erfährt. Wirtschaftlich sind die Rentnerinnen und Rentner eine stark umworbene, geschätzte Konsumentengruppe. In der Hektik des Alltags tragen ältere Menschen zur Beschaulichkeit und Entschleunigung bei. Das tut der Gesellschaft gut. Und Senioren entwickeln immer mehr Selbstbewusstsein. Darin scheint zum Ausdruck zu kommen, was Rudolf Steiner als das «Erwachen des Ich» bezeichnet hat. Es trifft den Nerv unserer Zeit. Der moderne Mensch möchte autonom und selbstverantwortlich sein. Überkommene Lebensformen werden hinterfragt, und dies ist nicht nur eine Angelegenheit der Jugend, es ist Ausdruck des Zeitgeistes. Autonomie am Lebensende ist ein weitest verbreiteter Wunsch. Das kann und darf auch selbstsüchtige Züge annehmen. Zur Freiheit gehört, dass man an den Chancen des Reifeprozesses vorbeigehen kann. Medizinisches Wissen und operative Techniken haben die durchschnittliche Lebenserwartung enorm erhöht und tun es weiter. Worin beruht der Sinn dieses hohen Alters? Welches sind die Bedingungen des Reifens? Die Gerontologie hat sich vermehrt der Resilienzforschung zugewandt. Welche Rolle spielt das Aushaltenkönnen von Widerständen? Wie kann der Mensch mit dem Nachlassen der körperlichen Stabilität umgehen und dabei seelisch zufrieden bleiben? Wer sich dem Leiden ergibt und darin ausschließlich Schmerz und Verlust wahrnimmt, dem wird es schwerfallen, im hochbetagten Leben Sinn zu finden. Lebensüberdruss droht. Die Abkürzung des Lebens kann verlockend erscheinen. Die weiter unten genauer beschriebene Heidelberger Hochaltrigenstudie belegt deutlich, welches die Voraussetzungen sind, um auch leidvolles Leben im hohen Alter als wertvoll zu empfinden. Wird das Altern als wichtiger Teil des ganzen Lebens erfahren und bleiben menschliche Begegnungen bis ins höchste Alter möglich, kann das eine wertvolle Bereicherung für alle Generationen sein. Rudolf Steiner wurde nicht müde, auf die Bedeutung der menschlichen Begegnungen und der Anteilnahme am Mitmenschen als Quelle für ein gelingendes Altern hinzuweisen. Ebenso können Achtsamkeitsmeditationen die seelische Gesundheit stärken. Sie liegen im Trend, auch darauf wurde bereits hingewiesen.

Wie die ersten Lebensjahrzehnte aufgrund von Erziehung und Ausbildung mit hohen Kosten verbunden sind, so ist es auch das Alter. Dass diese Kosten von der Allgemeinheit wesentlich mitgetragen werden, wäre Ausdruck einer reifen Zivilisation. Der wirtschaftliche Druck wächst trotz unserer Wohlstandsgesellschaft stetig. Wer soll für die Kosten aufkommen? Betreuungs- und Pflegeeinrichtungen erleben sich zunehmend ratlos, wie sie organisatorisch und menschlich ihre Aufgaben lösen können. In dieser Not entstehen zivilgesellschaftliche Initiativen, die den kleinmütigen, rein kostenorientierten Altersperspektiven eine Wende geben wollen. Es sind dies sogenannte Sorgende Gemeinschaften, Caring Communities, die aus freier Initiativkraft generationenübergreifend tätig werden und die mehr und mehr Beachtung finden; in die gleiche Richtung gehen Bestrebungen, demenzfreundliche Kommunen zu schaffen (siehe dazu die weiterführende Literatur sowie Links im Anhang, S. 267–269). Wie Reifeprozesse nur durch das aktive Mitgestalten des einzelnen betroffenen Menschen zustande kommen, so bedürfen soziale Prozesse einer Mitwirkung der ganzen Gemeinschaft. Je mehr sie von den Menschen selber verantwortet werden, desto nachhaltiger ist ihre Wirkung.

Altersberichte zur Lage der älteren Generation in der Bundesrepublik Deutschland

In der Bundesrepublik Deutschland wird seit 1993 alle vier Jahre, das heißt für jede Legislaturperiode, ein Altenbericht in Auftrag gegeben und publiziert. Grundlage für diese Berichte der Bundesregierung sind wertvolle Alters- und Hochaltersstudien, die an Universitäten und Forschungsinstituten erstellt werden. Die Fragen und Themen der Altenberichte werden jeweils von einer unabhängigen Sachverständigenkommission erarbeitet und dienen der kontinuierlichen Unterstützung altenpolitischer Entscheidungsprozesse. Die Berichte sind eine wichtige Quelle, um über die Lebenssituation älterer Menschen zu informieren und die öffentliche Diskussion anzuregen.

Die Generali Alters- und Hochaltrigenstudien

Die Diskussion über eine älter werdende Gesellschaft braucht klare Fakten. Die Generali Altersstudien lieferten im letzten Jahrzehnt die umfassendsten empirischen Daten zunächst mit einer Altersstudie zur Lebenssituation und den Perspektiven der Menschen zwischen 65 und 85 Jahren in Deutschland. Die Befragung von über viertausend Personen wurde danach durch eine Hochaltrigenstudie ergänzt. Mittels gezielten Interviews in der Bevölkerungsgruppe des vierten Lebensalters, der 85- bis 99-Jährigen, wurde erhoben, welches die spezifischen Möglichkeiten und Grenzen hinsichtlich des mitverantwortlichen Lebens und des gesellschaftlichen Engagements im hohen Alter sind.

Die Studienresultate flossen in den siebten Altersbericht der deutschen Bundesregierung ein, der im Oktober 2015 erschien. Er sollte über das Thema «*Sorge und Mitverantwortung in der Kommune – Aufbau und Sicherung zukunftsfähiger Gemeinschaften*» Auskunft geben und damit Grundlagen schaffen, um «den vielfältigen Lebenslagen älterer Menschen zu begegnen und zu möglichst selbstbestimmtem Leben im Alter beizutragen». Der Leiter der Sachverständigenkommission, der Psychologe Andreas Kruse vom Institut für Gerontologie der Universität Heidelberg, benannte anlässlich der Veröffentlichung der Hochaltrigenstudie eindrücklich die Themen und Lebensumstände, die in Bezug auf hochbetagte Menschen im Vordergrund stehen: «Aktiver Teil der Gesellschaft zu sein, ist für Hochaltrige existenziell. Hochaltrige finden Erfüllung in tief gehenden Begegnungen mit anderen Menschen; dies kann helfen, die innere wie äußere Verletzlichkeit emotional zu überwinden. Der Wunsch nach mehr Vertrauen, Wertschätzung und Einbindung ist groß. Es mangelt an Möglichkeiten zur gesellschaftlichen Teilhabe von über 85-Jährigen.» Hauptanliegen der Studie ist es, das in der Öffentlichkeit vorherrschende defizitäre Altersbild zu korrigieren.

Ich hatte Gelegenheit, Professor Kruse, den weit über Deutschland hinaus hochgeschätzten Gerontologen, an Symposien an der Universität Zürich und an Veranstaltungen der Interdisziplinären Weiterbildungs-AG «Palliative Care und Organisationsethik», wo er regelmäßig zu Gast ist, vortragen zu hören. Seine prägnanten Worte lassen aufhorchen. Kernsätze, die ich mir anlässlich seiner Vorträge notiert habe, mögen das belegen:

- Solange wir das Altern nur als Degeneration empfinden, erschweren wir das Altwerden.
- Die Art, wie alte Menschen wahrgenommen und beschrieben werden, hat etwas Diskriminierendes, Demütigendes.
- Betagte Menschen leben gern in Sorgebeziehungen. Sie möchten an der Welt Anteil nehmen, sich als Teil der Welt erkennen, sich um jemanden oder um etwas kümmern. Wo das nicht mehr möglich ist, fällt man aus der Welt.
- Soziale Beziehungen sind ein Lebenselixier. Von hoher Bedeutung ist der intergenerationelle Dialog.
- Die zunehmende Verletzlichkeit ist eine Grenzerfahrung im hohen Alter.
- Gebrechlichkeit und Alter sind keine Krankheit. Eine bewusst angenommene Erkrankung kann ein wichtiger Faktor für Lebensqualität im Alter sein.
- Alte Menschen sollte man nicht mit etwas beschäftigen. Das ist entwürdigend. Wichtig ist, mit ihnen in Beziehung zu treten.

Auch in der Schweiz gibt es vielfältige gerontologische Forschungsansätze und Untersuchungen. Einige exemplarische Studien seien hier herausgegriffen und in gebotener Kürze vorgestellt:

Generationenbericht Schweiz, 2008:
Generationen – Strukturen und Beziehungen.

Im Jahr 2008 erschien der im Rahmen des Nationalen Forschungsprogramms NFP 52 entstandene Generationenbericht Schweiz, der das Zusammenleben der Generationen auf einer breiten Datenbasis untersuchte. Der Bericht widerlegt stereotype Bilder über ‹die Alten› und die Konflikte zwischen Alt und

Jung und zeigt auf, wie die zunehmende Alterung der Gesellschaft das Miteinander der Generationen verändert. Mitautor der Studie war der heute emeritierte Professor für Soziologie an der Universität Zürich, François Höpflinger. Der Soziologe hat sich intensiv mit Generationenbeziehungen und dem demografischen Wandel der Generationenverhältnisse beschäftigt. Er ist seit 2014 Mitglied des Leitungsteams des Zentrums für Gerontologie ZfG an der Universität Zürich. Seine Website ist eine reiche Fundgrube für das Generationenthema.

Nationales Forschungsprojekt «Lebensende» (NFP 67), 2012–2017

Fünf Jahre lang lief das Forschungsprojekt des Schweizerischen Nationalfonds zum Thema «Lebensende». An mehreren Präsentationsveranstaltungen, zu denen die Öffentlichkeit eingeladen wurde, konnten auch Vertreter des Forums für Sterbekultur teilnehmen. In 33 Projekten wurden unterschiedlichste Aspekte des Lebensendes erforscht. Werthaltungen, spirituelle und ethische Fragen, rechtliche Regelungen sowie vielfältige praktische, medizinische und pflegerische Themen waren Gegenstand der Untersuchungen. Die Ergebnisse widerspiegeln nicht nur, wie komplex das Lebensende für Sterbende und ihre Angehörigen ist, sondern auch den steten Wandel im Umgang mit dem Sterben.

In einem «Synthesebericht», der auch online einsehbar ist, wurden die Untersuchungsergebnisse publiziert und zugleich Schlussfolgerungen gezogen, die in Form von elf Impulsen Handlungsweisungen für eine gesellschaftliche Umgestaltung formulieren. Einige wenige ausgewählte Stichworte und Gedanken daraus seien hier vorgestellt:

Den *menschlichen Beziehungen* kommt zentrale Bedeutung zu. Gesprächsmöglichkeiten sind wichtig. Sich begegnen, sich ausdrücken können fördert die Lebensqualität. Das Einbezogensein stärkt die Widerstandskräfte. Es ist sowohl für die direkt Betroffenen wie auch für die Angehörigen wichtig. Formen gemeinsamer Entscheidungsfindung in schwierigen Lebenslagen müssen geübt werden. Der Wunsch nach Autonomie am Lebensende drückt aus, dass man nicht ausgeliefert sein möchte. (Impuls 3: Medizinethische Grundsätze durchsetzen, und Impuls 7: Ein Monitoring der Entscheidungen und Praktiken am Lebensende etablieren)

Viel Betroffenheit rief eine im Rahmen des NFP 67 durchgeführte Studie hervor, welche die sogenannte *terminale Sedierung,* den Einsatz von Beruhigungsmitteln mit dem Ziel, den Patienten kurz vor dem Tod in einen kontinuierlichen Tiefschlaf zu versetzen, untersuchte. Eine Maßnahme, die sich aus den Zielen der Palliativpflege ergibt. Auch wenn sie in der Regel nicht zu einer Lebensverkürzung führt, ist die terminale Sedierung doch eine ethisch schwerwiegende Entscheidung. Sie wird gleichwohl immer häufiger eingesetzt. Für die Schweiz ließ sich bei der Anwendung der terminalen Sedierung von 2001 bis 2013 beinahe eine Vervierfachung feststellen. Wir haben es hier mit einem sehr anspruchsvollen Thema zu tun. Denn Palliativpflege wendet sich den individuellen Bedürfnissen und Lebensumständen des Patienten am Lebensende zu, und gerade am Umgang mit dem Schmerz und Leid entzünden sich drängende Fragen. Der natürliche Sterbeprozess wird hier tendenziell mit einem gut gemeinten Mantel überdeckt, eigentlich verhindert. Der Übergang vom Leben zum Tod kann nur unbewusst geschehen. Die bekannten lichtvollen Momente vor dem Schwellenübergang sind so verschleiert. Und ungewiss bleibt zuweilen, wann passive Sterbehilfe zur aktiven wird. Der Präsident der Leitungsgruppe des NFP 67, Prof. Dr. Markus Zimmermann vom Departement für Moraltheologie und Ethik der Universität Fribourg, riet zur Wachsamkeit. Eine sorgfältige Beobachtung von Maßnahmen, Wirkungen und Zielen sei dringend nötig. (Impuls 8: Klärung grundlegender Kriterien des Erwachsenenschutzrechts)

Aus Untersuchungsbereichen, die sich mit der *Spiritualität am Lebensende* beschäftigten, ging der zehnte der elf Impulse hervor. Hier wird eine umfassende und eben nicht nur leibbezogene Versorgung am Lebensende gefordert. Denn soziale, psychische und spirituelle Aspekte beeinflussen die Lebensqualität Sterbender. Die Bedeutung alternativ-religiöser Konzepte nimmt zu. Befragt wurden in diesem Zusammenhang auch anthroposophische Einrichtungen wie das Paracelsus-Spital Richterswil, die Christengemeinschaft oder die Arbeitsgemeinschaft Sterbekultur. Der Bericht hält fest: «Im Unterschied zu den anderen Institutionen stellen die anthroposophischen Einrichtungen im Bereich der Spiritualität ein breites Spektrum an Handlungsmöglichkeiten zur Verfügung. Die Rolle der Ärztinnen und Ärzte wird hier zudem anders wahrgenommen. Diese sind aus Sicht der Patientinnen und Patienten zeitlich präsenter als in anderen Spitälern, zudem ist der persönliche Bezug zu ihnen stark. Sie nehmen die Offenheit der anthroposophischen Ärzteschaft gegenüber religiösen und spirituellen Themen positiv wahr.» (Impuls 10: Umfassende Versorgung am Lebensende stärken)

Eine weitere Studie im Rahmen des NFP 67, die in gewisser Nähe zu Fragen der Spiritualität stand, untersuchte *Wachvisionen und Traumvisionen am Lebensende*. Simon Peng-Keller, Professor für Spiritual Care an der Universität Zürich, stellte diesbezüglich fest: «Es gibt eine Annäherung an imaginative Erlebnisse.» Er sprach von «hyperrealen Erlebnissen», die nicht als krankhaft gedeutet werden dürften. Denn wenn 87 % der untersuchten Fälle von solchen hyperrealen Phänomenen begleitet seien, so betonte er, dürfe man nicht vorschnell von Delir sprechen und damit eine Störung meinen. Die geschilderten Erlebnisse sind in den meisten Fällen sinnhaft, tröstend, tragend. Sie sind auch für Dritte verstehbar. Selbst wo sie eine belastende Wirkung ausüben, kann beobachtet werden, dass sie doch eine Ressource sind, die zur Klärung am Lebensende beiträgt. «Die belastende Situation gab mir die Möglichkeit, innerlich lebendig zu bleiben», so eine Patientin. (Impuls 9: Das offene Gespräch über Sterben und Tod im klinischen Alltag und in Heimen fördern)

Zivilgesellschaftliche Impulse

«Integrierte Altersversorgung ist mehr als ambulant mit stationär!» Es lohnt sich, über diesen plakativen Satz nachzudenken. Er stammt aus der Bewegung für *Sorgende Gemeinschaften.* Unter der Bezeichnung Sorgende Gemeinschaften, häufig auch englisch: Caring Communities, entfaltet sich zunehmend eine zivilgesellschaftliche Bewegung, die der Vereinsamung und der mangelnden Betreuung vor allem der älteren Bevölkerungsgruppen etwas entgegensetzen möchte.

Die Weltgesundheitsorganisation lud 1986 zum ersten Mal zu einer internationalen Konferenz zur Gesundheitsförderung ein. Damals wurde die Ottawa-Charta zur Gesundheitsförderung verabschiedet mit dem Ziel, bis zum Jahr 2000 die Strategie «Gesundheit für alle» durchzusetzen. Die Ottawa-Charta setzte damit ein erstes Zeichen auch für die heute in vielen Ländern wachsende Bewegung der Sorgenden Gemeinschaften. 2018 gibt es längst und auch in der Schweiz viele kleinere und größere Plattformen, die sich für Sorgende Gemeinschaften starkmachen. So schreibt etwa der Migros-Genossenschafts-Bund zu seinen Projekten «Für das Quartier und Dorf als Begegnungsort»: «Urbanisierung, Globalisierung, Digitalisierung, soziale Beschleunigung und steigende Mobilität rufen in der Gesellschaft das Bedürfnis nach Vertrautem, Lokalem und nach Dingen hervor, die man selber bewirken kann, um die Lebensqualität im Kleinen zu erhalten. Nachbarschaft und Caring Communities werden im Zuge des demografischen Wandels immer bedeutender.» Und im Juni 2018 folgten über 140 Teilnehmerinnen und Teilnehmer aus der Schweiz und angrenzenden Ländern dem Aufruf des Genossenschafts-Bundes zu einem Netzwerktreffen in Zürich, um über Konzepte, Ziele und Werthaltungen von Caring Communities zu beraten. Viele der versammelten Aktivistinnen und Aktivisten waren sich in ihrer Sorge vor übermäßiger Strukturierung der Bewegung und ihrer zunehmenden Vereinnahmung durch Verwaltungsorgane einig. Wichtig sei es, Vertrauensverhältnisse im Nachbarschaftlichen zu schaffen. Bereits zwei Jahre Erfahrung weist hier etwa das Projekt «Quartiers solidaires» auf. Es ist vor allem in der Westschweiz tätig und bemüht sich um solidarische Nachbarschaftshilfe.

Vergleichbare Veranstaltungen werden auch in Deutschland und Österreich angeboten. So fand etwa in Deutschland bereits im Jahr 2013 der Experten-Workshop «Sorgende Gemeinschaften – Vom Leitbild zu Handlungsansätzen» statt. Organisiert wurde er im Auftrag des Bundesministeriums für Familie, Senioren, Frauen und Jugend, und zwar im Zuge des siebten Berichts zur Lage der älteren Generation in der Bundesrepublik Deutschland, der das Thema «Sorge und Mitverantwortung in der Kommune – Aufbau und Sicherung zukunftsfähiger Gemeinschaften» anschob. Und in Österreich hat die Bewegung der Caring Communities mit dem Institut für Palliative Care und OrganisationsEthik ein Zentrum an der IFF

Wien. Immer mehr Sorgende Gemeinschaften gibt es, und das ist wichtig.

***

Die abschließende gerontologische Umschau überblickend, darf gesagt werden, dass Rudolf Steiners Zuwendung zum Alt-werden angesichts des heutigen Ringens um ein Verständnis von Reifeprozessen und die Förderung und Entwicklung von Resilienzkräften nichts an Aktualität eingebüßt hat. Ja, viele Symptome, auf die er damals den Blick gerichtet hat, haben sich heute noch zugespitzt. Steiners Anregungen zur Alters-prävention schon im Jugendalter sind angesichts zunehmender Demenzerkrankungen hochaktuell. Das Anliegen generationenübergreifender sozialer Impulse erfährt durch die Caring Communities gerade neuen Schub. Der eigentliche Brennpunkt der Sorge um das Alter liegt angesichts des demografischen Wandels und der Erweiterung medizinischer Möglichkeiten jedoch beim Lebensende. Groß sind hier die ethischen und persönlichen Fragen, die bezüglich der gegebenen Handlungsspielräume zu ermessen sind. Was ist ein natürlicher Tod? Wie stelle ich mich zur Lebensverlängerung und zur Lebensverkürzung? Was geschieht mit den ethischen Normen? Gibt es eine Orientierung? Dass eine Sehnsucht besteht, Antworten zu finden auch für die damit verbundenen existenziellen spirituellen Fragen, zeigt sich an den Suchgebärden, Achtsamkeit in allen Altersstufen zu entwickeln. Möge hier ein immer fruchtbarerer Dialog sich entfalten.

Anhang

Organisationen:
Sorgende Gemeinschaften und Sterbekultur

Arbeitsgemeinschaft Sterbekultur: Der Fachzweig der Anthroposophischen Gesellschaft in der Schweiz will vor allem Vernetzung
schaffen und bietet ein Dach für verschiedene Initiativen; er
bietet zudem entsprechende Fortbildungen an.
www.sterbekultur.ch

Erzählcafé: Lebensgeschichten erzählen, Erfahrungen austauschen,
einander zuhören – darum geht es in diesem von der Fachhoch-
schule Nordwestschweiz initiierten Netzwerk.
www.erzähl-cafe.ch

Forum für Sterbekultur: Der Verein ist eine selbstständige Gruppe
innerhalb der Arbeitsgemeinschaft Sterbekultur, die Website
bietet praktische Orientierung rund ums Sterben.
www.sterben.ch

Institut für Palliative Care und OrganisationsEthik / IFF Wien: Das
Wiener Institut steht für eine neue Form partizipativer
Forschung. Es wird also nicht nur Grundlagenforschung
betrieben, sondern der Forschungsprozess setzt auf eine
integrative Beteiligung der Betroffenen und deren Selbstent-
wicklungspotenzial. Es finden zudem Beratungsprojekte statt.
www.uni-klu.ac.at/pallorg

Solidarische Nachbarschaftshilfe: Das Projekt «Quartiers solidaires»
ist vor allem im Waadtland tätig.
www.quartiers-solidaires.ch

Tavolata: Das 2010 initiierte Netzwerk unterstützt selbst organi-
sierte Tischgemeinschaften in der Gründungsphase, ist aber
auch während der weiteren Organisation verlässlicher Partner.
Es ist in verschiedenen Regionen der Schweiz engagiert.
www.tavolata.ch

Teilete: Das Netzwerk organisiert Tagungen und Workshops zu
Arbeitsweise und Organisationsformen Sorgender Gemeinschaften.
www.teilete.net

Unterwegs zu demenzfreundlichen Kommunen: Die Initiative der
Aktion Demenz e.V. setzt sich ein für eine bessere Unterstützung
und gesellschaftliche Integration von Menschen mit Demenz.
www.demenzfreundliche-kommunen.de

Zeit fürs Alter – Nachbarschaftshilfe mit Zeitgutschriften: Der Verein
KISS setzt sich schweizweit ein für die Stärkung von Eigenver-
antwortung und Gemeinsinn. Angesichts der zunehmenden
demografischen Herausforderung bemüht er sich, neue Formen
des Zusammenlebens zu etablieren. Darunter ein Projekt der
Nachbarschaftshilfe, das auf einem Zeitvorsorge-Modell basiert:
Wer sich in der Begleitung und Betreuung Hochbetagter
engagiert, bekommt diese Betreuungsstunden ‹gutgeschrieben›
und kann sie in Notfällen oder im Alter einlösen.
www.kiss-zeit.ch

Weiterführende Literatur

Burkhard, Gudrun: Die Freiheit im «Dritten Alter». Biographische
Gesetzmäßigkeiten im Leben ab 63, Stuttgart 1999.

Gaumnitz, Gisela: Vom Alt-Werden. Studienmaterial aus dem
Gesamtwerk von Rudolf Steiner, 3. Aufl., Basel 2009.

Generali Deutschland AG (Hrsg.): Generali Altersstudie 2017. Wie
ältere Menschen in Deutschland denken und leben, Köln und
Heidelberg 2017.

Generali Deutschland AG (Hrsg.): Der Ältesten Rat. Generali
Hochaltrigenstudie: Teilhabe im hohen Alter, Köln und
Heidelberg 2014.

Girke, Matthias: Geriatrie. Grundlagen und therapeutische
Konzepte der Anthroposophischen Medizin, Berlin 2014.

Girke, Matthias, Peter F. Matthiessen (Hrsg.): Medizin und
Menschenbild. Dialogforum Pluralismus in der Medizin,
Bad Homburg 2015.

Habicht, Gerhard: Care Sharing. Von der Angehörigenpflege zur
Selbsthilfe in sorgenden Gemeinschaften, Heidelberg 2018.

Hell, Daniel: Die Wiederkehr der Seele: Wir sind mehr als Gehirn
und Geist, Freiburg i. Br. 2009.

Kruse, Andreas: Die Grenzgänge des Johann Sebastian Bach.
Psychologische Einblicke, 2. Aufl., Berlin 2014.

Kruse, Andreas: Lebensphase hohes Alter: Verletzlichkeit und Reife, Berlin 2017.

Kruse, Andreas: Resilienz bis ins hohe Alter – was wir von Johann Sebastian Bach lernen können. Wiesbaden 2015.

Lebensende. Synthesebericht des Nationalen Forschungsprogramms NFP 67, hrsg. von der Leitungsgruppe NFP 67, Schweizerischer Nationalfonds, Bern 2017. Online unter: http://www.nfp67.ch/SiteCollectionDocuments/nfp67-synthesebericht-de.pdf

Peng-Keller, Simon (Hrsg.): Bilder als Vertrauensbrücken. Die Symbolsprache Sterbender verstehen, Berlin und Boston 2017.

Rothe, Verena, Kreutzner, Gabriele, Gronemeyer, Reimer: Im Leben bleiben. Unterwegs zu Demenzfreundlichen Kommunen, Bielefeld 2015.

Schneider, Johannes W.: Der Doppelgänger. Die Schattenseite unserer selbst, Dornach 2000.

Schneider, Johannes W.: Engel und ihre finsteren Brüder, Stuttgart 2009.

Schneider, Johannes W.: Mut zu mir selbst. Altwerden ist nichts für Feiglinge, Stuttgart 2011.

Schopper, Christian: Weisheit, Würde und Demenz. Altern in Gesundheit und Krankheit, anthrosana-Hefte Nr. 235, 2017.

Selg, Peter: Ungeborenheit. Die Präexistenz des Menschen und der Weg zur Geburt. Arlesheim, 2009.

Steiner, Rudolf: Seelenwissenschaft. Anthroposophie als Grundlage der Psychotherapie, hrsg. von Harald Haas, Basel 2018.

Zimmermann, Harm-Peer, Kruse, Andreas, Rentsch, Thomas (Hrsg.): Kulturen des Alterns. Plädoyers für ein gutes Leben bis ins hohe Alter, Hamburg 2016.

Quellenverzeichnis

Erwähnte und zitierte Bände der Rudolf Steiner Gesamtausgabe (GA), Rudolf Steiner Verlag, Basel (in Klammern aktuelle Auflage):

Band

13   *Die Geheimwissenschaft im Umriss* (2013)

34   *Lucifer – Gnosis. Grundlegende Aufsätze zur Anthroposophie* (1987)

Nachweise und Anmerkungen

Die ersten Wörter eines neuen Textauszugs sind jeweils in KAPI-
TÄLCHEN gesetzt, Auslassungen sind durch […], längere inhaltlich
bedeutsame Auslassungen in einem zusammenhängenden Text
durch eine Leerzeile gekennzeichnet. Die Herausgeberkommentare
sind durch Groteskschrift und Einzug markiert.

Seite

Kernbotschaften des Altwerdens

12   *wie ausführlich er … die Schar der geistigen Wesenheiten …
     beschrieben hat:* Vgl. zum Beispiel *Geistige Hierarchien und
     ihre Widerspiegelung in der physischen Welt* (GA 110).

     Eine Kultur, die nicht nur: So Andreas Kruse in einem Inter-
     view mit Peter Böhnel: «Im Alter offen sein für neue Ein-
     drücke», in: Forum. Das Wochenmagazin, 23. Februar 2018,
     online abrufbar unter: https://magazin-forum.de/de/node/
     8015. Zu Kruse siehe ausführlich das Kapitel «Gerontologie
     heute», S. 259f.

13   *Alles was da lebt:* Vortrag, Berlin, 5. Dezember 1912, GA 62,
     S. 184; hier zitiert nach GA 40, S. 215.

     Darauf beruht ja: Die Geheimwissenschaft im Umriss, GA 13,
     S. 191.

14   *Heute hat man:* Vortrag, Stuttgart, 15. Juni 1919, GA 192,
     S. 194.

15   *Nur weil man nicht:* Vortrag, Dornach, 11. Dezember 1920,
     GA 202, S. 110–114.

20   *Als die Saturnentwicklung:* Vortrag, München, 25. August
     1911, GA 129, S. 173f.

21   *Unsere Erde als Erde:* Vortrag, Dornach, 12. Oktober 1919, GA
     191, S. 115.

22   *Von dem Zeitpunkt an:* Vortrag, Hannover, 18. November
     1912, GA 140, S. 41–43.

24   *In der Natur ist etwas:* Vortrag, München, 15. Februar 1918,
     GA 271, S. 87.

25   *Wer glaubt denn:* Vortrag, Berlin, 21. Mai 1918, GA 181,
     S. 266f.

Grundlegendes zur Alterskunde

27   *Wir ‹jüngern›:* Vortrag, Berlin, 7. Dezember 1915, GA 157a, S. 94.

29   *Aber mit dem:* Vortrag, Berlin, 21. Mai 1918, GA 181, S. 267.

30   *Wir werden älter:* Vortrag, Dornach, 11. Januar 1918, GA 180, S. 222.

      Unser Ätherleib: Vortrag, Berlin, 7. Dezember 1915, GA 157a, S. 93f.

32   *Wir wissen, dass:* Vortrag, Dornach, 11. Januar 1918, GA 180, S. 209f.

      Heute glauben wir: Vortrag, Berlin, 21. Mai 1918, GA 181, S. 265.

34   *Im Grunde versteht:* Vortrag, Dornach, 6. Januar 1918, GA 180, S. 187f.

35   *Nur wenige Wochen zuvor:* Der Vortrag wurde in überarbeiteter Form unter dem Titel «Die Erziehung des Kindes vom Gesichtspunkte der Geisteswissenschaft» in der April-Nummer der Zeitschrift *Lucifer – Gnosis* publiziert (GA 34, S. 309–348).

      Um das fünfunddreißigste Jahr herum: Vortrag, Berlin, 28. Februar 1907, GA 55, S. 170–173.

39   *In früheren Zeiten:* Vortrag, Zürich, 4. Februar 1919, GA 193, S. 22–25.

42   *Wenn Sie alt werden:* Vortrag, Dornach, 22. April 1923, GA 306, S. 164–166.

44   *Letzten Grundes will:* Vortrag, Stuttgart, 26. März 1923, GA 304a, S. 51f.

45   *Wenn du nur willst:* Vortrag, Kassel, 29. Januar 1912, GA 130, S. 242f.

46   *Und dann tritt:* Vortrag, Dornach, 11. März 1923, GA 222, S. 17f.

48   *Notwendig ist es:* Vortrag, Dornach, 12. März 1923, GA 222, S. 40f.

50   *Andacht ist:* Vortrag, Berlin, 28. Oktober 1909, GA 58, S. 137–141.

52   *Andacht in der ersten Lebenshälfte:* Vortrag, Berlin, 22. Dezember 1909, GA 116, S. 45f.

53   *Solche Dinge:* Vortrag, Stuttgart, 28. September 1919, GA 192, S. 386.

107 *Abbild des Weltenalls:* Siehe dazu nachfolgende als Skizze überlieferte Wandtafelzeichnung Rudolf Steiners.

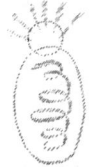

110 *Sie erinnern sich:* Vortrag, Pforzheim, 30. Januar 1910, GA 118, S. 55.

111 *Betrachten Sie nämlich:* Vortrag, Stuttgart, 28. August 1919, GA 293, S. 106–108.

113 *Sie müssen die:* Ebd., S. 111f.

114 *In diesen ersten:* Vortrag, Dornach, 14. September 1918, GA 184, S. 106–110.

117 *Die Alten:* Vortrag, Torquay, 16. August 1924, GA 243, S. 132–134.

120 *Indem das Kind:* Vortrag, Berlin, 2. April 1918, GA 181, S. 184f.

122 *Der Mensch:* Vortrag, Dornach, 28. Juni 1923, GA 350, S. 154–157.

126 *Man wird dazu geführt:* Vortrag, Dornach, 8. Oktober 1920, GA 314, S. 39–42.

129 *Was geschieht:* Vortrag, Dornach, 24. Oktober 1922, GA 348, S. 54f.

131 *Nehmen wir aber:* Vortrag, London, 29. August 1924, GA 319, S. 238f.

132 *Wir müssen das:* Vortrag, Den Haag, 16. November 1923, GA 319, S. 116f.

135 *Ich habe ja:* Vortrag, Dornach, 16. Januar 1920, GA 196, S. 69f.

136 *Man kann ja annehmen:* Vortrag, Dornach, 15. Juli 1921, GA 205, S. 192f.

137 *Denn auch der Ausdruck:* Vortrag, Dornach, 2. April 1920, GA 312, S. 257f.

139 *Die Schrift wurde zitterig:* Dornach, 20. Februar 1924, GA 352, S. 141–143.

142 *Aber nun nehmen:* Ebd., S. 144–145.

143 *Dadurch, dass so etwas:* Ebd., S. 145–147.

146 *Sinnestäuschungen rechnen:* Vortrag, Berlin, 31. Januar 1907, GA 55, S. 144f.

Alter und Tod

151 *Unser waches Leben:* Vortrag, Wien, 21. Januar 1913, GA 140, S. 154.
Der Leib aber: Vortrag, Berlin, 11. Februar 1913, GA 141, S. 140.

152 *Also dasjenige:* Vortrag, Dornach, 12. April 1921, GA 313, 39–41.

153 *Nun, da muss:* Ebd., S. 42.

154 *So können wir:* Vortrag, Berlin, 13. Dezember 1906, GA 55, S. 109–111.

157 *Hätte der Mensch:* Vortrag, Kassel, 6. Juli 1909, GA 112, S. 253.
Der Tod ist etwas: Vortrag, Berlin, 16. November 1915, GA 157a, S. 21.

158 *In jedem Lebensalter:* Vortrag, Dornach, 5. September 1915, GA 163, S. 111–121.

167 *Aber fragen wir:* Vortrag, Stuttgart, 20. Februar 1913, GA 140, S. 217–219.

169 *Es gibt:* Vortrag, München, 10. März 1913, GA 140, S. 259–261.

171 *Ob junge Kinder:* Vortrag, Nürnberg, 10. Februar 1918, GA 182, S. 52–54.

174 *Was bedeutet es:* Vortrag, Stockholm, 8. Juni 1913, GA 150, S. 73f.

175 *Nun wollen wir:* Vortrag, Leipzig, 4. Juli 1906, GA 94, S. 155f.

176 *Umgekehrt stellt sich:* Vortrag, Wien, 8. Februar 1912, GA 130, S. 254f.

178 *Nun, damit sich:* Vortrag, Dornach, 1. März 1924, GA 235, S. 96f.

180 *Wenn man materialistisch:* Vortrag, Bern, 6. April 1923, GA 224, S. 21.

181 *Dieser edle Zorn:* Vortrag, Berlin, 22. Dezember 1909, GA 116, S. 42.

182 *Kurz, die Menschen:* Vortrag, Berlin, 18. November 1915, GA 157a, S. 49–51.

185 *Nehmen wir zunächst:* Vortrag, Dornach, 1. Januar 1922, GA 210, S. 20f.

186 *Die luziferischen Mächte:* Vortrag, Dornach, 29. Januar 1921, GA 203, S. 135–137.

188 *So sehen wir:* Vortrag, Augsburg, 14. März 1913, GA 150, S. 25f.

190 *Es gibt in der Menschenseele:* Vortrag, München, 30. August 1913, GA 147, S. 118–120.

193 *Denn das, was:* Vortrag, Dornach, 5. Oktober 1919, GA 191, S. 61–63.

195 *Ebenso aber wäre:* Vortrag, Stuttgart, 23. August 1919, GA 293, S. 53f.

198 *Und der Verkehr:* Vortrag, München, 14. Februar 1918, GA 174a, S. 213–216.

201 *Wie es einer Tatsache:* Vortrag, Bergen, 10. Oktober 1913, GA 140, S. 329f.

Alt werden – eine Herausforderung für die Pädagogik

203 *Des Menschen Seele:* Erste Strophe von Johann Wolfgang Goethes 1779 in Lauterbrunnen entstandenem Gedicht, das heute unter dem Titel «Gesang der Geister über den Wassern» bekannt ist (Goethes Werke. Bd. 1: Gedichte und Epen I, hrsg. von Erich Trunz, München 1981, S. 143).

205 *Als die Präexistenz:* Vortrag, Dornach, 26. Juni 1921, GA 205, S. 79f.

207 *Bei der Geburt:* Vortrag, Budapest, 6. Juni 1909, GA 109/111, S. 196.

208 *Ich möchte ausgehen:* Vortrag, Heidenheim, 12. Juni 1919, GA 193, S. 92–94.

210 *Wenn wir eine:* Vortrag, Berlin, 16. November 1915, GA 157a, S. 29f.

211 *Die Seele fängt:* Vortrag, Berlin, 2. April 1918, GA 181, S. 193f.

213 *Aber dasjenige:* Vortrag, Kristiania (Oslo), 17. Mai 1923, vormittags, GA 226, S. 36f.

214 *Denn alles, was:* Vortrag, London, 19. November 1922, GA 218, S. 169.
     Und das ist: Vortrag, Berlin, 19. Dezember 1915, GA 165, S. 20f.

216 *Ich schaue in die Finsternis:* Vortrag, London, 2. September 1923, GA 228, S. 82.

217 *Dieses bewusste Hinblicken:* Vortrag, Dornach, 21. Januar 1921, GA 203, S. 83.
  Würden die Kinder: Ebd., S. 86.
219 *Immer schwieriger:* Vortrag, Zürich, 10. Oktober 1916, GA 168, S. 96–98
221 *Es gibt heute schon:* Ebd., S. 107.
  Es ist eine Wahrheit: Vortrag, Wien, 29. September 1923, GA 84, S. 258, 260.
222 *Denken Sie:* Vortrag, Berlin, 29. Januar 1918, GA 181, S. 38–40.
225 *Das geht in die:* Vortrag, Stuttgart, 12. Oktober 1922, GA 217, S. 152–155.
228 *Wir leben eben:* Vortrag, Dornach, 22. Januar 1921, GA 203, S. 99–101.
230 *Bemerken wir:* Vortrag, Wiesbaden, 7. Januar 1911, GA 127, S. 40f.
233 *Gerade für denjenigen:* Vortrag, Dornach, 26. Dezember 1921, GA 303, S. 61f.
234 *Bringen wir es:* Vortrag, Den Haag, 14. November 1923, GA 304a, S. 117.
235 *Ein ganz anderes:* Vortrag, Dornach, 21. Oktober 1917, GA 177, S. 197f.
236 *Wenn der Mensch:* Vortrag, Stuttgart, 11. April 1924, GA 308, S. 87–89.

Die kosmologische Dimension des Alterns
240 *Sterne sprachen einst:* Für Marie Steiner, 25. Dezember 1922, GA 40, S. 107.
241 *Das, was nicht:* Vortrag, Dornach, 31. Dezember 1922, GA 219, S. 190f.
242 *Es ist, als ob:* Vortrag, Kristiania (Oslo), 16. Mai 1923, GA 226, S. 21f.
243 *Da ist es nun:* Vortrag, Kristiania (Oslo), 17. Mai 1923, GA 226, S. 32.
  Zweifellos hat: Vortrag, Dornach, 2. Januar 1915, GA 275, S. 127.
244 *Von Geist reden:* Vortrag, Bern, 4. November 1919, GA 193, S. 209–211.
245 *Es ist nicht:* Vortrag, Dornach, 12. Oktober 1919, GA 191, S. 121f.

246   *Das ist eigentlich:* Vortrag, Dornach, 23. März 1923, GA 222, S. 119, 121.

248   *Das Niedergehende:* Vortrag, Dornach, 26. Oktober 1917, GA 177, S. 221.

249   *Nur muss eben:* Vortrag, Dornach, 15. November 1919, GA 191, S. 280.

     Heute ist notwendig: Vortrag, Dornach, 17. Oktober 1919, GA 191, S. 134.

250   *Der Wiener Geologe:* Vortrag, Prag, 29. April 1923, GA 224, S. 140–142.

252   *Und es wurde beschlossen:* Vortrag, London, 15. April 1922, GA 211, S. 179f.

Gerontologie heute. Eine Umschau

259   *Aktiver Teil der Gesellschaft zu sein:* Pressemitteilung des Generali Zukunftsfonds zur Hochaltrigenstudie vom 20. März 2014. Online abrufbar unter: https://www.generali.de/ueber-generali/presse-medien/pressemitteilungen/generali-hoch altrigenstudie---aktiver-teil-der-gesellschaft-zu-sein-ist-fuer-hochaltrige-existentiell--10108

261   *François Höpflinger:* Seine Website ist: www.hoepflinger.com
     In einem «Synthesebericht»: Lebensende. Synthesebericht des Nationalen Forschungsprogramms NFP 67, hrsg. von der Leitungsgruppe NFP 67, Schweizerischer Nationalfonds, Bern 2017. Online abrufbar unter: http://www.nfp67.ch/SiteCollec tionDocuments/nfp67-synthesebericht-de.pdf Die Impulse des NFP 67 sind dort überblicksartig abgedruckt in Kapitel 3, S. 50–53.

265   *Urbanisierung, Globalisierung, Digitalisierung:* Migros-Genossenschafts-Bund, Direktion Kultur und Soziales, über das Thema «Begegnungsort». Online abrufbar unter: www.migros-kulturprozent.ch/uber-uns/organisation/direktion-kultur-und-soziales/gesellschaft/unsere-themen/begeg nungsort